国家卫生健康委员会"十三五"规划教材

全国中医药高职高专教育教材

供医学美容技术等专业用

美容辨证调护技术

第 3 版

主　　编　陈美仁

副主编　范俊德　李春巧　李凌霞

编　　委　（按姓氏笔画排序）
　　　　　李华英（广州卫生职业技术学院）
　　　　　李春巧（山东中医药高等专科学校）
　　　　　李凌霞（黑龙江中医药大学佳木斯学院）
　　　　　张　婳（安徽中医药高等专科学校）
　　　　　陈美仁（湖南中医药高等专科学校）
　　　　　范俊德（四川中医药高等专科学校）
　　　　　眭师宜（湖南中医药高等专科学校）
　　　　　彭丽坤（江西中医药高等专科学校）

人民卫生出版社

图书在版编目（CIP）数据

美容辨证调护技术/陈美仁主编. —3 版. —北京：
人民卫生出版社,2019
　　ISBN 978-7-117-28453-0

　　Ⅰ.①美…　Ⅱ.①陈…　Ⅲ.①美容-中医学-中医学
院-教材　Ⅳ.①R275②TS974.1

　　中国版本图书馆 CIP 数据核字(2019)第 170936 号

| 人卫智网 | www.ipmph.com | 医学教育、学术、考试、健康，购书智慧智能综合服务平台 |
| 人卫官网 | www.pmph.com | 人卫官方资讯发布平台 |

美容辨证调护技术
第 3 版

主　　编：陈美仁
出版发行：人民卫生出版社(中继线 010-59780011)
地　　址：北京市朝阳区潘家园南里 19 号
邮　　编：100021
E - mail：pmph @ pmph.com
购书热线：010-59787592　010-59787584　010-65264830
印　　刷：中农印务有限公司
经　　销：新华书店
开　　本：787×1092　1/16　　印张：18
字　　数：415 千字
版　　次：2010 年 5 月第 1 版　　2019 年 9 月第 3 版
　　　　　2025 年 1 月第 3 版第 4 次印刷（总第 7 次印刷）
标准书号：ISBN 978-7-117-28453-0
定　　价：52.00 元
打击盗版举报电话：010-59787491　E-mail：WQ @ pmph.com
（凡属印装质量问题请与本社市场营销中心联系退换）

《美容辨证调护技术》数字增值
服务编委会

修 订 说 明

为了更好地推进中医药职业教育教材建设，适应当前我国中医药职业教育教学改革发展的形势与中医药健康服务技术技能人才的要求，贯彻落实《国家中长期教育改革和发展规划纲要(2010—2020年)》《医药卫生中长期人才发展规划(2011—2020年)》《中医药发展战略规划纲要(2016—2030年)》精神，做好新一轮中医药职业教育教材建设工作，人民卫生出版社在教育部、国家卫生健康委员会、国家中医药管理局的领导下，组织和规划了第四轮全国中医药高职高专教育、国家卫生健康委员会"十三五"规划教材的编写和修订工作。

本轮教材修订之时，正值《中华人民共和国中医药法》正式实施之际，中医药职业教育迎来发展大好的际遇。为做好新一轮教材出版工作，我们成立了第四届中医药高职高专教育教材建设指导委员会和各专业教材评审委员会，以指导和组织教材的编写和评审工作；按照公开、公平、公正的原则，在全国1 400余位专家和学者申报的基础上，经中医药高职高专教育教材建设指导委员会审定批准，聘任了教材主编、副主编和编委；确立了本轮教材的指导思想和编写要求，全面修订全国中医药高职高专教育第四轮规划教材，即中医学、中药学、针灸推拿、护理、医学美容技术、康复治疗技术6个专业83门教材。

第四轮全国中医药高职高专教育教材具有以下特色：

1. 定位准确，目标明确 教材的深度和广度符合各专业培养目标的要求和特定学制、特定对象、特定层次的培养目标，力求体现"专科特色、技能特点、时代特征"，既体现职业性，又体现其高等教育性，注意与本科教材、中专教材的区别，适应中医药职业人才培养要求和市场需求。

2. 谨守大纲，注重三基 人卫版中医药高职高专教材始终坚持"以教学计划为基本依据"的原则，强调各教材编写大纲一定要符合高职高专相关专业的培养目标与要求，以培养目标为导向、职业岗位能力需求为前提、综合职业能力培养为根本，同时注重基本理论、基本知识和基本技能的培养和全面素质的提高。

3. 重点考点，突出体现 教材紧扣中医药职业教育教学活动和知识结构，以解决目前各高职高专院校教材使用中的突出问题为出发点和落脚点，体现职业教育对人才的要求，突出教学重点和执业考点。

4. 规划科学，详略得当 全套教材严格界定职业教育教材与本科教材、毕业后教育教材的知识范畴，严格把握教材内容的深度、广度和侧重点，突出应用型、技能型教育内容。基础课教材内容服务于专业课教材，以"必须、够用"为度，强调基本技能的培养；专业课教材紧密围绕专业培养目标的需要进行选材。

5. 体例设计，服务学生　本套教材的结构设置、编写风格等坚持创新，体现以学生为中心的编写理念，以实现和满足学生的发展为需求。根据上一版教材体例设计在教学中的反馈意见，将"学习要点""知识链接""复习思考题"作为必设模块，"知识拓展""病案分析(案例分析)""课堂讨论""操作要点"作为选设模块，以明确学生学习的目的性和主动性，增强教材的可读性，提高学生分析问题、解决问题的能力。

6. 强调实用，避免脱节　贯彻现代职业教育理念。体现"以就业为导向，以能力为本位，以发展技能为核心"的职业教育理念。突出技能培养，提倡"做中学、学中做"的"理实一体化"思想，突出应用型、技能型教育内容。避免理论与实际脱节、教育与实践脱节、人才培养与社会需求脱节的倾向。

7. 针对岗位，学考结合　本套教材编写按照职业教育培养目标，将国家职业技能的相关标准和要求融入教材中。充分考虑学生考取相关职业资格证书、岗位证书的需要，与职业岗位证书相关的教材，其内容和实训项目的选取涵盖相关的考试内容，做到学考结合，体现了职业教育的特点。

8. 纸数融合，坚持创新　新版教材最大的亮点就是建设纸质教材和数字增值服务融合的教材服务体系。书中设有自主学习二维码，通过扫码，学生可对本套教材的数字增值服务内容进行自主学习，实现与教学要求匹配、与岗位需求对接、与执业考试接轨，打造优质、生动、立体的学习内容。教材编写充分体现与时代融合、与现代科技融合、与现代医学融合的特色和理念，适度增加新进展、新技术、新方法，充分培养学生的探索精神、创新精神；同时，将移动互联、网络增值、慕课、翻转课堂等新的教学理念和教学技术、学习方式融入教材建设之中，开发多媒体教材、数字教材等新媒体形式教材。

人民卫生出版社医药卫生规划教材经过长时间的实践与积累，其中的优良传统在本轮修订中得到了很好的传承。在中医药高职高专教育教材建设指导委员会和各专业教材评审委员会指导下，经过调研会议、论证会议、主编人会议、各专业编写会议、审定稿会议，确保了教材的科学性、先进性和实用性。参编本套教材的近 1 000 位专家，来自全国 40 余所院校，从事高职高专教育工作多年，业务精纯，见解独到。谨此，向有关单位和个人表示衷心的感谢！希望各院校在教材使用中，在改革的进程中，及时提出宝贵意见或建议，以便不断修订和完善，为下一轮教材的修订工作奠定坚实的基础。

人民卫生出版社有限公司

2018 年 4 月

全国中医药高职高专院校第四轮
规划教材书目

教材序号	教材名称	主编	适用专业
1	大学语文(第4版)	孙　洁	中医学、针灸推拿、中医骨伤、护理等专业
2	中医诊断学(第4版)	马维平	中医学、针灸推拿、中医骨伤、中医美容等专业
3	中医基础理论(第4版)*	陈　刚　徐宜兵	中医学、针灸推拿、中医骨伤、护理等专业
4	生理学(第4版)*	郭争鸣　唐晓伟	中医学、中医骨伤、针灸推拿、护理等专业
5	病理学(第4版)	苑光军　张宏泉	中医学、护理、针灸推拿、康复治疗技术等专业
6	人体解剖学(第4版)	陈晓杰　孟繁伟	中医学、针灸推拿、中医骨伤、护理等专业
7	免疫学与病原生物学(第4版)	刘文辉　田维珍	中医学、针灸推拿、中医骨伤、护理等专业
8	诊断学基础(第4版)	李广元　周艳丽	中医学、针灸推拿、中医骨伤、护理等专业
9	药理学(第4版)	侯　晞	中医学、针灸推拿、中医骨伤、护理等专业
10	中医内科学(第4版)*	陈建章	中医学、针灸推拿、中医骨伤、护理等专业
11	中医外科学(第4版)*	尹跃兵	中医学、针灸推拿、中医骨伤、护理等专业
12	中医妇科学(第4版)	盛　红	中医学、针灸推拿、中医骨伤、护理等专业
13	中医儿科学(第4版)*	聂绍通	中医学、针灸推拿、中医骨伤、护理等专业
14	中医伤科学(第4版)	方家选	中医学、针灸推拿、中医骨伤、护理、康复治疗技术专业
15	中药学(第4版)	杨德全	中医学、中药学、针灸推拿、中医骨伤、康复治疗技术等专业
16	方剂学(第4版)*	王义祁	中医学、针灸推拿、中医骨伤、康复治疗技术、护理等专业

续表

教材序号	教材名称	主编	适用专业
17	针灸学(第4版)	汪安宁　易志龙	中医学、针灸推拿、中医骨伤、康复治疗技术等专业
18	推拿学(第4版)	郭翔	中医学、针灸推拿、中医骨伤、护理等专业
19	医学心理学(第4版)	孙萍　朱玲	中医学、针灸推拿、中医骨伤、护理等专业
20	西医内科学(第4版)*	许幼晖	中医学、针灸推拿、中医骨伤、护理等专业
21	西医外科学(第4版)	朱云根　陈京来	中医学、针灸推拿、中医骨伤、护理等专业
22	西医妇产科学(第4版)	冯玲　黄会霞	中医学、针灸推拿、中医骨伤、护理等专业
23	西医儿科学(第4版)	王龙梅	中医学、针灸推拿、中医骨伤、护理等专业
24	传染病学(第3版)	陈艳成	中医学、针灸推拿、中医骨伤、护理等专业
25	预防医学(第2版)	吴娟　张立祥	中医学、针灸推拿、中医骨伤、护理等专业
1	中医学基础概要(第4版)	范俊德　徐迎涛	中药学、中药制药技术、医学美容技术、康复治疗技术、中医养生保健等专业
2	中药药理与应用(第4版)	冯彬彬	中药学、中药制药技术等专业
3	中药药剂学(第4版)	胡志方　易生富	中药学、中药制药技术等专业
4	中药炮制技术(第4版)	刘波	中药学、中药制药技术等专业
5	中药鉴定技术(第4版)	张钦德	中药学、中药制药技术、中药生产与加工、药学等专业
6	中药化学技术(第4版)	吕华瑛　王英	中药学、中药制药技术等专业
7	中药方剂学(第4版)	马波　黄敬文	中药学、中药制药技术等专业
8	有机化学(第4版)*	王志江　陈东林	中药学、中药制药技术、药学等专业
9	药用植物栽培技术(第3版)*	宋丽艳　汪荣斌	中药学、中药制药技术、中药生产与加工等专业
10	药用植物学(第4版)*	郑小吉　金虹	中药学、中药制药技术、中药生产与加工等专业
11	药事管理与法规(第3版)	周铁文	中药学、中药制药技术、药学等专业
12	无机化学(第4版)	冯务群	中药学、中药制药技术、药学等专业
13	人体解剖生理学(第4版)	刘斌	中药学、中药制药技术、药学等专业
14	分析化学(第4版)	陈哲洪　鲍羽	中药学、中药制药技术、药学等专业
15	中药储存与养护技术(第2版)	沈力	中药学、中药制药技术等专业

续表

教材序号	教材名称	主编	适用专业
1	中医护理(第3版)*	王　文	护理专业
2	内科护理(第3版)	刘　杰　吕云玲	护理专业
3	外科护理(第3版)	江跃华	护理、助产类专业
4	妇产科护理(第3版)	林　萍	护理、助产类专业
5	儿科护理(第3版)	艾学云	护理、助产类专业
6	社区护理(第3版)	张先庚	护理专业
7	急救护理(第3版)	李延玲	护理专业
8	老年护理(第3版)	唐凤平　郝　刚	护理专业
9	精神科护理(第3版)	井霖源	护理、助产专业
10	健康评估(第3版)	刘惠莲　滕艺萍	护理、助产专业
11	眼耳鼻咽喉口腔科护理(第3版)	范　真	护理专业
12	基础护理技术(第3版)	张少羽	护理、助产专业
13	护士人文修养(第3版)	胡爱明	护理专业
14	护理药理学(第3版)*	姜国贤	护理专业
15	护理学导论(第3版)	陈香娟　曾晓英	护理、助产专业
16	传染病护理(第3版)	王美芝	护理专业
17	康复护理(第2版)	黄学英	护理专业
1	针灸治疗(第4版)	刘宝林	针灸推拿专业
2	针法灸法(第4版)*	刘　茜	针灸推拿专业
3	小儿推拿(第4版)	刘世红	针灸推拿专业
4	推拿治疗(第4版)	梅利民	针灸推拿专业
5	推拿手法(第4版)	那继文	针灸推拿专业
6	经络与腧穴(第4版)*	王德敬	针灸推拿专业
1	医学美学(第3版)	周红娟	医学美容技术等专业
2	美容辨证调护技术(第3版)	陈美仁	医学美容技术等专业
3	美容中药方剂学(第3版)*	黄丽平　姜　醒	医学美容技术等专业

续表

教材序号	教材名称	主编	适用专业
4	美容业经营与管理(第3版)	申芳芳	医学美容技术等专业
5	美容心理学(第3版)*	陈 敏 汪启荣	医学美容技术等专业
6	美容外科学概论(第3版)	贾小丽	医学美容技术等专业
7	美容实用技术(第3版)	张丽宏	医学美容技术等专业
8	美容皮肤科学(第3版)	陈丽娟	医学美容技术等专业
9	美容礼仪与人际沟通(第3版)	位汶军 夏 曼	医学美容技术等专业
10	美容解剖学与组织学(第3版)	刘荣志	医学美容技术等专业
11	美容保健技术(第3版)	陈景华	医学美容技术等专业
12	化妆品与调配技术(第3版)	谷建梅	医学美容技术等专业
1	康复评定(第3版)	孙 权 梁 娟	康复治疗技术等专业
2	物理治疗技术(第3版)	林成杰	康复治疗技术等专业
3	作业治疗技术(第3版)	吴淑娥	康复治疗技术等专业
4	言语治疗技术(第3版)	田 莉	康复治疗技术等专业
5	中医养生康复技术(第3版)	王德瑜 邓 沂	康复治疗技术等专业
6	临床康复学(第3版)	邓 倩	康复治疗技术等专业
7	临床医学概要(第3版)	周建军 符逢春	康复治疗技术等专业
8	康复医学导论(第3版)	谭 工	康复治疗技术等专业

* 为"十二五"职业教育国家规划教材

前　言

本教材系国家卫生健康委员会"十三五"规划教材、全国中医药高职高专教育教材,供全国中医药高职高专院校医学美容技术、中医养生保健、中医康复技术、康复治疗技术等专业使用。

本教材汲取了第2版教材的编写经验,依据"基于职业特点,构建课程思路;基于职业岗位,选取教学内容;基于工作任务,创新教学方式"的课程编写模式,按照"职业岗位特点→职业岗位→工作任务"的思路,突出高职高专培养高技能型应用型人才的特点,使学生通过本教材的学习,掌握中医内科与妇科常见疾病辨证调护的基本知识和基本技能,并注重教材的整体优化,力求体现思想性、先进性、启发性、适用性、传承性与创新性。

此次修订的特点是:①根据医学美容技术职业工作任务,整合影响美容的常见中医内科与妇科病证,便于学生利用中医学基本知识与技能指导临床对求美者进行养生保健调护;②加入大量数字融合素材,以二维码形式提供数字内容增值服务,包括每章的教学课件、扫一扫知重点、扫一扫测一测等。

在本次修订工作中,编委会全体人员认真学习了教育部关于高职高专教育的最新要求,并根据国家卫生健康委员会"十三五"教材的统一规划,对教材内容做了相应调整,以期更符合当前医学美容技术专业的教育需要。

本教材共6章。第一至三章介绍美容辨证调护技术在临床调护中的相关基础知识,主要包括美容辨证调护技术的定义与范围、美容辨证调护技术的发展简史、美容辨证调护技术基础、中医基本美学思想,并对这些与临床调护息息相关的环节进行分析和阐释,帮助学生更好地理解美容辨证调护技术的应用规律。第四至六章介绍了内科病证调护、妇科病证调护、其他病证调护的具体内容,通过对每一病证的病因病机、诊断要点、辨证调护、其他调护等的阐述,特别是在美容辨证调护原则与调护方法的合理运用等方面,紧扣病证的病因病机,突出调护的实用性,使学习者更好地掌握美容辨证调护技术在临床诊断、调护方法等主要环节的要领。

编写过程中,承蒙人民卫生出版社的大力支持和悉心指导,得到了湖南中医药高等专科学校、黑龙江中医药大学佳木斯学院、四川中医药高等专科学校、安徽中医药高等专科学校、山东中医药高等专科学校、江西中医药高等专科学校和广州卫生职业技术学院的大力支持。在此一并表示感谢。

本教材修订过程中,我们力求以职业岗位典型工作任务为需要,但由于我们水平有限,不妥之处敬请各位专家、广大师生和读者提出宝贵意见,以便今后修订时加以改正。

《美容辨证调护技术》编委会

2019 年 2 月

目　录

第一章

概　述

课件
01章PPT

扫一扫
知重点

学习要点

1. 美容辨证调护技术的定义。
2. 医疗美容调护的发展简史。

第一节　美容辨证调护技术的定义与范围

美容辨证调护技术是医学美容类专业的一门临床主干课程,是运用中医理论阐明与美容密切相关的常见内科、妇科与其他病证的病因病机及其证治调护指导的一门临床应用技能课。

美容辨证调护相关疾病要以中医理论为指导,即综合脏腑、经络学说,运用四诊、八纲理论,遵循辨证调护的原则,将临床上常见的中医内科、妇科等疾病的不同证候进行分析归纳,以明确疾病的部位在脏、在腑、在经、在络、在表、在里,疾病的性质属寒、属热、属虚、属实。根据辨证的结果,运用中医相应的理、法、方、药,或理、法、方、穴、术进行相应调养指导和调护方法指导,以调理气血、扶正祛邪,使机体阴阳恢复相对平衡,从而达到调养、调护的目的。

本版《美容辨证调护技术》教材所讨论的内容以临床上常见的可能影响美容的中医内科、妇科病证为主,涉及少量的其他疾病,每一病证的编写内容大体包括概述、病因病机、诊断要点、辨证调护、其他调护等,以便达到掌握较为全面和系统的美容辨证调护技术的基本理论、基本知识和基本技能的学习目的。

知识链接

美容医学的概念

美容医学是以美学理论为指导,以艺术为基础,以审美为目的,以医学为主要手段,以法律为保障的美容医学的综合框架体系,是为了满足生物个体对于社会群体的接纳程度的要求,以及某种肉体或心理满足,为了提高生物个体的生命质量。医疗美容,是指运用手术、药物、医疗器械及其他具有创伤性或者侵入性的医学技术方法对人的容貌和人体各部位形态进行的修复与再塑。

第二节　美容辨证调护技术的发展简史

美容辨证调护技术在早年虽然未能形成一门独立的学科体系,但其萌芽与发展却历史悠久,几乎与中医药学是同时产生和发展的。历代医家积累了丰富的美容辨证经验,发明了许多具有美容辨证作用的方药和技术,并在医学理论中包含着丰富的医学美学和美容医学的论述。

一、中医美容的萌芽与发展

关于美容医学知识内容的记载,首推我国现存最早的中医书籍——湖南马王堆出土的《五十二病方》,书中收录了除疣消斑之类的医学美容药方。我国现存最早的医学理论典籍《黄帝内经》,既奠定了中医理论体系的基础,也为中医医学美容学的建立与发展奠定了理论基础。

秦汉时期的药学专著《神农本草经》,记载了枸杞子、白僵蚕、白芷、茯苓等十几种药物的美容作用。在战国后期的《山海经》一书中,也收录了许多有关能增色悦泽、去疣疗痤的美容中药。

隋代巢元方等编著的《诸病源候论》,反映了当时中医病因证候学已达到了较高的水平。该书对"白发""白秃""须发脱落""鬼剃头"等毛发病、"面黑""酒渣鼻"等损美性皮肤病、"齿黄黑""齿落不生""兔唇""口臭"等唇齿病,以及"赤疵""黑痣""狐臭"等多种影响体态美的病证,进行了较系统的归纳,初步确定了损美性疾病的范围。该书对损美性疾病的病理分析,对后世医学美容的发展具有颇为深远的影响。该书在诸证之末,还附有不少的"养生方""导引法",并记载了气功美容和美容按摩的内容,颇为实用。

到了晋唐时期,在中医养生防病的医学思想指导下,医学美容也有了突出的发展与创新。晋代医学家葛洪在《肘后备急方》中将中医美容的内容列为专题论述,记载的"白杨皮散""铅丹散""张贵妃面膏""令面自如玉色方"等验方一直被后人所采用。

唐代经济发展较快,人们不断提高对美化生活和美化外貌的要求。著名医药学家孙思邈在《千金翼方》中指出:"面脂手膏,衣香澡豆,仕人贵胜,皆是所要。"由此可见,中医美容药品及化妆品在唐代已得到普遍的使用。唐代还有一种风俗,每到腊月,君长要赏赐臣下头膏、面脂、口脂、澡豆等美容用品。唐代大诗人杜甫在《腊日》中写道:"腊日常年暖尚遥,今年腊日冻全消。侵陵雪色还萱草,漏泄春光有柳条。纵酒欲谋良夜醉,还家初散紫宸朝。口脂面药随恩泽,翠管银罂下九霄。"诗人王建在《宫词》中也写道:"月冷天寒近腊时,玉街金瓦雪漓漓。浴堂门外抄名入,公主家人谢面脂。"从这两首诗中,不难看出当时的习俗和中医美容用品的普及。孙思邈在《备急千金要方》《千金翼方》中,分别辟有"面药""妇人面药"等章节,共收载美容方百余首。仅"妇人面药"一章中就收载了美容古方39首,美容中药125种。其中以川芎、当归、白芷、杏仁等二三十种药物的使用率最高。《备急千金要方》还收载了彭祖导引法,可以悦泽驻颜,提示气功美容法在当时已经问世。唐代另一医学家王焘在编著的《外台秘要》一书中,专设美容卷,分28类,收方200余首。从这些大量的美容方剂中,可以看出中医美容发展到晋唐时期,已经具有较高的水平。

晋唐时期中医美容具有以下特点:①形成了理论体系的雏形,概括了美容术的基础知识和内容；②美容方药对驻颜养容，延长青春和防治粉刺、雀斑、皮肤干燥、毛发衰老、齿黑、肥胖、黑瘦等方面均收到了良好的效果；③采用的美容中药及食物品种繁多、涉及面广，且美容用品的调制也相当讲究，注意到了配伍的恰当运用，所采用的配料一般具有黏附和营养功能；④美容用品及药方的组成结构和配合，已从秦汉时期的单味药运用或简单的配伍，向多味药的组合、复杂的配伍过渡，美容用品的配方初步体现了方剂学"君臣佐使"的原则；⑤美容用品的剂型不断改革和创新，当时常用的美容剂型有面膜、面脂、面膏、口脂、澡豆、衣香等多种剂型；⑥从秦汉时期单纯的、经验的方术逐步向比较科学的、综合措施的美容技术迈进，在强调外洗、外敷、外搽药剂的同时，更加重视内服丸、散、膏、丹，以及采用食疗、食养、按摩等综合美容方法。

中医美容发展到宋、元、明、清时期有了更长足的发展。宋代的方剂巨著《太平圣惠方》（王怀隐等著）和《圣济总录》（宋朝太医院编）中对有效的医学美容方剂的收集更加丰富，并补充了许多美容新方，两书共收美容方剂300余首，对部分妨碍美容的疾病病因和证候进行了阐述，使单纯的美容经验上升到了理论高度，使中医美容的内容更加具备了辨证调护的特色，对后世医学美容的发展有一定的影响。例如：成书于宋代的《使辽录》中记载了以中药"瓜蒌"调敷于面部的"佛妆"配方，阐述北方有少数民族在冬月清洁面部后，涂上这种佛妆，待来年开春时取去。可见这种"佛妆"，与现代称之为"倒膜"的美容术是相似的。

元代《御药院方》及明代《鲁府禁方》中保存了大量的古代宫廷秘方。如"孙仙少女膏""藿香散""洗发菊花散""肥皂方"等均有其实用价值。明代朱橚等撰写的《普济方》收选了大量的中医美容方，不但汇集了明朝以前大量美容效方，还创制了"白面方""治酒渣鼻方"等美容新方，保存了珍贵的中医美容文献资料。明代陈实功所著《外科正宗》对许多损美性皮肤病的防治均有系统的记载，如用"灰精"治黑斑，内服玉容散、外敷玉肌散治雀斑等，迄今仍有临床实用价值。在《本草纲目》这部世界著名的药物专著中，收录美容中药270余种，其中有些美容药方经过李时珍的亲自验证，对后世有较高的实用价值。

清代吴谦等编写的《医宗金鉴·外科心法要诀》也记载了很多皮肤美容的方法及治疗皮肤病的药物，如用颠倒散治痤疮，用水晶膏治黑痣，用时珍正容散治雀斑等。此外，在清代问世的《医方集解》《张氏医通》《外科全生集》《四库全书》《疡医大全》等书中也散在论述了中医美容的医理和方药。而在清代宫廷中，各种美容技术和方法都得到了广泛的运用。据史料记载，慈禧太后非常讲究美容，延缓了容颜的衰老，其美容方法算得上是系列化、规范化。在清代民间，描眉、搽胭脂、染发、香发等美容化妆技术已达了较高的水平。

知识链接

中医美容手段

中医美容的手段大致可分为中药、食膳、针灸、推拿按摩、气功五大类，还有心理、养生等方法。每一大类又有若干种具体方法，如药物美容，有内服法和外用法。外用法又分贴敷法、洗浴法等，而贴敷法、洗浴法又可再细分为患处皮肤贴敷、脐敷、穴位敷、熏洗、擦洗、沐浴、浸浴等，这些方法都属于自然疗法，大多安全可靠，毒副作用较少。

二、医学美容整形术的起始与发展

医学美容整形术是在人们生活实践中逐步产生的。据史料记载,国内外的人体美容整形术最初都是从耳环、鼻环、文身和人造斑图案等形体装饰开始的。

据史籍记载,在汉代以前民间就有了以审美为目的的穿孔戴环的习俗。但最初并非是现代式样的耳环,而是腰鼓形的,其戴法与后世不同,是从垂孔直接横插进去,露其两端在耳外,以显其美,之后才逐渐发展为各种式样的现代耳环。

在公元3世纪,晋代的美容整形术建树显著。名医葛洪在《肘后备急方》中记载了用鲜鸡蛋清做面膜,治疗面部瘢痕,之后又有以猪蹄熬制成胶体状物作面膜等多种方法的记载。《晋书·魏咏之传》记载了"咏之生而兔缺"(先天性唇裂)。南宋《小儿卫生总微论方》、明代《疡医证治准绳》及清代《疡医大全》等医籍中,都有关于唇裂修补术的记载。康熙二十七年,琉球国曾派魏士哲医生西渡中国福州,向福州名医黄金发学习唇裂修补术,回国后给皇室人员做美容整形术。

唐代有人工"酒窝"的记载。唐诗中就有"当面施圆靥"的佳句。徐陵《玉台新咏序》中有"北地胭脂,偏开两靥"的赞语。"靥"即"酒窝"或"笑窝"。所谓"当面施圆靥",即是以某种化妆品用于"两颊点妆靥"。而在中医书中对"靥"有类"痘痕"之解。在《普济方》和《卫生易简方》等医籍中还有许多"治靥方"。

南宋时已有装假眼的记载,元代陶宗仪撰《南村辍耕录》,记载宋时"杭州张存,幼患一目,时称张瞎子,忽遇巧匠,为之安一磁眼障蔽于上,人皆不能辨其伪"。

与古代西欧女性习以绫帕"束腰",在18世纪后期英国女性效仿伊丽莎白一世用铅粉搽脸,以资美容而造成众多妇女中毒身亡等戕身美容类似,在中国的五代至北宋晚期,先后在贵族女性中也出现了"缠足"的"美容整形"。据史籍记载,南唐李后主"令宫嫔窅娘以帛缠足,屈上作新月状,着素袜行舞莲中,回旋有凌云之态"。于是宫女们竞相效仿,并很快普及到民间,到宋代已形成风尚。这种戕身求美的现象给广大妇女的身心带来沉重的摧残,直到"五四运动"后才逐渐灭迹。

医学美容磨削术起步也很早,北宋(公元992年)《圣济总录》就记载了用玉磨治疗面部瘢痕的事例,成为现代磨削术的先导,在以后的医学著作中也有类似记述,而国外最早报道于1905年,晚于我国一千年左右。

更令人惊叹的是在中国元代就有鼻梁修补术的记载。戴良所撰《九灵山房集》中写道:"闽夫长陈君,临阵为刀砟其面,疮已愈,而瘢和鼻不能合,肌肉尽热腐,甚恶,乃拜项颜章(元代名医)求治,项命壮士按其面,施治以法,即面赤如盅,左右贺曰'复效也'。"可见中国鼻梁修补术的创始距今已有700多年。清代的整形美容术有了很大的发展,顾世澄在《疡医大全》记载:"整修缺唇。先将麻药涂缺唇上,以一锋刀刺唇缺处皮,即以绣花针穿丝线钉住二边皮,然后擦上调血之药,三五日内不可哭泣与大笑,又怕感冒打嚏,每日只吃稀粥,肌肉生满,去其丝线,即合一唇矣。"从这一兔唇修补中足见我国当时美容整形技术之水平。

中医史实表明,中医外科早在三国时期以华佗为代表的中医学家就开创了手术疗法。但后世未得到应有发展,主要有两个历史原因:一是封建礼教的约束。汉代之后就有"身体发肤受之于父母,不敢毁伤,孝之始也",因此切肤手术就被认为是不孝无德的行为,以至封建统治机构下令禁做剖腹和尸解等"伤毁发肤"的医学举措,这就阻碍了中医手术疗法的发展。二是国家经济落后、文化处于封建的封闭状态,使医学得不到先进科学技术的借鉴,而国家自身又无力(物质基础和文化基础)资助中医学的发展与创新。这两大因素将中医外科技术扼杀在摇篮中。如今随着中医的改革发展,在国家中医政策的推动下,大批中医师走上了手术台,手术水平不断提高,因此中医医学美容学科也不应当回避美容整形手术的开展。

知识链接

整 形 美 容

　　整形美容是指运用手术、医疗器械、药物及其他医学技术方法,对人的容貌和人体各部位形态进行修复与再塑,增强人体外在美感为目的的医学科学。整形美容主要内容有隆胸整形、眼眉整形、彩光嫩肤、颧骨整形、鼻部整形、颌面整形、口唇整形、除皱美容等。

（陈美仁）

复习思考题

1. 什么是美容辨证调护技术?
2. 哪部书为中医美容学的建立与发展奠定了理论基础?
3. 第一次记载鼻梁修补术是什么年代?

扫一扫
测一测

第二章

美容辨证调护技术基础

学习要点

1. 六淫、痰饮、瘀血、七情内伤、饮食失宜等病因学说。
2. 辨证的概念,八纲辨证、气血津液辨证、脏腑辨证、经络辨证的基本内容。
3. 美容辨证调护原则,养生调护方法。

第一节　病　因　学　说

中医学认为人体是一个有机的整体,人与自然界处在对立与统一之中。它们在不断地产生矛盾而又解决矛盾的过程中,维持着相对的动态平衡,从而保持人体正常的生理活动。当这种动态平衡遭到破坏且人体自身不能调节恢复时,即产生疾病,影响人体的容颜和体态,有损健美。这种破坏人体生理动态平衡而导致疾病的因素就是病因。

病因学说是研究、阐述致病因素的性质及其致病特点的学说。中医病因学说起源很早,远在春秋时代的秦国名医医和即指出"阴淫寒疾,阳淫热疾,风淫末疾,雨淫腹疾,晦淫惑疾,明淫心疾",把阴、阳、风、雨、晦、明当作引起疾病的"六气"。不同的致病因素具有不同的特性,《黄帝内经》首次将致病因素分为阴阳两类,《素问·调经论》指出:"夫邪之生也,或生于阴,或生于阳。其生于阳者,得之风雨寒暑。其生于阴者,得之饮食居处,阴阳喜怒。"不同的病因,作用于人体的形态结构、功能活动、物质基础,反映出特殊的致病规律,以及机体表现出不同的临床特征,是中医病因学说的主要内容。

中医病因学说是以阴阳平衡的整体观为基础,具有直观性、整体性、合理推测性等特点。中医学探求病因的方法有三类:一是审证求因法,即以病证的临床表现为依据,通过分析疾病的症状、体征,推求病因,为治疗用药提供依据,此为中医病因学的主要研究方法;二是取类比象法,即将疾病的症状、体征广泛地与自然界某些事物和现象比较、概括和分类,认识病因的性质和致病特点;三是询问推理法,通过仔细询问发病的经过及有关情况,推断其病因。由于病因的多样性,历代医家对其进行过多种分类,具有代表性的是宋代陈无择据《金匮要略》"千般疢难,不越三条"之意所提出的"三因学说":"六淫,天之常气,冒之则先自经络流入,内合于脏腑,为外所因;七情,人之常性,动之则先自脏腑郁发,外形于肢体,为内所因;其如饮食饥饱,叫呼伤气……有背常理,

6

此为不内外因。"现代中医理论根据发病途径、形成过程将病因分为四类：外感病因，如六淫之邪；病理性产物病因，如痰饮、瘀血等；内伤病因，如情志、饮食等；其他病因，如劳倦、外伤、先天因素等。

一、六淫之邪

（一）六淫的基本概念

六淫，即风、寒、暑、湿、燥、火六种外感致病因素的总称。风、寒、暑、湿、燥、火本是自然中六种不同的气候变化，正常时，称为"六气"。当气候变化异常，超过了人体的适应能力，或个体正气不足，不能适应气候变化时，"六气"就成为致病因素，即称"六淫"。

"六淫"为外来之邪，致病途径多从肌表皮毛、口鼻而入；如"六气"一样具有一定的季节性；与地域和环境因素密切相关；"六淫"之邪既可单独致病，亦可相兼为患；在一定的条件下还可以互相转化。

（二）六淫的性质和致病特点

1. 风邪　自然界之风具有善动多变，轻扬飘浮，来去无踪的特点。中医学把致病时具有像风之轻扬开泄、善动多变特性的外邪，称为风邪。风邪外袭多从皮毛肌腠而入，产生外风病证。风邪致病，四季皆有，以春季为多，因风为春季所主气，且风邪为外感发病的一种极为重要的致病因素。

风邪的性质及致病特点：

（1）风为阳邪，其性开泄，易袭阳位。风性善动而不居，具有升发、向上、向外的特性，故为阳邪。风性开泄，易使腠理疏泄开张，常见汗出恶风等症。风性轻扬升散，易袭人体的上部、阳经和肌表等属阳的部位。

（2）风性善行数变。善行，是指风本为自然之气的快速流动，故风邪致病多见病位游移不定，具有行无定处的特性，如以关节游走性疼痛为特征的"行痹"。数变，是指风邪致病具有变幻无常和发病迅速的特性，如皮肤瘙痒，发无定处，此起彼伏的风疹。

（3）风为百病之长。风邪为六淫之中最常见最易中人之邪，常为外邪致病的先导，凡寒、湿、燥、热诸邪多依附于风而侵犯人体。常见的有外感风寒、风热、风湿等证。故古人把风邪作为外感病邪的总称。

风与美容的关系：风邪致病的主要特性是常侵袭人体的头部和肌表，因风为阳邪，其性轻扬升散，具有升发、向上、向外的特性。所以，风邪又是六淫中对美容影响最大的邪气。《医方类聚》引《神巧万金方》："头面者，诸阳之会，血气既衰，则风邪易伤，故头病则或生恶疮，或生秃疮，面上则有黔黯、疮痣、粉刺、酒渣之属。"风邪伤及面部皮肤，使津液不行，不能润养肌肤，发生粉刺，若肝气郁结，复感风邪，搏于肌肤，可导致面部白癜风的发生；若风邪侵袭面部经络，气血痹阻、筋肉失养则可致面瘫；若气血凝滞又可出现黑痣。风邪与他邪相合侵袭面部而产生的疾病则更多。

2. 寒邪　寒者，冷也。外邪中具有寒冷、凝结等特性的病邪称为寒邪。寒为冬季所主之气，故冬日多寒病。寒邪伤于肌表，郁遏卫阳，称为"伤寒"；寒邪直中于里，伤及脏腑阳气，则为"中寒"。伤寒、中寒均为外寒。若机体阳气虚衰，温煦气化功能减退，寒从内生，称为内寒。外寒以实为主，且多与风邪、湿邪相兼为患，多见恶寒；内寒以虚为主，多见机体失于温煦。

寒邪的性质及致病特点：

（1）寒为阴邪，易伤阳气。寒为阴气盛的表现，即所谓"阴盛则寒"。阳本制阴，若阴寒过盛，人体阳气不仅不足以驱除阴寒之邪，反为阴寒所伤，出现阴寒偏盛之证；若寒邪袭表，卫阳被遏，见恶寒；寒邪直中脾胃，脾阳受损，见脘腹冷痛、呕吐腹泻等症；若心肾阳虚，寒邪直中少阴，见畏寒蜷卧、手足厥冷、下利清谷、小便清长、精神萎靡，脉微细等。

（2）寒性凝滞。寒邪入侵，阳气受损，温煦推动乏力，寒凝血脉，气血阻滞不通，不通则痛，故寒邪伤人多见疼痛症状。若寒夹风夹湿，风寒湿三气杂至则为痹；若血脉凝滞，气血不和，致肌肤失养，可见皮皴肉裂，或为冻疮、结节等。

（3）寒性收引。寒邪侵袭人体，可使气机收敛，致皮毛肌腠、经络血脉、肢体关节等收缩而挛急。肌腠收缩，见恶寒发热、无汗；经络血脉绌急，见头身疼痛、面色苍白或青黑；经脉挛急，见关节屈伸不利，拘挛疼痛。

寒与美容的关系：面部为"诸阳所"，其阳气受损，失于温煦气化，则面部颜色苍白，或青紫，或发绀，局部温度偏低，还可形成冻疮；若寒邪入于腠理皮毛，毛窍收缩、阳气闭阻，毫毛失于温煦，见皮毛焦枯之象；寒邪凝滞皮肤，还可形成猫眼疮（寒疮），《医宗金鉴·外科心法》中说："此证一名寒疮，每生于面及遍身。由脾经久郁湿热，复被外寒凝结聚而成。初起形如猫眼，光彩闪烁，无脓无血，但痛痒不常，久则近胫。"

3. 湿邪　具有重浊、黏滞、趋下特性的外邪，称为湿邪。湿为长夏所主之气，故夏秋之交，多雨多湿之时或地势低洼，水网湖泊之域多发湿病，为外湿；而脾失健运，水湿不化则形成内湿。外湿困脾，脾失健运易形成内湿；脾阳虚损，水湿不化，易外感湿邪。

湿邪的性质及致病特点：

（1）湿为阴邪，易阻气机，损伤阳气。湿性重浊，其性类水，故为阴邪。湿邪侵袭人体，留滞于脏腑经络，阻遏气机，升降失常，见胸闷脘痞、腹胀腹痛、小便短涩、大便不爽等症。湿为阴邪，阴胜则阳病，脾为阳土，喜燥恶湿，湿邪最易损伤脾阳，使脾失健运，水湿停聚，见腹泻、水肿、不思饮食等症。

（2）湿性重浊。湿邪伤人，易阻遏气机，使清阳不升，湿水同类，水性向下，具沉降之性；感受湿邪，见头重如裹、周身困重、四肢沉重等症；湿邪致病，见秽浊、污物，如面垢眵多、大便溏泄、下痢脓血、小便浑浊、湿疹渗出黏腻等。

（3）湿性黏滞。湿邪黏滞的致病特点主要表现在两个方面，一是症状上的黏滞不爽，湿病见大便后重不爽，小便淋沥不尽；二是湿邪为病多缠绵难愈，病程较长，易反复发作。湿性趋下，易袭阴位，湿邪为病，多见下部症状，如下肢水肿、小便淋浊，赤白带下等症。相对风邪易袭阳位而言，湿邪易袭阴位。

湿与美容的关系：外受风湿，留于腠理，郁滞毛窍，复感汗出沾衣，肤腠闭塞，易成汗斑。《医宗金鉴·外科心法》曰："此证俗名汗斑，有紫白两种。紫因血滞，白因气滞。总由热体风邪湿气，侵入毛孔，与气血凝滞，毛窍闭塞而成。多生面项，斑点游走，延蔓成片，初无痛痒，久之微痒。"若湿热内蕴，外发体肤，复受风邪侵袭，搏于肌肤则成蜘蛛疮；如湿疥之证，由湿热污垢蕴蒸体肤而成；脾胃湿热内蕴上蒸，气血不能荣于皮肤，则生黄褐斑；湿邪内蕴，肌腠当风，可致面部白屑风等。

4. 燥邪　具有干燥、收敛、清肃特性的外邪称为燥邪。燥为秋季所主之气，秋天气候干燥,空气中缺乏水分,故秋季多发燥病。初秋时,夏暑未退尽,燥邪多与温热相合,为温燥;深秋后,寒冬渐入,燥邪与寒气相合,为凉燥。

燥邪的性质及致病特点:

(1)燥性干涩,易伤津液。燥胜则干,干则滞涩。燥邪为病多见津液亏损之象,津伤则机体失于濡润,皮毛官窍最易显现,表现为皮肤干燥、毛发不泽、口鼻干燥、小便短少、大便秘结等。

(2)燥易伤肺。肺为娇脏,喜润而恶燥。肺主气而司呼吸,外燥伤人,多为燥气经口鼻而入,使口鼻津夺失养,故口鼻干燥;肺在体合皮毛,肺失濡润,见皮肤干燥,毛发失润;肺与大肠相表里,肺燥见小便短少、大便干结。

燥与美容的关系:燥为秋季敛肃之气所化,其性干涩枯涸,故经云:"燥胜则干。"燥邪为害易耗伤人体的津液,形成阴津亏损的病变,表现出各种干涩的症状和体征,诸如皮肤干涩皲裂,口唇燥裂,毛发干枯不荣等。又如面部白屑风,多由燥邪袭表,肌热当风所致,故清代《外科证治全书·面游风》曰:"初起面目浮肿,燥痒起皮,如白屑风状,次渐痒极,延及耳项,有时痛如针刺。风燥甚者干裂,或浸血水,日夜难堪。"

5. 暑(火)邪　均属热邪。暑为夏季所主之气,火热所化。暑病有明显的季节性,发生于夏至以后,立秋之前。暑邪纯属外邪,无内暑之说。火为热之极,阳盛所生。火有生理、病理之分,病理之火既可外感,亦可内生。外感系六淫之热邪所为,内生则为阳盛有余,或阴虚阳亢,或气血瘀滞,病邪郁结而致火热内盛。

暑(火)邪的性质及致病特点:

(1)暑(火)为阳邪,其性炎上。阳主燥动,暑(火)有酷热之性,火热燔灼,焚焰升腾,故曰"炎上",见高热、恶热、烦渴、汗出、脉洪大等症,甚则狂躁妄动,神昏谵语。

(2)暑(火)易耗气伤津。暑(火)为阳邪,其性升发,侵犯人体,直入气分,腠理开宣,迫津外泄,阴液消灼,见口渴喜饮,咽干舌燥,小便短赤,大便干结等津伤液耗之症。

(3)暑(火)易生风动血。邪热亢盛致极,易燔灼肝经,劫耗阴液,筋脉失于滋养濡润,致肝风内动,"热极生风",见高热、神昏、四肢抽搐、目睛上视、颈项强直、角弓反张等症。热入营血,迫血妄行,见各种出血之症。

(4)暑(火)易致疮疡。火热之邪侵入血分,聚于局部腐蚀血肉而发痈肿疮疡。火毒之邪见痈肿高突灼热,化腐成脓;暑湿热毒见疮疡红肿,溃烂,滋水淋漓。

暑(火)与美容的关系:暑邪伤于皮肤可致"紫白癜风",清代《外科证治全书·紫白癜风》记载:"初起斑点游走成片,久之可延蔓遍身。初无痒痛,久则微痒。由汗衣经晒着体,或带汗行日中,暑湿浸滞毛窍所致。"暑季面部常久日晒,易得日晒疮等。明代《外科启玄·日晒疮》中记载:"三伏炎天,勤苦之人,劳于任务,不惜身命,受酷日晒曝,先疼后破,而成疮者,非血气所生也。"如痱痤之症,多由暑热袭肤而成,隋代《诸病源候论·夏日痱烂疮》载:"盛夏之月,人肤腠开,易伤风热,风热毒气,搏于皮肤,则生痱疮。"明代《外科正宗·痤痱疮》载:"痤痱者,密如撒粟,尖如芒刺,痒痛非常,浑身草刺。此因热体见风,毛窍所闭。"

课堂互动

谈谈你理解最为深刻的由外感邪气引起的疾病,并分析其病因。

二、痰饮、瘀血

痰饮与瘀血是人体受到某种致病因素作用后，在疾病过程中形成的病理产物。病理产物滞留体内，直接或间接地作用于人体脏腑经络、组织器官，引发新的病证。故痰饮与瘀血既属病理产物，又是病理产物形成的病因，称继发性病因。

（一）痰饮

1. 痰饮的基本概念　痰和饮都是水液代谢障碍所形成的病理产物。一般来说，质地较稠浊的为痰，质地较清稀的为饮。但痰和饮难以截然分开，故称痰饮。

痰又分为两类。一类是有形之痰，指视之可见，触之可及，闻之有声，咯吐而出的有一定形质的痰液；另一类是无形之痰，如瘰疬、痰核，以及停留在脏腑、经络等组织中看不见形质的痰，可用一些特殊的症状和体征对其进行推断，通过审证求因的方法，根据其所表现的证候确定，此痰称为无形之痰。

饮是停留在人体局部的水液，因其停留的部位及表现的症状不同而有不同的名称，停于胸胁者称悬饮，犯于胸膈者称支饮，流于四肢者称溢饮。狭义的痰饮，是指饮停于胃肠。

2. 痰饮的形成　痰饮是水液代谢障碍所形成的病理产物，引起水液代谢障碍的病因均可导致痰饮的形成，如：外感时邪化热炼液为痰；寒凝津成痰；七情内伤气滞不畅，津停凝聚成痰；饮食、劳倦造成津液运行失常生痰。

痰饮的形成与脏腑功能的失调更具直接关系。人体的水液代谢与肺、脾、肾及三焦功能密切相关，肺主宣发肃降，通调水道，敷布津液；脾主运化水液；肾主水液，具蒸腾气化之功；三焦为通调水液之道。故肺、脾、肾及三焦功能失常，均可导致津液代谢障碍，形成痰饮。

3. 痰饮的致病特点　痰饮一旦形成滞留体内，致病广泛，发生多种病证。根据停滞的部位不同，临床表现也不同。痰饮阻滞经脉，影响气血的运行和经络的生理功能，见肢体麻木，屈伸不利，甚则半身不遂；痰阻筋骨，见瘰疬、痰核，或阴疽流注，或为梅核气。痰饮滞留脏腑，影响脏腑的功能和气机的升降。痰饮在肺，肺失宣肃，见胸闷、咳嗽、喘促等，或见胸胁胀满、咳唾引痛之悬饮证；痰在脾胃，见脘腹胀满、恶心呕吐、大便溏泄等症；若饮停肠胃，见脘痞腹胀，水在肠间沥沥有声；痰蒙心窍，神明不主，见心悸、神昏；痰在肝则疏泄不利，胁胀昏冒。

痰饮之邪本为水液代谢障碍而成，是因脏腑先病而成，而痰饮作为病理产物而成新的病因，将进一步影响到脏腑功能，加重水液代谢障碍，互为因果，恶性循环，故痰饮为病多病势缠绵，病程较长。痰饮之物，随气上下，无处不到，内而五脏六腑，外而经络肢节，周身内外皆可为病。其病种繁多，症状怪异，且变化多端，故有"百病多由痰作祟"和"怪病从痰医"之说。

（二）瘀血

1. 瘀血的基本概念　瘀血指体内血行障碍，血液凝聚而形成的病理产物。包括积存体内之离经之血，或血运不畅，阻滞于经脉及脏腑内的血液，均称为瘀血。

瘀血实际上是体内失去生理功能而停滞凝聚的血液，是疾病过程中形成的病理产物。一旦其留滞于体内，将成为致病因素，又可阻遏气机，影响气血的运行，导致脏腑功能失调，产生新的病证。瘀血亦为重要的致病因素。

2. 瘀血的形成 瘀血形成的原因较多。感受外邪,影响气血的运行而致瘀。如寒邪收引凝滞,使经脉挛急,血寒凝滞,气血不通而成瘀;热入营血耗伤营阴,血稠成瘀,或灼伤脉络,迫血妄行成瘀。

情志内伤,使脏腑功能失常,气机逆乱。气虚、气滞则血行无力,血行不畅成瘀;若气虚不能摄血,血溢脉外,亦可致瘀。

内外损伤致瘀。过劳伤精耗气,积久气虚血瘀;过逸,气血运行不畅,滞而致瘀;外伤跌仆,轻则动及皮肉,重则损及筋骨,均能伤及脉络,使血液离经,积存体内而成瘀血。

3. 瘀血的致病特点 瘀血形成之后,不仅失去正常血液的濡养作用,而且会阻碍新血的生成,使机体失养,功能失调;阻碍气机的运行、津液的代谢和血液的运行;瘀血形成瘀肿,固定不移,疼痛拒按,久瘀为癥积,质硬难消。

血瘀证候,表现较多。常见疼痛、肿块、出血、舌脉变化等。疼痛多为刺痛、痛处固定不移,夜间加剧。肿块在外多见青紫,积聚于内,可扪及癥积痞块,质地坚硬,固定不移。出血反复不止,血色紫黯或有瘀块,或大便色黑,状如柏油。舌象多见紫黯,或有瘀点、瘀斑;脉多沉涩或结、代。

瘀血阻滞的脏腑不同、部位不一,其病理表现也相应有别。瘀阻心血,见胸闷、心悸,口唇青紫,甚则汗出、肢厥,神志昏迷;瘀阻于肺,见胸痛、咳血;瘀阻于肝,见胁痛痞块,疼痛拒按;瘀阻胞宫,见少腹疼痛,月经不调,痛经闭经,经色紫黯成块,或见崩漏;瘀阻肢体局部,见局部疼痛青紫;瘀阻颜面,见颜面斑点或面黵,眼部黑圈等。

三、情志、饮食内伤

人的精神情感及饮食行为不循常度,过之或不及超过了人体的自我调节能力和自我承受能力,导致人体气机紊乱、脏腑损伤、气血失和、阴阳失调而致病。此类致病因素不是来自于外界环境,属于自身摄养行为,其致病无表证,均为里证,包括七情内伤和饮食失宜。

(一) 七情内伤

1. 七情的基本概念 七情,即喜、怒、忧、思、悲、恐、惊七种情志变化,是人体对外界不同环境刺激所作出的相应的情感反应,本属于正常的生理活动。但是,如果突然的、强烈的或过久的情志刺激,超过人体本身的生理活动调节范围,则可引起脏腑气血功能紊乱而致病。七情致病,病从内发,是内伤疾病的主要致病因素之一,故称七情内伤。

人的情志活动与脏腑有着密切关系,以脏腑化生的精、气、血为物质基础,是人体功能活动的重要组成部分,而脏腑功能活动又依赖于气的温煦、推动和血的濡养。《素问·阴阳应象大论》说:"人有五脏化五气,以生喜怒悲忧恐。"中医五行学说将人体情志变化分属五脏,称喜、怒、思、悲(忧)、恐(惊)为"五志",分属心、肝、脾、肺、肾五脏。故脏腑功能异常或脏腑气血的异常变化,均出现相应的情志改变,而七情太过也会损伤相应的内脏出现情志病证。

2. 七情内伤的致病特点 七情内伤,直接影响相应的内脏,导致脏腑气机逆乱,气血失和,出现各种病证。

喜伤心,喜则气缓。心藏神,主血脉。过喜损伤心神,使心气涣散,气血运行失常,见惊悸、怔忡、失眠、健忘、喜笑不休,妄言妄动,甚或癫狂,或暴喜而亡。另一方面喜能缓和精神紧张,使营卫通利,心情舒畅,有利于身心健康与美容健体。

怒伤肝,怒则气上。肝藏血,疏泄情志。过度愤怒伤肝,致肝气横逆上冲,血随气逆,并走于上。轻则面红目赤,烦躁失眠,重则血不能藏,出现呕血、咯血,甚则昏厥猝倒。肝失疏泄,情志不舒,见胁肋胀痛,善太息等症;气滞血瘀见乳房结节,痛经、闭经,损及容颜见肝斑(即蝴蝶斑)等症。

悲(忧)伤肺,悲则气消。过度悲忧,使肺气抑郁,意志消沉、肺气耗伤。症见悲伤流泪,气不接续,顿足捶胸;面色苍白,气短乏力或为喘息等。损及脾胃见食欲不振,食纳不香。

恐(惊)伤肾,恐则气下,惊则气乱。恐(惊)为惧怕的一种精神状态,均为不良刺激。惊恐属肾,恐为肾之志,与心主神明有关。心藏神,神伤则心怯而恐。过度恐惧,使肾气不固,气泄以下,见二便失禁、遗精早泄等。突然受惊,致气行紊乱,心无所倚,神无所归,见惊惕不安,哭笑无常,虑无所定,惊慌失措。

思伤脾,思则气结。思为人的一种正常精神意识活动,为脾之志,与心主神明有关,医论有"思出于心,而脾应之"之说。思虑过度或所思不遂时,使气机郁滞影响脾的功能,脾运化无力,胃受纳腐熟水谷失职,见饮食不下,脘腹胀痛等症。思虑过度,耗伤心血,见心神失养出现心悸、健忘等症,与前证相合谓之"心脾两虚"证。

3. 七情与美容的关系　七情常通过表情、声音、行为表现出来。高兴时满面笑容;悲哀时愁眉苦脸,无精打采;忧思时蹙眉皱额,表情凝重,可见七情可改变人的容颜。如愁肠满肚,情绪低沉,或整天诚惶诚恐,坐卧不安;或喜乐无极,悲哀太过,久则使脏腑功能紊乱,气血失和,使容貌早衰,再漂亮的人也会黯然失色。《黄帝内经》一书指出:怵惕思虑则伤心神,忧愁不解则伤脾意,悲哀太过则伤肝魂,五脏受损,神、魂、意、魄等意识思维活动障碍,则易致皮毛憔悴,面部枯槁无华。研究证实,皱纹可因长期肌肉痉挛造成。人的神经、内脏、血管、肌肉、皮肤以及内分泌的功能随着情绪的改变而变化。不良的情绪不仅容易使人的新陈代谢降低,而且可使人发生各种心身疾病,从而导致早衰。明代大医家龚居中在《红炉点雪》一书中总结道:"颜色憔悴,良由心思过度。"另外,现代医学认为白癜风的发生与精神刺激有密切关系。可见,乐观的情绪、豁达的胸怀与面容的关系至为密切。清代医书《长生秘诀》说:"人之心思,一存和悦,其颜色现于外者,俨然蔼美。"中医认为:笑为心之声,喜是心之志。喜笑与心情关系密切,直接关系脏腑功能。由于心主神明,主血液,"其华在面",喜笑则心气和平调达,营卫通利,气血流畅,充盈于面,故面色红润,神采奕奕。现代医学认为笑能使面部表情肌活动舒展,肌肉和皮肤血液循环加快,促进新陈代谢,有助于增加皮肤的弹性,可使面色红润。

古今中外,因情绪忧郁而损颜折寿者不胜枚举,因情绪开朗而驻颜长寿者不乏其人。唐代大诗人白居易在《自觉》一诗中写道:"四十未为老,忧伤早衰恶。前岁二毛生,今年一齿落。形骸日耗损,心事同萧索。夜寝与朝餐,其间味亦薄。同岁崔舍人,容光方灼灼。始知年与貌,衰盛随忧乐。"诗人将自己忧伤早衰、容华早逝与同岁崔舍人乐观豁达、面容光泽相比较,说明乐观则容颜长驻,忧愁则容颜早衰的道理。当代著名法学家张友渔,86岁时仍红光满面,身兼数职,精力旺盛。他的秘诀是坚持散步,节制饮食,性情乐观开朗。张友渔认为,最重要的是心情开朗,即无论在什么情况下,始终保持乐观的情绪。法国美容专家库贝鲁卡因与男朋友分手而痛苦,继之鼻梁上出现皱纹。后来她移居澳大利亚,开始了新的生活,精神轻松、愉快,皱纹竟奇迹般地消失了。她认为,心理的阴影的确会在人的脸上留下痕迹,可是只要我们能够克服那道心理障碍,那么一切都会恢复原状的。

人人都有七情六欲,但贵在节制,特别是要保持乐观的情绪、豁达的胸怀,避免情志过激,以及长时间处于一种情绪状态。只有笑口常开,青春才能常在。

（二）饮食失宜

饮食是人体生存的基本条件之一。其化生的水谷精微,维持人体的生命活动,是保持健康、调养容颜的必要条件。然而饮食需要有节制,若饮食失宜则会影响脏腑功能,导致气机紊乱或正气损伤,产生疾病,这是导致内伤疾病的致病因素之一。包括饥饱失常、饮食不洁和饮食偏嗜。

1. 饥饱失常　饮食以适量为度,饥饱失常均可发生疾病。过饥则摄食不足,化源缺乏,气血虚少,若气血不足则正气虚弱,抵御疾病能力弱,容易继发他病。气血不足见面色不华,心悸气短,神疲乏力,形体消瘦。若暴饮暴食,长期饮食过量,超过了脾胃的运化功能,轻者表现为食积、食滞,重则出现疳积、食厥、消渴、肥胖等证。

2. 饮食不洁　进食不洁,引起多种肠胃病证,出现腹痛,吐泻、痢疾等;或蛔虫、蛲虫、寸白虫等寄生虫病证,见腹痛、嗜食异物、面黄肌瘦等。误食腐败变质或有毒食物,常出现腹痛、吐泻,甚则神识昏迷或死亡。

3. 饮食偏嗜　饮食要适当调节,不能有所偏嗜,才能获得人体需要的营养。若饮食过寒过热,或饮食五味有所偏嗜,导致阴阳失调,功能偏颇产生疾病。若偏嗜生冷寒凉之物,损伤脾阳,致寒湿内生,发生腹痛、腹泻等症;若偏嗜辛温燥热之品,致胃肠积热,见口臭、口渴、烦热、便秘、消谷善饥等症。人之精神气血乃五味所资生,五味入养五脏,各有其亲和性。若长期嗜食某味之食物,使与之相应之内脏功能失调,或损及他脏,破坏脏腑之协调平衡,产生疾病。中医学十分重视饮食之宜忌,既顾病性也要合药性。饮食与病变相宜能辅助治疗,促使疾病好转,可谓"药食同源"。在保健养生方面,药膳具有广阔的前景。

知识链接

食 膳 美 容

食膳美容,又称药膳美容、食疗美容,是以中医药学基本理论为指导,采用食物或在食物中加入药食两用的中药,治疗和预防损美性疾病以及强身驻颜的一种中医美容方法。食膳为有治疗和保健双重作用的中医美容"良药",平时注意饮食均衡,合理调整饮食结构,科学有序安排食膳,可以延缓衰老,使人身体强劲,容颜靓丽。

四、其他病因

（一）劳逸损伤

劳逸,指劳作与安逸。正常的劳作和适当的休息有助于气血的流通和疲劳的消除。劳逸结合,是维持人体健康的重要条件,有助于人体的养颜健美。劳逸失当,长时间劳作、过度劳累或过度安逸,成为致病因素使人发病。

过劳,是指劳作过度,包括劳神过度与劳力过度。

劳神过度指思虑太过,用脑过度,使心脾受损。脾在志为思,心藏神主血脉。劳神过度耗伤阴血,损及脾气。心神失养见心悸、健忘、失眠多梦;脾失健运见脾虚气弱,面色萎黄,精神不足,倦怠乏力,纳呆腹胀,大便溏泄等。

劳力过度指过度付出体力积劳成疾。劳力过度耗损机体之气,久之则气少力衰为气虚,见四肢困倦、气少懒言、精神疲惫、形体消瘦。日久既外损形体,也波及脏腑。若房事不节,性事过频,致使肾精耗伤,见腰膝酸软,精神萎靡,头晕耳鸣,或阳痿、早泄、遗精,月经不调或不育不孕等症。

过逸,是指过度安逸,长期不参加劳动,又不运动。

人体每天需要适当的活动,气血才能通畅。若长期不劳动,又不进行体育锻炼,易使人体气血不畅,脾胃功能减弱,可出现食少乏力,精神不振,肢体软弱,或发胖臃肿,动则心悸,气喘以及汗出等症,或继发他病。

(二) 外伤

外伤,主要指损及人体的意外伤害,包括枪弹、金刃伤,跌打损伤,持重努伤、烧烫伤、冻伤、虫兽伤等。

枪弹、金刃、跌打损伤、持重努伤等外伤,引起皮肤肌肉瘀血肿痛、出血,或筋伤骨折、脱臼等,重则损及内脏,或出血过多,致昏迷、抽搐、亡阳虚脱等证。

烧烫伤,多为高温高热之物,或电击、化学物品等灼伤所致的病证。据烧烫伤的程度和范围大小,病情有轻重之分。轻证损伤多在肌肤,部位表浅,病处红肿热痛或起水疱;重者损及皮肉、筋骨,甚或烦躁昏迷,尿少而亡。

冻伤是指人体遭受低温侵袭所引起的全身性或局部性损伤,为我国北方冬季常见病。临床分为全身性冻伤和局部性冻伤。全身性冻伤,为阴寒过盛,全身阳气受损失去温煦作用,不能推动血行,致寒战、面色苍白、唇甲青紫、呼吸微弱,甚或昏迷,若失救治则可阳绝而亡;局部冻伤,多在手、足、耳、鼻、面颊等肢体末端或裸露在外的部位,初起皮肤苍白、冷麻,继则肿胀青紫,痒痛灼热,溃后愈合多有色素沉着,影响容颜。

虫兽伤,包括毒蛇、猛兽、疯狗咬伤,或蝎、蜂、蜈蚣等蜇咬伤。轻则局部损伤,出现肿痛、出血等;重则损伤脏腑,甚或死亡。

此外,药物、强烈日光、不良化妆护肤用品亦可引起损美性疾病,如药疹、日光性皮炎、不良化妆护肤品过敏导致的皮损等。

(三) 先天因素

先天因素包括遗传因素和胎儿在母体内发育受影响而形成后天疾病的因素。如某些出血性疾病,癫、狂、痫、消渴及多指(趾),兔唇、五迟、五软等。

第二节　美容辨证调护纲要

证,即证候,是中医学特有的诊断学概念。证是在中医基础理论指导下,对四诊所收集的资料进行综合分析,得出诊断性结论,包括病因、病位、病性、病机与邪正盛衰,反映了疾病发展过程中某一阶段病理变化的本质,提示了治疗方向。

辨证,即分析、辨认疾病的证候。辨证的过程,实际上就是以脏腑、经络、病因、病机等基本理论为依据,将四诊所收集的资料,进行综合分析,辨清疾病的病因、性质、部位以及邪正的关系,概括、判断为某种性质的证。

调护,则是根据辨证的结果,确定相应的调护原则和调护方法。

辨证与调护,是中医理法方药在临床具体运用中最重要的两个环节,也是诊治疾病过程中相互联系、不可分割的两个部分。辨证是决定调护的前提和依据,调护是检验辨证是否准确的临床手段,是辨证的目的。

在临床长期实践中形成的辨证方法有多种,如八纲辨证、脏腑辨证、气血津液辨证、病因辨证、经络辨证、六经辨证、卫气营血辨证、三焦辨证等。这些辨证方法,虽各具特点,对不同疾病的诊断各有侧重,但在临床上,则是互相联系、互相补充的。

一、八纲辨证

八纲,即表、里、寒、热、虚、实、阴、阳八类证候,是中医概括和归纳各种证候的总纲。八类证候归纳说明病变的部位、性质及病变过程中正邪交争等情况。八纲辨证把各种各样的临床表现,归纳为表与里、寒与热、虚与实、阴与阳四对纲领性证候,指导临床治疗。

八纲反映了病变过程中各种矛盾的几个主要方面,在临床应用上又是相互联系不可分割的。疾病的变化,在临床上常出现表里、寒热、虚实交织在一起的错综复杂病证:如表寒证、里虚热证等。在临床辨证时,要特别注意它们之间的相互联系,这样才能全面而正确地认识疾病和诊断疾病。

(一) 表里辨证

表里辨证是辨别病变部位和病势趋向的一对纲领。一般来说,病在皮毛、肌腠,部位浅者属表证;病在脏腑、气血、骨髓,部位深者属里证。表证病变多较轻;里证病变多较重。

1. 表证　表证是指六淫之邪从皮毛或口鼻侵犯人体而表现出来的症状。多见于感受外邪的初期阶段。具有起病急,病程短,病位浅的特点。

【临床表现】 恶风恶寒,发热,苔薄,脉浮。常伴有头身疼痛,关节酸痛,鼻塞流涕、喷嚏、咽痒咽痛等。或见皮肤损害,如红斑、丘疹、风团、瘙痒等。

【证候分析】 外邪侵入肌表,阻遏卫气宣发,卫气不能温煦肌表,故恶风恶寒。卫气郁于肌膜,郁而发热。病邪未深入,故苔薄。外邪袭表正气奋起抗邪,脉气鼓动于外,故脉浮。外邪袭于经络,经气不得畅通,以致头痛身痛,关节酸痛。肺主皮毛,肺开窍于鼻,外邪从皮毛、口鼻而入,致肺气失宣,故鼻塞流涕,喷嚏,咽喉痒痛。风为阳邪,易袭肌表皮毛,故见红斑、丘疹、风团、瘙痒等症状,但病位较浅,症状较轻。

【治法】 辛散解表。

2. 里证　里证是病邪伤于内,病位深,脏腑气血受累所产生的一类证候。多见于内伤杂病或外感病的中、后期。其成因一是外邪不解,内传入里;二是外邪直中脏腑;三是情志内伤、饮食劳倦等因素直接损伤脏腑,使其功能失调,气血紊乱。里证具有发病缓,病程长,病位深等特点。

【临床表现】 里证范围广泛,临床表现多样,详见本节寒热辨证、虚实辨证及脏腑辨证等相关内容。

损美性疾病虽然以皮毛、形体、官窍病变为主要表现,但多数因脏腑气血失调而致,故里证居多,这也决定了医学美容必须重视内调、内养、内护的特点。

【治法】　应随具体证候而定。

（二）寒热辨证

寒热,是辨别疾病性质的一对纲领。寒证和热证是人体阴阳偏盛偏衰的具体表现。在寒热辨证中,有单纯之寒证或热证,有寒证与热证错杂出现,有真热假寒证或真寒假热证等。同时,寒证、热证又往往与表里虚实相联系,致使临床症状错综复杂,在辨证中应全面准确地认清疾病的本质。

1. 寒证　指感受寒邪,或阴寒内盛,或阳气虚衰,致机体的功能活动衰减而出现的一类证候。多因外感阴寒之邪,或过服寒凉生冷;或久病内伤,阳气耗伤。

【临床表现】　恶寒喜暖,喜静蜷卧,口淡不渴,面色苍白,肢冷关节疼痛,痰、涎、涕清稀,大便稀溏,小便清长,舌质淡,苔白润,脉迟或紧。或有皮肤温度偏低,甚或冻疮,发绀,皮损色白或淡黯,遇寒加重,得温则减。

【证候分析】　寒邪侵袭或阳气不足,不能温煦周身,故见恶寒喜暖,肢冷关节疼痛,皮肤温度偏低,甚或发生冻疮,发绀。阳气虚衰,功能衰退,则喜静蜷卧。阴寒内盛,津液不伤,故口淡不渴。阳虚不能温化水液,以致尿及痰、涎、涕等排泄物皆为澄澈清冷,苔白润。若寒伤脾阳,运化失常则见大便稀溏。寒为阴邪,故遇寒加重,遇热缓解。寒主凝滞、收引,故见面色苍白,皮损色白或淡黯,舌淡白,脉迟或紧。

【治法】　温以祛寒。

2. 热证　是感受热邪,或阳热亢盛,或阴虚阳亢,致机体的功能活动亢进而出现的一类证候。多因外感温热之邪;或寒邪入里化热;或七情过激,郁而化火;或饮食不节,积滞化热;或房事劳伤,阴虚阳亢所致。

【临床表现】　发热喜冷,口渴饮冷,面红目赤,烦躁不宁,大便燥结,小便短赤,或五心烦热,颧红,潮热,盗汗,舌红,脉数。或见泛发性红斑,皮损色泽鲜红,红肿灼热,脓疱等。

【证候分析】　阳热偏盛,故发热喜冷。火热伤阴,津液被耗,故口渴饮冷,大便干结,小便短赤,舌红。火性炎上,故面红目赤。热扰心神,则烦躁不宁。阴虚不能制阳,虚热内蒸则见五心烦热。虚火上炎则颧红。虚热内炽则潮热。热扰营阴则盗汗。内热亢盛,使血运加速,故脉数。热为阳邪,易动血生疡,故见泛发性红斑,皮肤红肿灼热生脓疱。

【治法】　清热泻火或滋阴清热。

（三）虚实辨证

虚实辨证,是辨别邪正盛衰的一对纲领。虚为正气不足,虚证便是由于正气不足所导致的证候。实指邪气过盛,实证便是由于邪气过盛所导致的证候。《素问·通评虚实论》说:"邪气盛则实,精气夺则虚。"

1. 虚证　是对人体正气虚弱所致各种临床表现的病理概括。包括阴、阳、气、血、津液、精及脏腑等亏虚所致的各种病证。虚证的形成,多由先天禀赋不足或后天失养或疾病耗损所致。由于虚损的部位、内容不同,表现也不一致。临床上常见阴虚、阳虚、气虚、血虚等证。

【临床表现】　气虚见神疲乏力,少气懒言,面色淡白无华,自汗、畏风,脘腹坠胀,舌淡苔白,脉虚无力;阳虚见面色㿠白或苍白,形寒肢冷,神疲乏力,气短自汗,小便清长,大便稀溏,舌淡胖,脉弱无力;血虚见面色萎黄,头昏目眩,心悸失眠,两目干涩,肢体麻木,爪甲不荣,舌淡少苔,脉细弱;阴虚见两颧红赤,形体消瘦,潮热盗汗,五心烦热,咽干口燥,舌红少苔,脉细数。或见皮损反复发作,皮肤红肿不明显,颜色晦暗不泽,干燥脱屑,毛发稀疏。

【证候分析】 气虚则推动、营养、固摄、升提失职,见神疲乏力,少气懒言,面色淡白无华,皮损反复发作,自汗,畏风,脘腹坠胀,舌淡苔白,脉虚无力。阳虚失去温运固摄,见形寒肢冷,神疲乏力,气短自汗,皮损颜色晦暗不泽,小便清长,大便稀溏,舌淡胖,脉弱无力。血虚不能荣养,见面色萎黄,头昏目眩,心悸失眠,两目干涩,肢体麻木,爪甲不荣,皮肤干燥脱屑,毛发稀疏,舌淡白,脉细弱。阴虚不能制阳,见五心烦热,两颧红赤,潮热盗汗,口咽干燥。阴虚失去濡养滋润作用,见形体消瘦,舌红少苔,脉细数。

【治法】 补虚扶正。

2. 实证　是对人体感受外邪,或体内病理产物蓄积而产生的各种临床表现的病理概括。包括气滞、血瘀、湿阻、痰饮、食滞、虫积等各种证候。实证的形成有两方面:一是外邪侵入人体,郁闭经络或内结脏腑。二是内脏功能失调,代谢紊乱,以致诸多病理产物停留于体内。

【临床表现】 由于病邪性质及所在部位的不同,实证的临床表现也不尽一致。常见胸闷,烦躁,腹胀痛拒按,声高有力,大便秘结,小便不利,脉实有力。或皮肤局部红肿热痛明显,瘙痒甚,易破溃生脓。

【证候分析】 邪阻于肺,肺失宣降,见胸闷,喘息气粗声高。实邪扰心,见烦躁。实邪结于肠胃,腑气不通,见腹胀疼痛拒按,大便秘结。水湿内停,气化不利,则小便不利。邪正相争,搏击于血脉,见脉实有力。热甚蕴蒸肌肤,见皮肤局部症状明显,出现红肿热痛瘙痒,破溃生脓。

【治法】 泻实祛邪。

（四）阴阳辨证

阴阳,是辨别疾病性质的纲领。临床证候虽然复杂多样,但不外阴、阳两大类别。阴阳两纲可以概括其他六纲,即表、热、实证属阳;里、寒、虚证属阴,故阴阳又是八纲中的总纲。凡是表现为兴奋、亢进、明亮、火热的多属阳证;凡是表现为抑制、衰减、晦暗、寒冷的多属阴证。

（五）八纲之间的关系

虚与实常通过表里寒热几个方面反映出来,形成多种证候。临床上常见的证候有表实（表寒、表热）、里实（实寒、实热）、表虚、里虚（虚寒、虚热）等。

1. 表实寒证　寒邪侵袭肌表,腠理闭塞所致的证候。

【临床表现】 恶寒重,发热轻,头身疼痛,无汗,或有鼻塞咳喘,脉浮紧。

【证候分析】 外感寒邪,卫阳受损,失于温分肉、司开合,故恶寒。寒邪束表,卫阳被遏,故发热。寒性收引,凝滞经脉,经脉不利,故头痛身痛,无汗。寒邪袭肺,故见鼻塞咳喘。脉浮紧为表寒之象。

【治法】 辛温解表。

2. 表实热证　热邪犯表所致的证候。

【临床表现】 发热重,恶寒轻,口微渴,咽痛,汗出,微咳,舌尖红,脉浮数。

【证候分析】 外感风热之邪,卫气被郁,故发热重而恶寒轻。热邪伤津则口微渴。热性开泄,腠理开,故汗出。肺气不利则微咳、咽痛。热邪在表则舌尖红,脉浮数。

【治法】 辛凉解表。

3. 表虚证 其形成有两种情况:一是感受风邪而致的表证,与感受寒邪之表实证相对而言;二是指肺脾气虚、卫气不固的表虚证。

【临床表现】 外感表虚:恶风、发热、汗出、脉浮缓。内伤表虚:易感冒,自汗出,或神疲乏力,面色淡白,舌淡苔白,脉弱。

【证候分析】 外感表虚因感受风邪,风为阳邪,其性开泄,侵入肌表,使营卫不和,肌腠疏松,见恶风、自汗、发热、脉缓。内伤表虚因肺脾之气虚弱,卫外功能失职,肌表疏松,见自汗出。腠理松,外邪易侵,则易感冒。肺脾气虚见神疲乏力,面色淡白,舌淡苔白,脉弱。

【治法】 前者调和营卫,疏风解表。后者益气解表。

4. 里虚寒证 是体内阳气虚衰,寒从内生的一种病证,又称阳虚证。

【临床表现】 面色淡白或㿠白,畏寒肢冷,神疲乏力,少气懒言,口淡不渴,小便清长,大便稀薄,舌淡嫩,脉沉迟。

【证候分析】 阳虚失于温煦,见畏寒肢冷,大便稀薄,小便清长。阳气虚弱,推动气化功能不及,见面色淡白或㿠白,神疲乏力,少气懒言,舌淡嫩,脉沉迟。

【治法】 温补阳气。

5. 里虚热证 是阴血亏虚,阴不制阳,热从内生的一种病证,又称阴虚证。

【临床表现】 潮热,盗汗,消瘦,五心烦热,颧红,口燥咽干,舌红少苔,脉细数。

【证候分析】 阴虚不敛阳,阳热亢盛,见潮热,五心烦热,脉数。虚热上炎,见颧红,口燥咽干,舌红少苔。阴虚不充养形体、经脉,见消瘦,脉细。

【治法】 滋阴清热。

6. 里实寒证 是寒邪侵袭人体,由表及里,或寒邪直中脏腑所致的一种病证。

【临床表现】 因累及脏腑不同而表现各异。详见本节脏腑辨证相关内容。

【治法】 温通散寒。

7. 里实热证 是热邪炽盛侵犯人体,由表入里或阳热之邪直发于里所致的一种病证。

【临床表现】 可发生于多个脏腑而出现多种不同的症状。详见本节脏腑辨证相关内容。

【治法】 清热泻火。

课堂互动

如何区别表证和里证?

二、气血津液辨证

气血津液辨证,是运用气血津液理论,分析气血津液的病理变化,辨认其所反映临床证候的一种辨证方法。气血津液辨证是多种辨证特别是脏腑辨证的基础。

气血津液，与脏腑功能活动密切相关。气血津液是脏腑功能活动的物质基础，也是脏腑功能活动的产物。即脏腑功能活动有赖于气血津液的充盈与循行，气血津液的生成与运行又有赖于脏腑生理功能的正常。如脏腑功能失调，影响气血津液的生成、输布与运行，则产生气血津液的病变；反之，气血津液的病变也会导致脏腑功能的失调。故气血津液辨证往往和脏腑辨证相结合，掌握了气血津液病变的一般规律，就能为进行脏腑辨证打下基础。

（一）气病辨证

气是构成人体和维持人体生命活动的最基本物质。《黄帝内经》中说"人以天地之气生"，"天地合气，命之曰人"，指出人是靠天地之气而生养的，气是人的生命活动的物质基础。气的功能主要有温煦、防御、推动、固摄等作用，而与美容有关的主要是气的温煦和防御作用。温煦作用主要表现在能够维持人体皮肤的正常温度，温养皮毛腠理；能够维持各脏腑、经络等组织的生理活动；能够维持人体内血与津液等液态物质的正常循行。如果气的温煦作用失常，则可出现皮肤温度偏低，皮毛干枯不泽，甚者毛发脱落。气的防御作用主要表现在卫护肌肤、抵御外邪的侵袭以及驱邪外出。若气的防御作用失常，则外邪侵入皮肤，可出现一些美容疾病，如痤疮、发际疮、酒渣鼻等。因此，气的温煦、防御作用，是保持美容的重要因素。

根据组成部分、分布部位和功能特点的不同，人体的气可分为元气、卫气、营气等。元气又名"原气"，是人体生命活动的原动力，是人体最基本、最重要的气。其生成以先天之精为基，又赖后天之精的滋育。先天之精禀受于父母，后天之精赖于水谷精微。元气虽与先天禀赋有直接关系，但后天饮食、锻炼、精神因素也可以影响元气。先天禀赋不足的人通过饮食的调养和身体锻炼，可以使元气逐渐充足；而先天元气充足的人也可因后天各种因素导致元气不足。元气主要具有推动和温煦的作用，能推动人体的生长和发育，温煦脏腑、经络等组织器官并激发其生理活动。所以，元气是人体生命活动的原动力，是维持生命活动的最基本物质。当元气不足时，人体生长发育迟缓，导致身材矮小，其貌不扬，各脏腑组织器官功能低下，甚至早衰、早逝。而元气充足的人不但精力旺盛，而且还可长寿不易衰老。

卫气又称"卫阳"，是人体阳气的组成部分，主要由水谷之气所化生。其性质剽疾滑利，行于脉外。《素问·痹论》中说："卫者，水谷之悍气也。"由于卫气的分布不受脉管的约束，运行于经脉之外，外而皮肤肌肉，内而胸腹脏腑，遍及全身。所以卫气的功能主要表现在护卫肌表，抗御外邪入侵，控制汗孔的开合，调节体温；温煦脏腑，润泽皮毛。《灵枢·本脏》中说："卫气者，所以温分肉，充皮肤，肥腠理，司开合者也……卫气和则分肉解利，皮肤调柔，腠理致密矣。"这是对卫气功能作用的概括。所以，调护卫气是保持皮毛泽润的基础。

营气，是与卫气相对而言，又称"营阴"。营气主要由水谷精微化生而来，循于十四经，行于脉道，周流全身。故营气的主要功能是化生血液，营养周身，为脏腑、经络等生理活动提供营养物质，布散于外而浇灌皮毛筋骨。由于营气与血同行于脉中，关系紧密，常常以"营血"并称。

当各种致病因素作用于人体时，首先影响到的是气机，导致气的生成、升降出入异常，百病乃生。气病范围广泛，《素问·举痛论》指出"百病皆生于气"。临床上常见的气的病证有气虚、气陷、气滞、气逆四种。

1. **气虚证**　是脏腑功能减退所表现的证候。多由劳累过度,久病伤气,或禀赋不足,年高体弱,脾胃虚弱所致。

【临床表现】　神疲乏力,少气懒言,气怯气短,头昏目眩,自汗,活动后诸症加重,易于感冒,舌淡苔白,脉虚无力。或面色淡白无华,颜面虚浮,易感外邪,皮损反复发作,迁延难愈。

【证候分析】　多种原因致机体元气不足,脏腑功能衰退,见神疲乏力,少气懒言。气虚不荣于上,见头昏目眩,面色淡白无华。气虚不行津,见颜面虚浮。气虚呼吸无力,见气怯气短。气虚卫外不固,见易感外邪,自汗出,易感冒。动则耗气,见诸症加重,皮损反复发作,迁延难愈。营气虚血不能上承,见舌淡。气虚血运无力,见脉虚无力。

【治法】　补气。方如四君子汤或参苓白术散。

2. **气陷证**　为气虚病变进一步发展而来。以气的无力升举反而下陷为主要特征。多因劳累过度,久泻久病,产后过早劳作,或小儿元气未充等因素引起。

【临床表现】　头昏目花,少气倦怠,腹部坠胀,脱肛或子宫脱垂,长期泄泻等。或见面色淡白无华,眼睑下垂。

【证候分析】　气的功能衰减,见少气倦怠。清阳之气不升,见头昏目花,面色淡白无华。气陷于下,见腹部坠胀,脱肛或子宫脱垂,眼睑下垂。舌淡苔白,脉弱为气虚之象。

【治法】　益气升提。方如补中益气汤。

3. **气滞证**　是指人体某一部分或某一脏腑气机阻滞,运行不畅所表现的证候。凡病邪内阻,七情内伤,以及饮食不节,劳倦内伤,正虚不运等因素,皆可致气失和畅,形成气滞证。气滞的病理变化,随患者体质因素的不同而有不同的演变。气滞日久,影响津液的代谢,酿痰生饮;影响血液运行,致瘀血内停;遇阳盛之躯,气郁更易化热化火,火郁不解,必将暗耗阴血。临证时应谨守病机,做出正确诊断。

【临床表现】　气滞证病变范围广泛,常见局部胀闷疼痛,时轻时重,部位不定,其胀痛随嗳气、肠鸣、矢气后减轻。或可出现精神抑郁,多疑善虑,善太息,或急躁易怒,且其症状可随情志变化而变化。因病变所在脏腑不同,见不同的临床表现。

【证候分析】　气机阻滞不通,轻则胀闷,重则疼痛。肝性喜条达而恶抑郁,肝气郁滞,情志不畅,见抑郁,多疑善虑。气郁日久可化火,见急躁易怒。

【治法】　行气解郁。方如五磨饮子、金铃子散。

4. **气逆证**　是指气机升降失常,逆而向上的证候。多因情志不遂或感受外邪所致。临床上以肝、胃、肺气上逆为多见。

【临床表现】　肺气上逆的主要特点为咳嗽气喘等。胃气上逆,见呃逆、嗳气、恶心呕吐、嘈杂、吞酸等。肝气上逆,见头痛、眩晕、昏厥、呕血等。

【证候分析】　外感病邪,或痰浊阻滞,致肺失宣降,肺气上逆见咳喘。外邪犯胃,或痰、湿、饮阻胃,致胃失和降而上逆,见呃逆、嗳气、恶心呕吐等。郁怒伤肝,升发太过,肝气上逆见头痛、眩晕、昏厥,血随气逆见呕血。

【治法】　降气镇逆。方如苏子降气汤、旋覆代赭汤。

（二）血病辨证

血,是循行于脉管中的富有营养的赤色液体,是构成人体和维持人体生命活动的基本物质之一。血主要由营气和津液所组成，营气和津液是经脾和胃而生成的水谷精微。所以说脾胃是气血生化之源。在血液的生成过程中，又需要营气和肺的作用。饮食营养的优劣和脾胃运化功能的强弱，直接影响着血液的化生。饮食营养长期摄入不足，或脾胃运化功能长期失调，均可导致血液生成不足。血的主要功能是营养作用，血的营养作用是由其组成成分决定的。血沿脉管循行于全身，为全身各脏腑组织器官的功能活动提供营养。血的濡养作用还可以从面色、肌肉、皮肤、毛发等方面反映出来，表现为面色红润，肌肉丰满壮实，肌肤和毛发光滑等。反之，当血的濡养作用减弱时，机体除脏腑功能低下外，还可见到面色无华、苍白或萎黄，肌肤干燥，肢体活动不利等表现。血的另一功能还可表现在神志方面，血液供给充足，则人的精力充沛，神志清晰，感觉敏捷，活动自如。正如《景岳全书》中所说："血即精之属也，但精藏于肾，所蕴不多，而血富于冲，所至皆是。盖其源源而来，生化于脾，总统于心，藏受于肝，宣布于肺，施泄于肾，灌溉一身，无所不及。故凡为七窍之灵，为四肢之用，为筋骨之和柔，为肌肉之丰盛，以至滋脏腑，安神魂，润颜色，充营卫，津液得以通行，二阴得以调畅，凡形质所在，无非血之用也。是以人有此形，惟赖此血。故血衰则形萎，血败则形坏。"

《素问·调经论》说："血气不和，百病乃变化而生。"凡血行之处，皆可为病。血病主要分为四大类型：血虚证、血瘀证、血寒证、血热证。

1. 血虚证　是血液亏虚，脏腑百脉失养而出现的证候。本证常因禀赋不足，失血过多，脾胃虚弱生化不足，以及七情过度暗耗阴血，或瘀血阻络新血不足，或肠道寄生虫等因素所致。

【临床表现】面色苍白或萎黄，唇色淡白，爪甲不荣，头晕眼花，心悸失眠，手足麻木，妇女经行量少色淡，月经后期，或闭经。或形瘦，皮肤干燥，瘙痒，脱屑，毛发枯黄。舌质淡，脉细无力。

【证候分析】血液不足不能滋养头目、上荣于面，见头晕眼花，面色苍白或萎黄，唇色淡白，舌质淡。血虚不养心，见心悸失眠。血虚不濡养皮肤，见皮肤干燥，瘙痒，脱屑。血虚不养发，见毛发干枯而黄。血虚不濡养经脉，见手足麻木，脉细无力。

【治法】养血补血。方如四物汤。

2. 血瘀证　是离经之血不能及时排出消散，停留体内，或血行不畅，壅遏于经脉之内，或瘀积于脏腑组织器官所表现的证候。多因寒邪入侵，热邪内郁，气机郁滞，气虚不运，外伤跌仆致血溢脉外等因素所致。

【临床表现】痛如针刺，痛有定处，拒按，常在夜间加剧。肿块在体表者，色呈青紫；在腹内者，坚硬按之不移，称为癥积。出血反复不止，色泽紫黯，夹血块，或大便色黑。面色焦黑，肌肤甲错，眼睑、口唇、爪甲紫黯，或皮下瘀斑，妇女常见经闭。舌质紫黯，或见瘀斑、瘀点，舌下络脉怒张，脉细涩。或皮损色紫黯，蜘蛛痣，红血丝，毛发干枯，脱发。

【证候分析】瘀血内阻脉络，气血运行不畅，不通则痛，瘀血为有形之物，见刺痛，痛有定处，拒按。夜间阴气用事，瘀血为阴邪，见夜间加剧。瘀血凝聚局部，积而成块，见肿块或癥积。瘀血阻塞络脉，阻碍气血运行，致血壅络破，不循常道，血溢脉外而出血。停聚体内，再凝结为瘀，故瘀血所致出血，往往反复不止，血色紫黯，且中夹血块，或呈蜘蛛痣、红血丝。瘀血内阻，气血运行不利，肌肤失养，见面色黧黑，肌肤甲错，口唇爪甲紫黯，皮下瘀斑，皮损色紫黯。瘀血内阻，新血不生，血不养发，则毛发干枯，脱发，妇女见闭经。舌质紫黯，脉细涩为血瘀证的典型舌象与脉象。

【治法】　活血化瘀。方如血府逐瘀汤、桃红四物汤。

3. 血寒证　是因寒邪侵入血脉，或因体内阳气不足，致局部脉络寒凝气滞，血行不畅所表现的证候，多见妇女在经产期贪凉饮冷，致寒客血脉。

【临床表现】　疼痛喜暖，形寒肢冷，经色紫黯，夹有血块，舌淡黯苔白，脉沉迟。或面色晦暗，皮损色白或淡黯。

【证候分析】　寒邪凝滞收引，寒侵血脉，脉道收引，气血运行不畅或阻塞不通，见疼痛。寒为阴邪，故喜暖，得温痛减。寒凝致阳气不达于外，见形寒肢冷，面色晦暗，皮损色白或淡黯。寒凝血瘀，见经色紫黯，夹有血块。舌淡黯，苔白，脉沉迟为寒客血脉之象。

【治法】　温经散寒活血。方如当归四逆汤、温经汤。

4. 血热证　是脏腑火热炽盛，热迫血分所表现的证候。多因烦劳、嗜酒、恼怒、房室过度等因素，致阳气暴张，化热化火，扰动血分；或素体阳盛，热迫血分；或外感热邪，侵入血分所致。

【临床表现】　面红目赤，心烦口渴，或见各种出血证。妇女月经先期，量多，崩漏，舌红绛，脉弦数。或皮肤生痈肿疮疖。

【证候分析】　血分有热，血运加速，上行头面，见面红目赤。热扰心神，则心烦。热伤津，见口渴。热迫血妄行，溢出脉外，见吐血、衄血、咳血、尿血、便血、崩漏等各种出血证。热郁肌肤，见皮肤生痈肿疮疖。血热炽盛，血流涌盛，见舌红绛，脉弦数。

【治法】　清热凉血。方如清营汤、犀角地黄汤（犀角现用水牛角代）。

（三）气血同病的辨证

气为阳，血为阴。二者相互依存，相互资生，相互为用。二者相互影响，在临床上，常见气血同病的证候。

1. 气滞血瘀证　是指由于气滞不行以致血运不畅，而出现血液瘀阻的证候。

【临床表现】　胸胁胀满，走窜疼痛，情绪急躁，胁下痞块，刺痛拒按，舌质紫黯或有瘀斑，脉弦涩。妇女则见闭经、痛经，经色紫黯，或夹血块，或乳房胀痛等。

【证候分析】　本证以病程较长和肝经循行部位有疼痛、痞块为辨证要点。肝主疏泄而藏血，具有条达气机，调节情志的功能。情志不遂，则肝气郁滞，疏泄失职，故见性情急躁，胸胁胀满走窜疼痛。气为血帅，气滞则血凝，故见痞块疼痛拒按，以及妇女闭经、痛经，经色紫黯有块，乳房胀痛等症。脉弦涩，为气滞血瘀之征。

【治法】　行气活血。方如逍遥散合血府逐瘀汤。

2. 气虚血瘀证　是气虚无力运血，血行瘀滞所表现的证候。

【临床表现】　面色淡白或晦暗，神疲乏力，少气自汗，疼痛拒按，舌淡黯有瘀斑，脉沉涩无力。

【证候分析】　本证虚中夹实，以气虚和血瘀的证候表现为辨证要点。面色淡白，神疲乏力，少气自汗，为气虚之症。气虚运血无力，血行缓慢，终致瘀阻络脉，故面色晦暗。血行瘀阻，不通则痛，故疼痛拒按。气虚舌淡，血瘀紫黯，沉脉主里，涩脉主瘀，是为气虚血瘀证的常见舌脉。

【治法】　补气行血。方如四君子汤合血府逐瘀汤。

3. 气血两虚证　是气虚与血虚同时存在所表现的证候。

【临床表现】　头昏目眩，少气懒言，乏力自汗，面色淡白或萎黄，心悸失眠，唇甲不荣,妇女月经量少色淡,舌淡而嫩,脉细弱。

【证候分析】 本证以气虚与血虚证候共见为辨证要点。少气懒言,乏力自汗,为脾肺气虚之象;心悸失眠,为血不养心所致。血虚不能充盈脉络,见妇女月经量少色淡,唇甲淡白,脉细弱。气血两虚不能上荣于面、舌,则见面色淡白或萎黄,舌淡嫩。

【治法】 补气养血。方如八珍汤。

4. 气不摄血证 是指气虚不能统摄血液而致出血的证候。

【临床表现】 出血的同时,见倦怠乏力,气短自汗,面色苍白,舌淡,脉虚弱无力。

【证候分析】 本证以出血和气虚证共见为辨证要点。气虚则统摄无权,以致血液离经外溢,溢于胃肠,便为吐血、便血;溢于肌肤,则见皮下瘀斑。脾虚统摄无权,冲任不固,渐成月经过多或崩漏。气虚则气短自汗,倦怠乏力,血虚则面白无华。舌淡,脉虚弱无力,皆为气血不足之象。

【治法】 补气摄血。方如归脾汤。

（四） 津液病辨证

津液,是机体内一切正常水液的总称,是构成人体和维持人体生命活动的基本物质。包括各脏腑组织内的液体、各脏腑器官所分泌的液体,以及水液代谢的各种产物。津液的生成来源于饮食水谷,通过胃、脾、小肠的作用而生成。其转输与排泄是依靠肺、脾、肾等脏腑的协调作用而完成的。津主要被布散于腠理、肌肉及孔窍等处;液主要被注于骨节、脏腑、脑髓等处。被输布于体内各处的津液,还可渗入孔络,还归经脉之中。津液的主要功能表现为滋润和营养作用,一般来说,津主要发挥滋润作用,液主要发挥濡养作用。被输布于体表,孔窍等处的津,能滋润皮毛、肌肤、眼、鼻、口唇等,被灌注于内脏、骨髓、脑等处的液,能濡养内脏、充濡骨髓、脊髓和脑髓等。故津液不足则可表现为咽干、口唇焦燥、皮肤枯槁或干瘪;津液停留又可表现为水肿、肥胖等。因此,津液调和在保持美容方面也起着重要作用。

津液的病变,主要包括津液不足和水液停聚两大类型。

1. 津液不足证 是指脏腑、肌肤等组织缺乏津液濡润所表现的干燥病证。又称内燥证。其产生不外津液的生成不足与丧失过多两个方面。

【临床表现】 口燥咽干,唇焦舌燥,皮肤干燥,小便短少,大便干结,舌红少津,脉细数。或皮肤干枯变薄,缺乏弹性及光泽,瘙痒,脱屑,易生皱纹。

【证候分析】 津液不足,上不能滋润口咽,见口燥咽干,唇焦舌燥。下不能化生小便,濡润大肠,见小便短少,大便干结。外不能濡润肌肤,见皮肤干枯变薄,缺乏弹性及光泽,干燥脱屑,易生皱纹。津血亏虚,虚热内生,见舌红少津,脉细数。

【治法】 增补津液。方如增液汤。

2. 水液停聚证 是指由于外感六淫或内伤七情,致脏腑功能失调,影响到津液的输布与排泄,致水液停聚所表现的病证。常形成湿阻、痰饮等证。

【临床表现】 身体困重,关节、肌肉酸痛,屈伸不利,口渴不欲饮,腹胀腹泻,食欲不振。咳喘胸闷,咳痰,脘痞不舒,纳呆恶心,呕吐痰涎,头晕目眩,肢体麻木,或局部有圆滑肿块。舌苔白滑或腻,脉濡或滑。或头面、眼睑、下肢浮肿,面浊油垢,湿疮滋水,溃疡,脱发,脚湿气,带下量多,肥胖,肌肤痰核。

【证候分析】 湿性重着,阻于肢体,见身重困倦。湿为阴邪,易阻遏气机,经气不利,故面浊油垢,遍体不舒,肌肉关节酸痛,屈伸不利。湿阻气机,清阳不升,津液不能上承,见口渴。湿为阴邪未伤津液,故不欲饮。湿邪易伤脾阳,气不化湿,见小便清长或腹胀腹泻。舌苔白滑而腻,脉濡为湿阻之征。痰阻于肺,宣降失常,肺气上逆,则咳喘咳痰。肺气不利,则胸闷不舒。痰阻于胃,见脘闷,纳呆恶心,呕吐痰涎。痰阻中焦,清阳不升,见头晕目眩。痰阻经络,气血运行不畅,见肢体麻木。痰质黏稠,难以消散,流注经脉筋骨,见局部圆滑肿块,肌肤痰核。湿盛充斥肌肤,见头面眼睑浮肿,湿疮滋水,溃疡,脚湿气,肥胖。

【治法】理气化痰。方如二陈汤、逍遥散。

三、脏腑辨证

　　脏腑辨证,是以中医藏象学说理论为基础,根据脏腑的生理功能、病理表现,将四诊所收集的临床资料进行综合分析,对疾病的病因、病位、病机、病性及邪正盛衰情况做出综合判断的一种辨证方法。是临床各科的诊断基础,也是辨证体系中重要的组成部分。

　　脏腑辨证,包括脏病辨证、腑病辨证、脏腑兼病辨证三种。因为脏腑之间在生理和病理上的密切关系,故将脏病和腑病合在一起阐述。脏腑的病变复杂,证候多种多样,本部分只介绍一些临床比较常见的证候。

(一) 心与小肠病辨证

　　心的病证分虚实两类。虚证多由心或全身的气、血、阴、阳不足引起。实证多与火、热、痰、瘀有关。

　　1. 心气虚、心阳虚

　　【临床表现】心气虚、心阳虚的共同症状为心悸气短,活动后加重,脉细弱或结代。兼见面色淡白或㿠白,神疲体倦,自汗少气,舌淡苔白等症,为心气虚。若见畏寒,肢冷不温,面色㿠白或晦暗,心胸憋闷或作痛,舌淡紫黯而胖嫩,为心阳虚。

　　【证候分析】心气或心阳不足,推动乏力,气血不能正常运行,见心悸气短,脉细弱或结代。动则耗气,见活动后加重。心气不足,无力运血上行于面,见面白,舌淡,脉弱。气虚血瘀则见面晦暗,舌紫黯,脉结代。汗为心之液,心气虚弱,阴液不敛见汗出。心气虚则心神失养,故神疲体倦少气。阳虚不温肢体,则畏寒肢冷。心阳不振,心脉闭阻不通,因而胸闷或作痛。

　　【治法】心气虚治宜补益心气,方如养心汤。心阳虚治宜温补心阳,方如保元汤。

　　2. 心血虚、心阴虚

　　【临床表现】心血虚、心阴虚的共同症状为心悸健忘,失眠多梦。兼见眩晕,面色无华,唇舌色淡,脉细弱,为心血虚。兼见潮热盗汗,颧红,五心烦热,口咽干燥,舌红少津,脉细数,为心阴虚。

　　【证候分析】阴血不足,心失所养,见心悸。血不养心,神不守舍,见失眠多梦。阴血亏虚,脑髓不足,见健忘。血虚不能上荣,见眩晕,面色无华,唇舌色淡。血虚脉道不充,见脉细弱。心阴不足,虚热内扰,见潮热盗汗,五心烦热,颧红,口咽干燥,舌红少津,脉细数等。

　　【治法】心血虚治宜养血安神,方如四物汤。心阴虚治宜滋阴安神,方如补心丹。

　　3. 心火亢盛、小肠实热

　　【临床表现】心烦,失眠,面赤,口渴欲饮冷,口舌生疮,舌尖红,脉数。或见小便赤涩,尿道涩痛,尿血等。

【证候分析】 火热之邪内扰心神,见心烦失眠。热盛伤津,见口渴欲饮冷。热盛血涌,见面赤,脉数。心开窍于舌,心火上炎,见口舌生疮,舌尖红。心与小肠相表里,心火下移于小肠,见小便赤涩,尿道涩痛。热伤血络,见尿血。

【治法】 心火亢盛治宜清心泻火,方如泻心汤。小肠实热治宜清心导赤,方如导赤散。

4. 心血瘀阻

【临床表现】 心悸怔忡,心胸憋闷或刺痛,痛引肩背臂内,时发时止,舌质紫黯或见瘀点瘀斑,脉细涩或结代。甚则面青唇紫,四肢发冷。

【证候分析】 因正虚以致痰凝、寒滞、瘀阻、气郁等使心脉闭阻,心失所养,见心悸怔忡。心脉闭阻,见心胸憋闷疼痛,舌质紫黯或瘀点瘀斑,脉细涩或结代。病重则血运不畅,阳气不能外达,见面青唇紫,四肢发冷。

【治法】 通阳化瘀。方如枳实薤白桂枝汤。

心与美容的关系主要表现在心推动气血运行,滋养面部皮肤,使面部皮肤红润光泽。中医认为"心主血脉""其华在面",心能推动血液在脉管中的运行。心气旺盛,使血液在脉管内运行不息,供养全身的需要。由于血液在脉管中运行,面部血脉又非常丰富,所以心气的盛衰,可直接影响到面部的色泽变化。

心脏功能的正常与否,与面部的容颜关系极大。如心气旺盛,血脉充盈通畅,则面部皮肤有血液的滋养而面色红润,富有光泽,即所谓"其华在面"。如果心气不足,心血亏少,则面部血液供应不足,皮肤得不到足够的滋养而面色枯槁,黯淡无华。如果心血暴脱,则面部色泽的改变更为明显,面色苍白如纸,即《灵枢·决气》所说:"血脱者,色白,夭然不泽。"至于各种原因引起的心血瘀阻,又常见到面色青紫等变化。因此,血的盛衰及其心功能的协调与否,直接影响到面部色泽的变化。

课堂互动

心病的典型症状有哪些?心与美容有什么关系?

(二)肺与大肠病辨证

肺的病证有虚实之分,虚证多见于气虚与阴津不足,实证多由风寒燥热等邪气侵袭,或痰浊阻肺所致。

1. 风寒束肺

【临床表现】 咳嗽声重有力,吐痰稀白,鼻塞流清涕,恶寒发热,头痛,无汗,苔薄白,脉浮紧。

【证候分析】 风寒外袭束肺,则肺失宣降,见咳嗽声重,吐痰稀白。鼻为肺窍,肺受风寒,其窍不利,见鼻塞流涕。风寒外袭,营卫不利,见恶寒发热,头痛,无汗。苔白、脉紧为寒。风寒束表,脉见浮紧。

【治法】 宣肺散寒。方如杏苏散、华盖散。

2. 风热犯肺

【临床表现】 咳嗽,痰黄且稠,口渴,咽痛,身热,微恶风寒,舌尖红,苔薄黄,脉数。

【证候分析】外感风热犯肺,肺失宣降,见咳嗽。热伤津液,见口渴。热灼津液成痰,热盛见痰黄稠。风热上扰,见咽痛。风热犯卫,肺卫失宣,见身热微恶风寒。舌尖红、苔薄黄为热之征。浮脉主表,数脉主热,浮数并见,为风热犯肺的常见脉象。

【治法】清宣肺热。方如桑菊饮、麻杏石甘汤。

3. 燥邪犯肺

【临床表现】干咳少痰,痰黏难咯,鼻、唇、舌、咽干燥欠润,或身热恶寒,胸痛咯血,舌干苔薄而少津,脉细数。

【证候分析】燥易伤肺津,肺津受伤,肺失滋润,见干咳少痰,痰少难咯。伤津化燥,气道失于濡润,见鼻、唇、舌、咽干燥欠润,苔薄少津。燥邪伤表,肺卫失宣,故兼见身热恶寒。燥邪化火,灼伤肺络,见胸痛咯血。燥热津伤,见脉来细数。

【治法】清肺润燥。方如清燥救肺汤。

4. 痰湿阻肺

【临床表现】咳嗽痰多,色白易咯,胸闷,甚则气喘痰鸣,舌淡苔白腻,脉滑。

【证候分析】痰湿的形成,或由外邪犯肺,使肺的宣降失常,肺不布津,水液停聚而成;或由脾虚,输布运化失常,水湿凝聚而成;或久咳伤肺,肺输布水液功能减弱,聚湿成痰,痰湿阻肺,致肺气失于宣降,肺气上逆,见咳嗽多痰,痰色白,量多易咯。痰湿阻肺,肺气不利,见胸闷。气道不利,见气喘痰鸣。舌淡苔白腻、脉滑为痰湿内阻之象。

【治法】燥湿化痰。方如二陈汤合三子养亲汤。

5. 肺气虚

【临床表现】气短喘促,咳痰无力,神疲乏力,声低懒言,面色淡白无泽,自汗,畏风,易感冒,舌淡苔白,脉虚弱。

【证候分析】肺气虚,见气短喘促,咳痰无力,神疲乏力,声低懒言,面色淡白。肺主皮毛,肺气虚不能固护肌表,见自汗,畏风,易感冒。舌淡苔白、脉虚弱为气虚之象。

【治法】补益肺气。方如四君子汤。

6. 肺阴虚

【临床表现】干咳无痰,或痰少而黏,或痰中带血丝,口咽干燥,声音嘶哑,形体消瘦,午后潮热,五心烦热,颧红,盗汗,舌红少津,脉细数。

【证候分析】肺阴不足,不能濡养于肺,见干咳无痰,或痰少而黏。阴虚内热灼伤肺络,见痰中带血。阴津不足不能上润,见口咽干燥,声音嘶哑。肌肉失养,见形体消瘦。虚热内蒸,见午后潮热,五心烦热。虚热上炎,见颧红。热扰营阴见盗汗。舌红少津、脉细数为阴虚内热之象。

【治法】滋阴润肺。方如百合固金汤。

7. 大肠湿热

【临床表现】腹痛,腹泻,肛门灼热,口渴不欲饮,小便短赤,或下利赤白脓血,里急后重。舌苔黄腻,脉滑数。

【证候分析】湿热蕴结大肠,蕴阻气机,见腹痛。湿热侵犯大肠,津为热迫而下注,见腹泻。热停肠道,见肛门灼热。热伤津,见口渴,但有湿邪,故不多饮。湿热蕴结,气血瘀滞,肉腐血败,见下利脓血。热蒸肠道,大肠传导功能亢进,时欲排便,腹中有急迫感,但湿阻大肠,气机蕴滞,见大便不爽,肛门滞重。舌苔黄腻、脉滑数皆为湿热之象。

【治法】　清利湿热。方如葛根芩连汤。

8.大肠液亏

【临床表现】　大便秘结干燥,难以排出,数日一行,口干咽燥,或伴头晕,口臭等症,舌红少津苔燥,脉细涩。

【证候分析】　津液不足,肠道失于濡润,故大便秘结干燥,难以排出,数日一行。阴津不足不能上润,见口干咽燥。阴虚有热,见舌红少津,苔燥。大便秘结不通,浊气不降,上犯清窍,见头晕,口臭。津液亏虚,脉道失充,见脉细涩。

【治法】　润肠通便。方如麻子仁丸。

肺之功能为主气,司呼吸,主宣发,通调水道。肺与美容的关系在于肺的主气功能和宣发卫气、输布津液至全身,以温肌腠皮肤的作用。肺主气,主管人体表里上下之气。如肺与宗气的关系,因宗气是水谷之精气与肺所吸入之气相结合而成,积于胸中,上出喉咙;通过心脉而布散全身,温煦四肢百骸和维持人体的正常生理功能,故肺起到了主一身之气的作用。

肺与卫气的关系则更为密切。卫气能温煦肌肉,充养皮肤,滋养腠理,调节汗孔的开闭。皮肤是机体对外界气候变化最为敏感的器官,而终年暴露于外的面部皮肤更是如此。因此,面部皮肤更需要卫气的温煦、充实、滋养。故肺主气与宣发功能正常,则能将卫气宣发于体表肌肤,使肌肉开解通利,皮肤润泽柔美,腠理细致致密,从而使皮肤能够适应外界的气候变化,防止外邪的侵袭。这一作用在面部美容中具有非常重要的作用和意义。津液,即人体水液的总称,是人体重要的物质基础。津液由肺宣发布散于全身,具有滋润皮肤毛发,滑利关节,濡养孔窍(眼、耳、鼻等),充养骨髓和脑髓的作用。肺的宣发功能正常,则可宣发津液于皮肤,使皮肤润泽。反之,则会引起皮肤粗糙,毛发憔悴枯槁,如《黄帝内经》所说:"肺气弗营,则皮毛焦,皮毛焦则津液去;津液去……则皮枯毛折。"

课堂互动

肺病的典型症状有哪些? 肺与美容有什么关系?

（三）脾与胃病辨证

脾的病证,有虚实之分。脾以虚证为多,由脾气虚所致,实证多由湿邪困阻而成。

胃的病证,亦有虚实之分。虚证以胃阴不足为多见,实证多见胃火炽盛与食滞胃脘证。

1.脾气虚、脾阳虚、脾气下陷、脾不统血

【临床表现】　脾气虚见纳呆腹胀,食后尤甚,便溏,神疲乏力,少气懒言,面色萎黄,消瘦或浮肿,舌淡苔白,脉缓弱。脾阳虚见腹胀冷痛,喜温喜按,大便稀溏,口淡不渴,形寒肢冷,或周身浮肿,带下清稀量多,舌质淡胖,苔白滑,脉沉迟无力。脾气下陷见脘腹坠胀,食后尤甚,或见便意频频,肛门重坠,甚或脱肛,或子宫脱垂,或小便浑如米泔。脾不统血见各种慢性出血,如便血、尿血、肌衄,或妇女月经过多、崩漏等。

【证候分析】　脾气虚弱,运化失职,见纳呆腹胀。食后脾气益困,见食后腹胀尤甚。脾虚生湿,水湿趋下,偏走于大肠,见便溏。脾气不足,生化乏源,肢体失养,见神疲乏力。中气不足,见少气懒言。气血生化不足或脾虚不升气血,气血不荣于上,见面色萎黄。气血不足,不能充养形体,见消瘦。脾气虚不能运化水湿,水湿内停见浮肿。舌淡苔白,脉缓弱,为脾气虚弱之象。脾阳虚则温运无力,阳虚生寒,见脘腹冷痛,喜温喜按。脾阳虚水湿不化更甚,见大便稀溏如水样。水湿内盛则口淡不渴。脾阳虚温煦失职,见形寒肢冷。脾阳虚水湿不化而内停,见周身浮肿。水湿趋下,见带下清稀量多。舌质淡胖,苔白滑,脉沉迟无力,为脾阳不振,虚寒内盛之象。脾虚气陷,中阳不升,内脏无力托举而下垂,见腹坠,便频,脱肛,子宫脱垂,胃下垂等。脾虚气陷致精微物质不能正常输布,而反下流膀胱,故小便浑如米泔。脾气亏虚,统血无权,血不循经,溢于脉外,见出血。如溢于胃肠见便血,溢于膀胱见尿血,溢于肌肤见肌衄,脾虚冲任不固,见妇女月经过多,甚至崩漏。

【治法】　益气健脾。方如四君子汤或六君子汤,理中汤,补中益气汤,归脾汤。

2. 寒湿困脾

【临床表现】　脘腹痞闷不适,纳呆便溏,泛恶欲吐,口淡不渴,头身困重或浮肿,面色晦黄,小便短少,舌淡胖,苔白腻,脉濡缓。

【证候分析】　脾性喜燥恶湿,寒湿内侵,脾阳受困,运化失司,见脘腹痞闷不适,甚则胀痛,食欲减退。湿注肠中,见便溏。胃失和降,见泛恶欲吐,寒湿属阴,阴不耗液,见口淡不渴。脾主肌肉,湿性重着,见头身困重。脾阳受困,不得温化水湿,水湿溢于肌肤则为肿。脾为湿阻,气血不能外荣于面,见面色晦黄。膀胱气化失司,见小便短少。舌淡胖,苔白腻,脉濡缓,皆为寒湿内盛之象。

【治法】　温中化湿。方如胃苓汤。

3. 湿热蕴脾

【临床表现】　脘腹痞闷,纳呆呕恶,厌食油腻,口苦而黏,大便溏泄不爽,小便黄赤,肢体困重,或面目肌肤发黄,或皮肤发痒,或身热起伏,汗出热不解,舌红,苔黄腻,脉濡数。

【证候分析】　湿热蕴结脾胃,运化失司,升降失常,见脘腹痞闷,纳呆呕恶,厌食油腻,口苦而黏。湿热蕴结肠胃,见大便溏泄不爽。湿热下注见小便黄赤。湿热阻遏,脾失运化水液,见肢体困重。湿热熏蒸肝胆,致胆汁不循常道,外溢肌肤,见面目肌肤发黄,皮肤发痒。湿遏热伏,热处湿中,见身热起伏,汗出热不解。舌红,苔黄腻,脉濡数,为湿热内盛之象。

【治法】　清热化湿。方如甘露消毒丹。

4. 胃寒证

【临床表现】　胃脘冷痛,轻则绵绵不休,重则挛急剧痛,遇寒加剧,遇热得缓,口淡不渴,口泛清水,或恶心呕吐,形寒肢冷,或胃中水声辘辘,舌淡,苔白滑,脉弦或迟。

【证候分析】　寒气在胃,胃阳被遏,气机阻滞,见胃脘冷痛。温则寒气散,故得温痛减。寒伤胃阳,水湿不运而上逆,见口泛清水,口淡不渴。胃气上逆见恶心呕吐。胃阳不足,温煦失职,见形寒肢冷。水停胃肠,见胃中水声辘辘。舌淡,苔白滑,脉弦或迟,皆寒邪为患之象。

【治法】　温胃散寒。方如良附丸。

5. 胃热证

【临床表现】　胃脘灼痛,吞酸嘈杂,渴喜冷饮,消谷善饥,呃逆呕吐,口臭,或牙龈肿痛,齿衄,口舌生疮,便秘溺赤,舌红,苔黄,脉滑数。

【证候分析】 胃热炽盛,胃腑络脉气血壅滞,故脘部灼痛。肝经郁火,横逆犯胃,肝胃气火上逆,见吞酸嘈杂,呕吐呃逆。胃中浊气上逆,见口臭。胃热耗津伤液,见渴喜冷饮。胃热炽盛,腐熟功能亢奋,见消谷善饥。胃火循经上炎,见牙龈肿痛,口舌生疮。热伤血络,迫血妄行,见齿衄。热伤津,小便化源不足,见便秘溺赤。舌红,苔黄,脉滑数,为胃热炽盛之象。

【治法】 清胃泻火。方如清胃散。

6. 食滞胃脘

【临床表现】 胃脘胀痛,厌食,嗳气或呕吐酸腐食物,或矢气便溏,泻下物酸腐臭秽,或便秘不通。舌红,苔厚腻,脉滑。

【证候分析】 食停胃脘,胃气郁滞,见胃脘胀痛。宿食内停,胃失和降,胃中酸败浊气上犯,见厌食,嗳气或呕吐酸腐食物。腐气下移于肠道,见矢气。食积气滞,湿邪生,湿浊下注于肠,见便溏,便下物酸腐臭秽。气滞腑气不通,见便秘不通。苔厚腻,脉滑,为食浊内阻之象。

【治法】 消食导滞。方如保和丸。

脾主运化,升清降浊,统摄血液,主肌肉四肢。脾与美容的关系主要体现在脾能将水谷化生为气血,滋养荣润皮肤。脾主运化,表现在两个方面:

其一,脾能将水谷消化吸收,变化为维持人体生命、滋养皮肤的必需物质——气血,故中医有"脾为气血生化之源"之说。只有脾运化水谷功能正常,源源不断地化生气血,生命才能得以维持,皮肤才能得以滋养,人才能精神抖擞,容光焕发。反之,脾运化障碍,气血不足,不能荣润于颜面,其人必精神萎靡,面色萎黄,或色如尘垢,枯黯无华。

其二,脾能运化水湿,将人身水液正常地吸收和排泄。如果脾运化水湿的功能失常,水湿停聚于体内,则发生皮肤肿胀,颜面浮肿等症,即《素问·至真要大论》中所述"诸湿肿满,皆属于脾"。如果水湿停聚,瘀久化热,湿热上冲,熏于颜面,可导致痤疮、酒渣鼻等面部疾病。水湿停聚,还可凝聚为痰饮,溢于肌肤而发生肥胖症。另外,脾主运化,主肌肉四肢,能将水谷中的营养物质输送到全身肌肉中去,使肌肉发达丰满,轻快有力。如果脾运化失常,肌肉缺乏营养物质的滋养,可出现肌肉痿软、四肢倦怠乏力,影响美容。

现代医学认为,凡患有消化系统疾病的人,因为胃肠功能不好,维生素和蛋白质吸收障碍,无法保持肌肤的润滑,故其面色晦暗,皮肤粗糙。

此外,口唇也为脾所主,脾能将水谷之精气上荣于唇,这与脾主肌肉、其气通于口是分不开的。故脾能健运,则气血充足,口唇红润光泽;脾失健运,则血气虚少,口唇淡白无泽,甚至萎黄。

课堂互动

脾病的典型症状有哪些?脾与美容有什么关系?

(四) 肝与胆病辨证

肝的病证,有虚实之分。虚证多见肝阴、肝血不足,实证为气火有余,或寒邪、湿热等所犯。胆的病证,以实证居多,多与肝同病。

1. 肝血虚、肝阴虚

【临床表现】　肝血虚见面白无华,眩晕耳鸣,夜寐多梦,两目干涩,视物模糊不清,肢体麻木,爪甲不荣,见手足震颤,肢体麻木,肌肉瞤动,妇女见月经量少色淡,甚则闭经。舌淡,脉细。肝阴虚见面部烘热,胁肋灼痛,口燥咽干,五心烦热,潮热盗汗,或见手足蠕动,舌红少津,脉细数。

【证候分析】　肝血不足,不能上荣于面,见面白无华,眩晕耳鸣。血虚不能安魂定志,见夜寐多梦。肝开窍于目,肝血不足,不能濡养目窍,见两目干涩,视物模糊不清。肝血虚,经脉失养,见筋脉拘急,爪甲不荣,肢体麻木。血虚生风,见手足震颤,肌肉瞤动。肝血不足,不能充盈冲任二脉,见妇女月经量少色淡,甚则闭经。舌淡、脉细皆为血虚之象。阴虚生热,虚热上炎,见面部烘热。肝阴亏损,经脉失于濡养,虚火内灼,见胁肋灼痛。阴液亏虚不能上润,见口燥咽干,舌少津。虚热内蒸,见五心烦热,潮热盗汗。阴虚动风,见手足蠕动。舌红、脉细数为阴虚之象。

【治法】　滋补肝血或肝阴。方如补肝汤或一贯煎。

2. 肝气郁结

【临床表现】　两胁胀痛或窜痛,情志抑郁,喜太息,妇女可见乳房胀痛,月经不调,痛经,甚则闭经,或咽部梅核气,或瘿瘤,癥瘕,脉弦。

【证候分析】　肝气郁结,气机郁滞不畅,见情志抑郁,喜太息。肝郁气滞,经脉不利,见肝经所循行之胸胁、少腹、乳房胀痛或窜痛。气病及血,气滞血瘀,冲任失调,见月经不调,痛经,甚则闭经。气郁生痰,痰随气逆,循经上行,搏结于咽部,见梅核气。聚于颈部,见瘿瘤。气聚血结,酿成癥瘕。气机不利,脉气不舒,见脉弦。

【治法】　疏肝理气。方如柴胡疏肝散、四逆散。

3. 肝火上炎

【临床表现】　头晕胀痛,面红目赤,口苦口干,胁肋灼痛,急躁易怒,不寐或噩梦纷纭,耳鸣如蝉,或耳内肿痛流脓,便秘尿黄,或吐血、衄血,舌红,苔黄,脉弦数。

【证候分析】　肝火炽盛,火性上炎,循经上攻头目,见头晕胀痛,面红目赤。肝失条达之性,见急躁易怒。火热内扰,扰动心神,见不寐或噩梦纷纭。足少阳胆经入耳中,肝热移胆,胆热循经上冲,见耳鸣如蝉,耳内肿痛流脓。胆汁上逆,见口苦。火热伤津,故口干、便秘尿黄。热盛迫血妄行,见吐血、衄血。舌红,苔黄,脉弦数,为肝经有热之象。

【治法】　清肝泻火。方如龙胆泻肝汤。

4. 肝阳上亢

【临床表现】　眩晕耳鸣,头目胀痛,面红目赤,急躁易怒,失眠多梦,心悸健忘,腰膝酸软,头重脚轻,舌红,脉弦细数。

【证候分析】　肝肾之阴不足,阳气亢逆升腾,见眩晕耳鸣,头目胀痛,面红目赤,急躁易怒。阴亏阳无所制,神无所养,见失眠多梦,心悸健忘。肝肾阴虚,筋骨失养,见腰酸膝软。阴亏于下,阳亢于上,上盛下虚,见头重脚轻。舌红、脉弦细数为阴亏阳亢之象。

【治法】　滋阴平肝潜阳。方如天麻钩藤饮、杞菊地黄丸。

5. 肝胆湿热

【临床表现】　胁肋胀痛,口苦纳呆,呕恶,大便不调,小便短赤,或身目发黄,或阴囊湿疹,瘙痒,或睾丸肿胀热痛,或妇女带下黄臭,舌红,苔厚腻,脉弦数。

【证候分析】　湿热蕴结,肝胆疏泄失常,见胁肋胀痛。胆汁上溢则口苦,外溢肌肤则身目发黄,尿黄。湿热下注,见小便短赤。肝脉绕阴器,湿热下注,见阴囊湿疹,睾丸肿胀热痛,妇女带下黄臭,外阴瘙痒。舌红、苔厚腻、脉弦数均为湿热内蕴之象。

【治法】　清热利湿。方如茵陈蒿汤、龙胆泻肝汤。

6. 胆郁痰扰

【临床表现】　惊悸不寐,头晕目眩,耳鸣,口苦,呕恶,胸胁胀闷,苔黄腻,脉滑数。

【证候分析】　胆脉络头目,痰热循经上扰,见头晕目眩,耳鸣。痰热扰动清静之胆,见惊悸不寐。胆居胁里,痰热内蕴,气机不利,见胸胁胀闷。胆汁上逆则口苦。胆热犯胃,见呕恶。苔黄腻,脉滑数,为痰热内郁之象。

【治法】　清化痰热,降逆和胃。方如黄连温胆汤。

肝之功能主要表现在主疏泄,藏血,主筋,其华在爪,开窍于目。肝与美容的关系主要在于肝有疏泄、藏血功能。

肝脏具有贮藏血液和调节血量的作用。肝脏的功能正常,则面部血液供养丰富而面色红润。但肝所藏之血,必须靠其疏泄气机的功能,推动血液运行,才不致于瘀滞。若肝藏血不足,则面部皮肤缺少血液的滋养而表现出面色不华。若肝的疏泄功能失常,血液瘀滞于面,则出现面青目黑,或黄褐斑,从而影响美容。所以肝藏血,主疏泄,是因为血液的运行,有赖于气的推动,而疏泄功能正常,则气机条达舒畅,血亦因之而流通无阻,所以肝的疏泄与藏血功能之间也有着密切的联系。

血的运行不仅需要心、脾、肺的气机推动,而且还需要肝疏泄功能的协助,才能保持气机的调畅,而使血行不致瘀滞。《血证论》谓:"肝属木,木气冲和条达,不致遏郁,则血脉得畅。"另外,肝主疏泄的功能,还表现在调达情志方面。肝气疏泄功能正常,气机调畅,人才能心情舒畅,笑口常开,青春常驻。反之,肝失疏泄,气机不调,则郁郁不乐,愁眉苦脸,久则过早地出现面部皱纹,或头发早白等症。故有"愁一愁白了头,笑一笑十年少"之说,也说明此道理。

肝主筋,其华在爪,筋膜有赖于肝血滋养,只有肝血充盈,才能使筋膜得到濡养而维持正常的运动。若肝血不足,血不养筋,则可出现肢体震颤,屈伸不利等症。肝血的盛衰,能影响筋的运动,"爪为筋之余",肝血的盛衰亦可影响爪甲的枯荣。肝血足,筋强力壮,爪甲坚韧;肝血虚,筋弱无力,爪甲多软而薄,枯而色夭,甚至变形。

课堂互动

肝病的典型症状有哪些? 肝与美容有什么关系?

(五) 肾与膀胱病辨证

肾的病证以虚为主,主要是肾精封藏失职,水液代谢失调,生长、发育、生殖和摄纳功能异常等。膀胱的病证主要反映为小便的异常。

1. 肾阳虚

【临床表现】　面色㿠白或晦暗,形寒肢冷,精神萎靡,腰膝酸软,阳痿,妇女宫寒不孕、带下清稀,小便清长,夜尿多,或尿后余沥不尽,或尿少,眼睑及下肢浮肿。舌淡苔白,脉沉无力,两尺部尤甚。

【证候分析】 肾阳虚衰,全身各脏腑组织器官失于温煦,功能低下,见面色㿠白或晦暗,形寒肢冷,精神萎靡不振。腰为肾之府,肾主骨,肾阳虚,则腰、骨骼失于温养,见腰膝酸软。肾阳虚,生殖功能减退,故阳痿,妇女宫寒不孕。肾阳虚,固摄无权,见滑精早泄,带下清稀,小便清长,夜尿增多,或尿后余沥不尽。肾阳虚不化水,水湿泛滥,见尿少及眼睑下肢浮肿。舌淡苔白、脉沉迟为肾阳虚衰而致。

【治法】 温补肾阳。方如金匮肾气丸或右归饮。

2. 肾阴虚

【临床表现】 眩晕耳鸣,腰膝酸软无力,潮热,盗汗,五心烦热,形体消瘦,颧红,面黑而干焦,口咽干燥,男子阳强易举,遗精早泄,女子经少经闭,或见崩漏,舌红少苔而干,脉细数。

【证候分析】 肾阴不足,脑髓空虚,骨髓失养,故眩晕耳鸣,腰膝酸软。形体、口舌得不到阴液的滋养,见面黑而干焦,形体消瘦,口咽干燥。阴虚不能制阳,虚火内动,见五心烦热,潮热盗汗,颧红。火扰精室,见遗精早泄。精血亏少,见女子经少经闭。阴虚则阳亢,虚热致血热妄行,可出现崩漏。舌红少苔而干、脉细数是阴虚内热之象。

【治法】 滋补肾阴。方如六味地黄丸或知柏地黄丸。

3. 肾气不固

【临床表现】 神疲,腰膝酸软,小便频数而清,尿后余沥或遗尿失禁,夜尿频多,男子滑精早泄,女子带下量多清稀,或胎动易滑,舌淡苔白,脉沉弱。

【证候分析】 肾气虚,则神疲,腰膝酸软。肾虚不固小便,见小便频数而清,尿后余沥,夜尿频多,或遗尿失禁。肾气虚精关不固,见滑精早泄。肾虚冲任失固,见女子带下量多清稀,胎动易滑。舌淡苔白、脉沉弱是肾气虚弱之象。

【治法】 补肾固摄。方如缩泉丸。

4. 肾精不足

【临床表现】 男子精少不育,女子经闭不孕。小儿发育迟缓,身材矮小。成人见早衰发白,易生皱纹,发脱齿摇,耳鸣失聪,眩晕健忘,腰膝酸软,足痿无力。

【证候分析】 肾精不足,生殖功能低下,故性功能减退,男子精少不育,女子经闭不孕。肾精不足,不能生髓化血,充肌养骨,见小儿发育迟缓,身材矮小;成人见发白发脱齿摇,易生皱纹,腰膝酸软,足痿无力。肾精不足,无以充髓实脑开智,见耳鸣失聪,眩晕健忘。

【治法】 补益肾精。方如河车大造丸。

5. 膀胱湿热

【临床表现】 尿频、尿急、尿道涩痛、尿黄赤,或尿血,尿中有砂石,或发热腰痛,舌红,苔厚腻,脉数。

【证候分析】 湿热蕴结于膀胱,则气化失常,见尿频、尿急、尿道涩痛、尿黄赤。伤及血络,见尿血。湿热久郁不解,煎熬尿中杂质成砂石,见尿中有砂石。湿热内蒸,热熇肌表见发热。若湿热循经侵袭肾府,见腰痛。舌红、苔厚腻、脉数为湿热内蕴之象。

【治法】 清热利湿通淋。方如八正散。

肾主藏精,主发育生殖,主水,主纳气,主骨生髓,其华在发。

肾藏精,指肾既能藏先天父母之精,又能"受五脏之精而藏之"。精是构成人体的基本物质,也是人体各种功能活动的物质基础。它能化生肾气,温煦五脏,使五脏功能正常。气血旺盛。因此人的发育与衰老,关键在于肾气的盛衰。五脏功能的正常与否,气血的盈亏,与肾的藏精功能息息相关。故肾精充足、肾气旺盛是五脏功能正常、气血充盛、延年驻颜、容貌不枯的根本保证。所以中医学认为,肾气不足,肾之本色黑色上泛于面,会导致面生黄褐斑。若肾虚水亏不能制火,火邪郁结于面部皮肤,可导致面部雀斑、黑变病的发生。若肾精早亏,肾气先损,势必影响五脏化生气血的功能,出现面色黧黑,未老先衰。

肾主水的功能,主要指它在调节体内水液平衡方面起着极为重要的作用。体内水液的滞留、分布与排泄,主要是靠肾的气化作用。肾的气化正常,则开合有度,开指代谢的水液得以排出,合指机体需要的水液能够在体内潴留。在正常情况下,水液通过胃的受纳,脾的传输,肺的输布,通过三焦,清者运行于脏腑,润养皮肤,浊者化为汗与尿排出体外,使体内水液维持相对平衡。在这个代谢过程中,肾的气化作用是贯穿始终的。如果肾的气化失常,开合不利,就会引起水液代谢障碍,发生颜面肢体浮肿,或皮肤干燥不荣等症。所以《素问·水热穴论》说:"肾者……上下溢于皮肤,故为胕(浮)肿。"

肾主骨,生髓,其华在发,指肾能藏精,而精能生髓,髓居骨中,骨赖髓以充养。肾精充足,则骨髓的生化有源,骨骼得到髓的充分滋养而坚固有力。如果肾精虚少,骨髓的化源不足,不能营养骨骼,便会出现骨骼脆弱无力,甚至发育不良。肾能生髓主骨,而"齿为骨之余",所以牙齿也有赖于肾精的充养,肾精充足则牙齿坚固洁白,反之,则牙齿发黑、松动,甚至脱落。此外,精与血的关系亦极为密切,二者互相资生,精足则血旺,血旺则精生。毛发的润养来源于血,故有"发为血之余"之称。发的营养虽来源于血,其生机则根于肾气,因此,发为肾之外候,发的生长与脱落、润泽与枯槁,均与肾的精气盛衰有关。青壮年肾精充沛,毛发光泽;老年人肾气衰亏,毛发变白而脱落。所以,若想使毛发乌黑有泽,必须注意顾护肾气,养益肾精。

课堂互动

肾病的典型症状有哪些?肾与美容有什么关系?

(六)脏腑兼病辨证

脏腑兼病,证候较为复杂,一般以脏与脏的兼病为主。现将临床上常见与美容有关的脏腑兼病介绍如下。

1. 心肾不交

【临床表现】心烦不眠,心悸健忘,头晕耳鸣,腰膝酸软,多梦遗精,口咽干燥,舌红少苔,脉细数。

【证候分析】多因久病或房事不节,损伤肾阴,或五志过极,或外感热病,心火独亢,致阴阳失调,水火不济。心阳独亢,心神不安,见心烦不寐,多梦,心悸。水亏阴虚,骨髓、脑髓失充,见头晕,耳鸣,健忘。又腰为肾之府,失于阴液濡养,则腰膝酸软。精室为虚火扰动,则遗精。津液亏虚见口咽干燥。舌红少苔,脉细数,为水亏火旺之象。

【治法】滋阴降火,交通心肾。方如黄连阿胶汤、交泰丸。

2. 心脾两虚

【临床表现】心悸健忘,失眠多梦,食欲不振,腹胀便溏,面色萎黄,倦怠乏力,或皮下出血,妇女月经量少色淡,或淋漓不尽,舌质淡嫩,脉细弱。

【证候分析】 心脾两虚证为心血虚与脾气虚的兼证。心血亏虚,心神失养,见失眠多梦,心悸健忘。血虚不荣于面,见面色萎黄。脾气虚,健运无力,故食欲不振,腹胀便溏。脾虚气血生化不足,见倦怠乏力,妇女月经量少色淡。脾虚不统血,见皮下出血,月经淋漓不尽。舌淡,脉细弱,为气血不足之象。

【治法】 补益心脾。方如归脾汤。

3. 肝脾不调

【临床表现】 胁肋胀痛,胸闷善叹息,情志抑郁或烦躁,纳呆,腹胀便溏,或腹痛即泻,泻后痛解。舌质淡红,苔白,脉弦。

【证候分析】 肝失疏泄,气机不畅,见胁肋胀痛,胸闷,善太息。肝失条达之性,故情志抑郁或烦躁。肝郁横克脾土,致脾失健运,见纳食减少,腹胀便溏。肝郁气滞,脾气不和,故腹痛即泻,泻后气机得畅,则泻后痛解。舌淡红,苔白,脉弦,为肝失疏泄,脾不健运之象。

【治法】 疏肝健脾。方如逍遥散或痛泻要方。

4. 肝胃不和

【临床表现】 胃脘、胸胁胀满疼痛,呃逆嗳气,吞酸嘈杂,纳差,情志抑郁或烦躁易怒,苔薄,脉弦。

【证候分析】 肝郁气滞,经气不利,见胸胁胀痛。肝气横逆犯胃,见胃脘胀痛。胃失和降,见呃逆嗳气。气郁于胃中而生热,见吞酸嘈杂。影响胃腑受纳则纳差。肝郁失于条达,见情志抑郁或烦躁易怒。弦为肝脉。

【治法】 疏肝和胃。方如柴胡疏肝散合左金丸。

5. 肝肾阴虚

【临床表现】 头晕目眩,健忘失眠,耳鸣,胁痛,腰膝酸软,五心烦热,咽干口燥,颧红,男子遗精,女子月经量少,舌红少苔,脉细数。

【证候分析】 肝肾阴虚,不能上濡,见头晕目眩,健忘耳鸣,咽干口燥。阴虚不养肝脉,见胁痛。腰失肾精滋润,见腰膝酸软。阴虚生内热,虚热内生,见颧红,五心烦热。火扰心神,见失眠。火动精室则遗精。肝肾不足则冲任亏虚,见月经量少。舌红少苔,脉细数,为阴虚内热之象。

【治法】 滋补肝肾。方如杞菊地黄丸。

6. 脾肾阳虚

【临床表现】 畏寒肢冷,面色㿠白,腰膝及少腹冷痛,纳差便溏,或五更泄泻,或下利清谷,面浮肢肿,小便不利,舌淡嫩,苔白滑,脉沉弱。

【证候分析】 脾肾阳虚,失于温煦,故畏寒肢冷,面色㿠白,腰膝及少腹冷痛。脾肾阳虚,不能温运水谷,见便溏,下利清谷,或五更泄泻。阳虚水湿不运而内停,见面浮肢肿。水湿内停,则小便化源不足,见小便不利。舌淡嫩,苔白滑,脉沉弱,为阳衰之象。

【治法】 温补脾肾。方如附子理中汤或四神丸。

7. 肺肾阴虚

【临床表现】 咳嗽痰少,或痰中带血,口咽干燥,或声音嘶哑,腰膝酸软,消瘦,颧红盗汗,舌红少苔,脉细数。

【证候分析】 阴虚则津液不能上承,肺失滋润,见咳嗽痰少,口咽干燥,声音嘶哑。

虚火上炎灼伤肺络,见痰中带血。肾阴不足,骨髓不充,见腰膝酸软。阴精不足,肌肉失养,见形体消瘦。阴虚虚热内生,见颧红盗汗。舌红少苔,脉细数,均为阴虚内热之象。

【治法】润补肺肾。方如百合固金汤。

四、经络辨证

经络辨证,是以经络学说为理论依据,对患者所出现的症状、体征进行综合分析,以判断病属何经、何脏,进而确定发病原因、病变性质及其病理变化的一种辨证方法。经络,即经脉与络脉的总称。经,即经脉,有路径的含义,沟通内外,是经络系统中的主干;络,是经脉别出的分支,有网络的含义,较经脉细小,纵横交错,遍布全身。经络是运行全身气血,联络脏腑肢节,沟通上下内外,调节体内各部分的通路。通过遍布全身经络的有规律性的循行和错综复杂的联络交会,把人体的五脏六腑、四肢百骸、五官九窍、皮肉筋脉等组织器官联结成一个有机的统一的整体。

(一) 经络辨证的特点

经络辨证的内容包括十二经脉病证和奇经八脉病证。

1. 十二经脉病证的特点　十二经脉包括手、足三阴经与三阳经。各经病证包括经脉循行和所属腑脏的病变。它们的临床表现有三个特点:一是经脉受邪,经气不利,出现的病证多与其循行部位有关,如足太阳膀胱经受邪,可见项背、腰背、足跟等处疼痛;二是腑脏病证与经脉所属部位的症状相兼,如手太阴肺经病证可见咳喘、胸满、上肢内侧前缘疼痛等;三是一经受邪可影响其他经脉,表现多经合病的症状,如脾胃为表里相合的经脉,脾经有病可见胃脘疼痛、食后作呕等胃经病证。因此,十二经病证是有一定规律可循的,掌握其规律和特点,便可帮助我们推求病变所在的经络及腑脏。

2. 奇经八脉病证的特点　奇经八脉为十二正经以外的八条经脉,即冲、任、督、带、阳维、阴维、阴跷、阳跷诸脉。奇经八脉具有联系十二经脉,调节人体阴阳气血,密切某些腑脏关系如肝、肾等脏及女子胞、脑、髓等奇恒之腑的联系的作用。奇经八脉的病证,由其所循行的部位所具有的特殊功能所决定。其中督脉总督一身之阳,任脉总任一身之阴,冲脉为十二经脉之海,三脉一源三歧,与足阳明胃经、足少阴肾经联系密切,所以冲、任、督脉的病证常与人的先天真气、后天精气有关,并常表现为生殖功能的异常。因此,临床常用调理冲任的方法治疗妇女月经不调、不孕、滑胎流产等,以温养督任的方法治疗生殖功能衰退等。带脉环绕腰腹,其病常见腹部胀满、腰脊绕腹而痛、子宫脱垂、赤白带下等。阳跷为足太阳之别,阴跷为足少阴之别,有保持肢体动作矫捷的作用,其病多表现为经脉拘缩拘急或弛缓、运动障碍。阳维脉起于诸阳会,以维系诸阳经,阴维脉起于诸阴交,以维系诸阴经,所以能起到维系阴阳的作用。阳维脉为病,多见寒热;阴维脉为病,多见心胸、阴中疼痛。

经络辨证,主要是根据经络的理论,说明经络循行部位所发生的症状与体征,而其中某些症状与体征,又与腑脏密切联系,因此,经络辨证又必须与腑脏辨证结合起来,才能更为完善。

(二) 经络与美容的关系

经络与美容的关系主要在于经络能运行气血,润养容颜。上述介绍的经脉和络脉均全部覆盖人体体表,在内和身体五脏六腑密切相连,互相贯穿、交叉。这些经络,其主干或分支直接在面部循行的有手阳明大肠经、足阳明胃经、手少阴心经、手太阳小肠经、足太阳膀胱经、手少阳三焦经、足少阳胆经、足厥阴肝经、督脉和任脉共十条经脉。手太阴、足太阴经脉虽然不行于面部，但其经别都上于面，所以都间接地与面部发生联系。至于奇经八脉中的其他六脉，除带脉之外，也均与头面发生联系。故《灵枢·邪气脏腑病形》中说："十二经脉，三百六十五络，其血气皆上于面，而走空窍。"

　　循行于面部的经络和美容有着千丝万缕的联系。足少阳胆经起于目外眦，经过太阳，到耳前，经头额至眉上，又折至风池，前行入缺盆，其一分支从耳后分出，进入耳中，出于耳前，至外眦后方；另一分支从目外眦分出，折出至眶下，又折向后下方，过颊下颈，与前脉合于缺盆。故足少阳胆经主要行于头面两侧。足厥阴肝经起于足大趾后，沿下肢内侧上行，绕阴部，至小腹，向上属肝，络胆，贯膈，分布于胸胁，沿喉咙，进入鼻之内窍，上行连目系，出于额，上行与督脉会于头顶部。其分支从目系分出下行于颊里，环绕口唇。手阳明大肠经起自示指桡侧，经手背行上肢伸侧前缘，上肩至大椎，下入缺盆，络肺，其分支从锁骨上窝上行，经颈部至面颊，进入下齿中，还出口角和上唇，左右交叉于人中，至对侧鼻旁，交于足阳明，故该条经脉在面部主要行于面颊部。足阳明胃经起于鼻旁，挟鼻上行，相交于鼻根部旁行入目内眦，与足太阳经相会，下行沿鼻外入上齿中，环口绕唇，下交承浆，分别沿下颌的后下方，经大迎过耳前，沿发际至于前额，故正面部为足阳明胃经所循行。足太阴脾经起于足大趾内侧，沿下肢内侧上行交足厥阴肝经之前，入腹，属脾；其分支从腋下折向上前方，上行挟咽，连舌本，散舌下，故足太阴脾经循行于颈前部位。手少阴心经起于心中，其分支从心系上行，挟食道，连于目系。所以，心经的经脉也行于正面部，和足阳明胃经基本相同，只是循行部位深浅有异。手太阳小肠经起于手小指外侧端，沿上肢外侧后缘上行，交肩上入缺盆，络心，属小肠。其分支从缺盆沿颈上颊，至目外眦转入耳；另一分支从颊分出，经眼眶下缘，至目内眦，交足太阳膀胱经，所以，该条经脉主要行于面侧部。足太阳膀胱经起于目内眦，经额上行，交会于头顶部，然后向后入络于脑，下行背部两侧，所以此条经脉主要行于额头。足少阴肾经起于足小趾下，沿下肢内侧后缘上行，入脊内，支者从脊内分出，入肺，上循沿喉咙，挟舌根部，故足少阴肾经亦分布于前颈部。手少阳三焦经起于无名指末端，向上行于上肢背面正中，从颈后侧上头，沿耳后直上，出于耳部，上行额角，再屈而下行至面颊部，故该条经脉也主要行于面侧部。

　　任脉起于小腹内，主要行于人体前正中线，上行到达咽喉部，再环绕口唇，经过面部，进入目眶，与足阳明胃经相连，故任脉主要行于正面。督脉起于小腹内，沿后正中线上行，从前额下行鼻柱，在头面亦行于正中线上。冲脉起于胞中，其支者从腹腔前壁上行，散布胸中，经喉，环绕口唇，与足阳明脉相通。阴跷脉起于内踝，沿下肢内侧上行，沿胸腹入缺盆，出结喉旁，上行至目内眦；阳跷脉起于外踝，沿下肢外侧上行，沿腹胸外侧，经肩颈外侧，上挟口角，至目内眦。阴维脉起于小腿内侧，沿小腿内侧至腹，上行至咽喉，与任脉相会；阳维脉起于外踝下，沿下肢外侧向上，经颈、颊部到前额，再由前额经头顶，与督脉会合。

　　由上可见，人体面部侧面是手太阳小肠经、手阳明大肠经、手少阳三焦经、足少阳胆经分布之处。正面为足阳明胃经、手少阴心经循行部位。额部为足太阳膀胱经所过，且督脉行于正中。口周为足厥阴肝经、任脉所环绕。

　　此外，十二经别、十二皮部、十五络脉、十二经筋，也都与面部存在联系。如手太阴经别从太阴经分出，向上浅出于缺盆部，沿喉咙，再合于手阳明经；手阳明络脉上面颊至额角处,遍布于牙齿根部,支脉进入耳中;足阳明经别也沿食道浅出于口腔,上达鼻根和眼眶下部;足太阴经别上结于咽喉,贯通舌本;手少阴经别上走喉咙,出于面部,合于目内眦;足少阳经别浅出于下颌、口旁,散布于面,连目系等。尤其是十二皮部,更是沿所属经脉循行、遍布周身。

面部之所以能保持荣润、泽和、细腻,和经络的功能是密不可分的。经络的第一个作用是运行气血。即通过经气的推动,把营养物质、水谷精微运行到面部及皮肤等其他部位,以保证面部新陈代谢的需要。反之,如果经络功能失常则会出现毛发脱落、面黑、黄褐斑等病证,《灵枢·经脉》所说"手太阳之别……虚则生肬,小者如指痂疥","肾足少阴之脉,是动则病,饥不欲食,面如漆柴;胆足少阳之脉,是动则病……面微有尘,体无膏泽;肝足厥阴之脉,是动则病……面尘脱色",均说明于此。经络的第二个作用是防御功能。即经络推动气血的运行,使气血充盈于面部和皮肤等其他部位,而气本身有防御功能,特别是循行于经络中的"卫气"和"营气",均能阻止外界致病因素侵袭,起到保护皮肤,固密腠理的作用。没有外邪的侵犯,面部皮肤也就调柔荣润。

第三节　美容辨证调护方法

一、调护原则

调护原则,即调养护理损美性疾病的法则。它是在中医理论的指导下,对临床病证的调护进行立法、处方、用药,具有普遍意义的指导思想。调养与护理不同,调养是用以指导调节疗养方法的总则,护理则是调养疾病的具体方法,是调养的具体化。

(一)调养保健

中医学历来十分重视对疾病的预防,早在两千多年前就已有论述。《素问·四气调神大论》中说:"圣人不治已病治未病,不治已乱治未乱,此之谓也。夫病已成而后药之,乱已成而后治之,譬犹渴而穿井,斗而铸锥,不亦晚乎。"强调了预防疾病的重要性。

调养保健的内容包括两方面,一是未病先防,二是既病防变。未病先防,即注重调养正气,提高机体的抗病能力。即《素问·刺法论》所说"正气存内,邪不可干"的道理。人们可通过调摄精神,避免不良精神刺激;加强锻炼,增强体质;生活起居有节;顺应四时气候变化;饮食有节,劳逸适度;适当通过药物预防及人工免疫等途径以达正气充沛,预防疾病的发生。

既病防变,是指如果疾病已经发生,应早期诊断、早期治疗,防止疾病的进一步发展和传变。如《金匮要略》所说:"夫治未病者,见肝之病,知肝传脾,当先实脾。"即在临床上治疗肝病,常配合健脾和胃的方法,这是既病防变的具体应用。既病早治,注意防变,对于控制或减少疾病的发展与变化具有重要的意义。

(二)治病求本

治病求本,即治疗疾病时必须针对造成疾病的根本原因进行治疗。这是辨证调护的基本原则。

任何疾病的发生、发展,总是通过若干症状和体征表现出来的,但这些症状是疾病的现象,而不是疾病的本质。医者必须充分地搜集、了解疾病各个方面的信息,通过综合分析,找到疾病发生的根本原因,然后针对其本质进行治疗。如粉刺一病,可由外感、内伤所致,而内伤又可由肺胃积热、湿热蕴结、血瘀痰结等原因所致,因而治疗就不能简单地对症治疗,而应在辨证的基础上,找出病因,针对其病因而分别采用清肺胃热、清热利湿、消痰化瘀等方法进行治疗,如此即为治病求本。临床运用这一原则时,必须注意"标本缓急"和"正治与反治"这两种情况。

1. 标本缓急　标,即现象;本,即本质。标与本是互相对立的两个方面。标本的含义有多种。从正邪双方来说,正气为本,邪气为标;从疾病来说,病因为本,症状为标;从病变部位来说,内脏为本,体表为标;从疾病先后来说,原发病为本,继发病为标。总之,本含有主要方面和主要矛盾的意义;标含有次要方面和次要矛盾的意义。

疾病的发展变化,错综复杂,尤其是复杂的疾病,矛盾万千。因此,在治疗时就应运用标本的理论,借以分析其主次缓急,给予及时合理的治疗。标本的原则有急则治其标、缓则治其本和标本同治三点。

(1)急则治其标:指标病危急,如不及时治疗则严重影响生命活动,或影响本病的治则,应先治其标,待病情稳定后,再考虑治疗本病。

(2)缓则治其本:指标病不甚急的情况下,应针对主要病因、病证进行治疗,以达到治愈疾病的目的。

(3)标本同治:指标病、本病俱急,在时间与条件皆不宜单治标或单治本的情况下,采取同治法,标本兼顾。

综上所述,治标只是在应急情况下的权宜之计,而治本才是治病的根本之图。急则治标,缓解病情后,为治本创造了更有利的条件,其目的仍是为了更好地治本。在临床病证中,标本的关系不是绝对的、一成不变的,而是在一定条件下可以相互转化的。故在临证时要注意抓住疾病的主要矛盾,做到治病求本。

2. 正治与反治　在临证实践中,见到多数疾病的临床表现与其本质是一致的,但也有临床表现与其本质不相一致、出现假象的。为此,确定治疗原则时,就应抓住疾病的本质,不应被假象所迷惑。于是就产生了"正治"与"反治"的法则。

(1)正治:是指疾病临床表现与其本质相一致情况下的治法,采用的方法和药物与疾病的证象是相反的,又称为"逆治"。如寒证见寒象,热证见热象,虚证见虚象,实证见实象,治疗则分别采用"寒者热之","热者寒之","虚则补之","实者泻之"的方法。正治法是临床上最常用的一种治疗方法。

(2)反治:是指疾病临床表现与其本质不相一致情况下的治法,采用的方法和药物与疾病的证象是相顺从的,又称为"从治"。如里热极盛,阳盛格阴,见四肢厥冷的寒象;或阴寒内盛,格阳于外,见颧红、烦躁的热象;或脾虚不运所致的脘腹胀满;或因食积所致的腹泻,治则分别采用"寒因寒用","热因热用","塞因塞用","通因通用"的方法。

(三) 扶正祛邪

疾病的发生与发展,是正气与邪气相互交争的过程。邪正斗争的胜负决定着疾病的转归与预后。通过扶正祛邪,使疾病向痊愈方向转化。

1. 扶正　即扶助正气,增强体质,提高抗病能力。这种扶正以祛邪的原则,适用于正气虚为主的疾病。据临床上的不同病情,有益气、养血、滋阴、壮阳等不同方法。

2. 祛邪　即祛除病邪,使邪祛正安。这种祛邪以扶正的原则,适用于邪气盛的疾病。据临床上的不同病情,有发表、攻下、清解、消导等不同方法。

扶正与祛邪,两者相互为用,相辅相成。扶正使正气加强,有助于机体抗御和祛除病邪;祛邪能排除病邪的侵袭,使邪去正安,且有利于正气的保存和恢复。运用扶正祛邪这一原则,要认真细致地观察邪正消长盛衰的情况,据邪正双方在疾病过程中所处的不同地位分清主次、先后,灵活地运用单纯扶正、单纯祛邪、先祛邪后扶正、先扶正后祛邪、扶正与祛邪并用等方法。总之,要以"扶正不留邪,祛邪不伤正"为原则。

(四) 因时、因地、因人制宜

疾病的发生、发展是受多方面影响的,如时令气候、地理环境,尤其是个体差异等。同时,在治疗疾病时,必须将各方面因素考虑周全,对具体情况做具体分析,因时、因地、因人制定相宜的调护方法。

1. **因时制宜** 指不同季节治疗用药有所不同。如夏暑之季应避免过用温热药,严冬之时应避免过用寒凉药。正如《素问·六元正纪大论》所说:"用寒远寒,用凉远凉,用温远温,用热远热。"

2. **因地制宜** 指根据不同地区的地理环境来考虑不同的治疗原则。如西北地高气寒,病多寒证,故寒凉药须慎用,而温热药则常用;东南地区地势低而温热多雨,病多湿热、温热,故温热药应慎用,寒凉药、化湿药则常用。

3. **因人制宜** 指根据患者的年龄、性别、体质、生活习惯、环境等不同特点来考虑治疗用药的原则。如老年人患病多虚证或正虚邪实,治疗时,虚证宜补,而邪实需攻者应慎重,以免损伤正气。妇女用药,应考虑其经、带、胎、产等情况,用药须谨慎。再如个体体质差异较大,用药时应注意各自的禀赋习性。阳热之体慎用温热,阴寒之体慎用寒凉等。

因时、因地、因人制宜,三者是密切相关不可分的,它既反映了人与自然界的整体统一关系,又反映了人的整体间的不同特性。三者有机地统一起来,才能有效地治疗疾病。

二、调护方法

调护方法即调理、养生、护理及预防疾病发生的方法。养生是研究人类生命规律和各种保养身体的原则和方法。预防则是采取各种调养、防护措施,避免疾病的发生与发展,保证机体及容颜健美的方法。

(一) 养生调护原则

养生调护,又称摄生、道生、保生等,即保养调护生命之意。养生调护就是采取各种方法保养身体,增强体质,预防疾病,增进健康,延缓衰老,养颜健美。

养生调护学的意义:中医养生调护学是从整体观念出发,以正气为本,运用科学的养生知识和方法调摄机体,提高身体素质,增强防病抗衰的能力,达到延年益寿的目的。

1. **增强体质** 增强体质是养生调护的重要目的。体质的形成受先天和后天两方面因素的影响,先天因素取决于父母,后天因素包括饮食营养、生活起居、劳动锻炼等。体质是相对稳定的,一旦形成不易很快改变,但也不是一成不变的,可以通过养生调摄的方法改善。尤其是先天禀赋薄弱之人,若后天摄养得当及加强身体锻炼,可促使体质由弱变强,弥补先天之不足并可获得长寿。如《景岳全书》所说:"人之自生至老,凡先天之有不足者,但得后天培养之力,则补天之功,亦可居其强半。"

2. 预防疾病　疾病可以削弱人体脏腑功能,耗散体内精气,缩短人的寿命。疾病的发生是因人体正气相对不足,邪气乘虚而入,破坏了体内的阴阳相对平衡状态。通过养生调摄方法,一方面可以保养正气,提高机体抵御病邪的能力,另一方面"动作以避寒,阴居以避暑",以防止邪气的侵袭,从而能预防疾病的发生,正如《素问·上古天真论》所说:"虚邪贼风,避之有时,恬淡虚无,真气从之,精神内守,病安从来。"

3. 延缓衰老　人类具有相对固定的寿命期限,有着生、长、壮、老、已的生命过程,衰老是不可抗拒的自然规律。早在《黄帝内经》中就认为人的"天年"可达百岁以上,如《素问·上古天真论》所言:"上古之人,春秋皆度百岁。"但在实际生活中,人的平均寿命仅有六七十岁,离自然寿限相差甚远。这种早衰现象,除了先天禀赋差异外,与社会因素、自然环境、精神刺激等对人体的不良影响密切相关。纵观古今百岁老人长寿的奥秘,关键就在于掌握了养生之道,调摄得当。因此,在日常生活中持之以恒地注意自我养生保健,可延缓衰老的进程。

（二）养生调护方法

中医养生调护有着丰富的实践基础,方法颇多,其基本原则归纳为以下几个方面:

1. 顺应自然　天人相应是中医整体观念的集中体现。人与自然界息息相通,且依赖于自然而生存,一方面要依靠自然提供物质条件,另一方面要适应四时阴阳变化。顺应自然,是要求人的生命活动,要遵循自然界的客观规律,顺乎自然界的运动变化而主动地采取各种养生措施,以适应自然界的变化,达到避邪防病,保健延年的目的。如《素问·四时调神大论》提出的"春夏养阳,秋冬养阴"的顺时摄养方法,就是顺应四时阴阳消长节律进行养生调护,使人体生理活动与自然界变化的周期同步,保持机体内外环境的协调统一,这种根据四时气候变化而保健调摄的方法,就是天人相应、顺乎自然养生调护原则的体现。

2. 形神共养　形,即人的形体;神,主要指人的精神活动。形与神是对立统一的,两者相互依存、相互影响。中医养生调护非常重视形体和精神的整体调摄,提倡形神共养。所谓形神共养,即不仅要注意形体的保养,而且还要注意精神的调摄,使得形体健壮,精神健旺。只有做到形神共养,才能保持生命的健康和长寿。其中,养神又为首务,神明则形安。中医养生调护主张静以养神,动以养形。静以养神,就是通过清静养神、修性怡神、调气练神等方法,以保持神气的宁静和"恬淡虚无"的精神境界,即摒除一切有害的情绪波动,保持乐观安静、心平气和的精神状态。动以养形是指通过形体锻炼、劳动、散步、导引、按摩等,以运动形体,疏通经络,促进气血运行。形体运动与锻炼的要点有三:一是适可有度,做到"形劳而不倦";二是因人而异,根据自身年龄、性别、体质、爱好等选择运动项目;三是持之以恒,长期坚持不懈方有成效。如此动静结合,适度持久,就能起到形神共养,延年益寿的作用。

3. 调养脾胃　脾主运化,胃主受纳,脾胃为后天之本,气血生化之源,故脾胃强弱是决定人体健康和寿夭的重要因素。明代医学家张景岳认为:"土气为万物之源,胃气为养生之主。胃强则强,胃弱则弱,有胃则生,无胃则死,是以养生家当以脾胃为先。"脾胃功能健旺,水谷精微化源充足,则精气充足,脏腑功能强盛,体健神旺。因此,中医养生调护十分重视调养脾胃。调养脾胃的方法众多,如饮食调节、药物调节、精神调节、针灸按摩等,其中调养脾胃的关键是饮食调节,做到寒热适中,饥饱有度,营养全面,清洁卫生。既保护脾胃功能不受侵害,又保证人体所需营养物质充足平衡。此外,还可以通过药物调理、精神调摄、针灸推拿等方法来健运脾胃,调养后天,以达到延年益寿的目的。

4. 保精护肾　精是构成人体和促进人体生长发育的基本物质。精、气、神乃人身"三宝",精化气,气生神,神御形,精是气、形、神的基础,为健康长寿的根本,也是养生保健的关键。先天之精与后天之精贮藏于肾,形成肾中精气,为人体生长发育和生殖功能的本源物质。因此,保精重在保养肾精。保护肾精的关键在于节欲,做到房事有节,不妄作劳,从而使肾精充盈,气足神旺,以利于身心健康。保精护肾的主要方法有药物补益肾之精气阴阳、节欲养精以益肾、食疗补肾、导引补肾、按摩益肾等,通过这些方法,达到养精护肾的目的。

总之,先天之本在肾,后天之本在脾,二者相互依存,相互促进,存在着密切的联系。调补脾肾是培补正气的主要方法,也是养生调护延年益寿的重要途径。

(三) 预防调护原则

1. 预防调护为主的意义　预防,是指采取一定的措施来防止疾病的发生与发展。"预防为主"是我国卫生工作的四大方针之一。中医学历来十分重视对疾病的预防,《素问·四气调神大论》说:"是故圣人不治已病治未病,不治已乱治未乱,此之谓也。夫病已成而后药之,乱已成而后治之,譬犹渴而穿井,斗而铸锥,不亦晚乎。"《黄帝内经》中"治未病"的预防思想,对后世预防医学的发展做出了极大的贡献。

2. 预防调护的基本原则　"治未病"是中医学的重要预防思想和治疗思想。未病先防,就是在疾病未发生之前,采取各种措施来防止疾病的发生。邪气侵入是导致疾病发生的重要条件,正气不足则是疾病发生的内在根据。因此,预防疾病,除了要避免病邪入侵之外,更重要的是提高正气,增强抗病能力。

正气的强弱,由体质所决定。一般来说,体质壮实者,正气充盛;体质虚弱者,正气不足。因此,增强体质是提高正气抗邪能力的关键。增强体质要注意调摄精神,调理饮食起居,锻炼身体,适应自然规律以及适当的药物预防等。

(1)重视调摄精神:中医学认为人的精神情志活动与机体的生理、病理变化有着密切的关系。突然、强烈或反复持久的精神刺激,可使人体气机逆乱,气血阴阳失调而发病。情志刺激还可导致正气不足,招致外邪致病。因此,保持愉快舒畅的心情,减少不良的精神刺激和过度的情绪波动,使机体的气机调畅,气血和平,正气充沛,抗邪有力,防止疾病的发生。

(2)注意饮食起居:生活保持一定的规律性,做到饮食有节,起居有常,劳逸有度,是预防疾病发生的措施。在饮食方面要注意饥饱适度,五味调和,卫生清洁,不可饥饱无常,暴饮暴食,偏饮偏食,以免损伤脾胃。在起居方面要顺应四时气候变化来安排作息时间,培养有规律的起居习惯,尽量做到定时睡眠,定时起床,定时工作或学习,定时体育锻炼等,提高对自然环境变化的适应能力,以防止外邪的入侵。

(3)加强体育锻炼:经常锻炼身体,可以增强体质,提高人体的抗病能力。远在春秋战国时期,已应用"导引术"和"吐纳术"来防治疾病。汉代华佗创编了一套模仿虎、鹿、熊、猿、鸟五种动物动作的"五禽戏"来锻炼身体,促进气血运行,以增强体质,预防疾病。随后发展起来的"太极拳""易筋经""八段锦"等多种健身活动,不仅能增强体质,预防疾病,而且对许多疾病还有一定的治疗作用。

皮肤运动美容法

通过拍打、按摩等手段来改善面部的血液循环,增强新陈代谢,从而达到美容的目的,简单可靠,经济实用,适合任何肤质。运动美容的方式还有咀嚼美容法、唱歌美容、吹口哨等。

(4)人工预防免疫:人工免疫,是增强人体正气,提高免疫能力,预防传染病的重要手段。早在 11 世纪,古人就应用人痘接种法预防天花,并在 17 世纪流传到俄罗斯、日本、朝鲜及欧美诸国,成为全世界人工免疫学的先驱。今天,人工免疫技术已有了飞速的发展,如接种疫苗、菌苗、类毒素等,使人体产生主动免疫,从而提高抗邪能力,预防某些疾病的发生。

3. 避其邪气,防止病邪侵害

(1)避其邪气:病邪是导致疾病发生的重要外因。因此,未病先防除了要增强体质,提高正气的抗病能力外,必须注意防止邪气侵害。包括讲究卫生,保护环境、水源、食物等不被污染,适应气候变化而及时调节冷暖,做到"虚邪贼风,避之有时"及"避其毒气"等,这些都是防止邪气侵害的有效方法。在日常生活和劳动中,还要防范外伤、虫兽伤及有毒物的伤害等。

(2)药物预防:早在《黄帝内经》中就有药物预防传染病的记载,如《素问·刺法论》说:"小金丹……服十粒,无疫干也。"目前在临床上也常用中草药来预防传染性疾病,如用板蓝根、大青叶、贯众等预防流行性感冒、流行性脑脊髓膜炎、非典型肺炎,用茵陈、栀子等预防肝炎,用大蒜、马齿苋等预防痢疾等。也可以用药物来杀灭或祛除病邪,如燃烧烟熏法、药囊佩戴法、浴敷涂擦法等。这些都是简便易行、行之有效的方法。

(四)康复调护方法

1. 康复的意义 康复,即恢复平安或健康之意。中医康复学,是以中医理论为指导,研究各种有利于疾病康复的方法和手段,使伤残者、慢性病者、老年病者及急性病缓解期患者的身体功能和精神状态最大限度地恢复健康的综合性学科。中医康复学历史悠久,有着完整而独特的理论和丰富多彩、行之有效的方法,对于帮助伤残者消除或减轻功能缺陷,帮助慢性病、老年病等患者祛除病魔,恢复身心健康,重返社会,均发挥着极其重要的作用。

2. 康复的基本原则 康复的目的是促进和恢复病伤残者的身心健康。其基本原则包括形体保养与精神调摄结合、内调法与外调法结合、药物调治与饮食调养相结合、自然康复与调治康复相结合等。

(1)形体保养与精神调摄相结合:即形神结合。中医康复理论认为,人体千变万化、错综复杂的疾患,都是形神失调的结果。因此,康复医疗必须从形和神两个方面进行调理。养形,一是重在补益精血,所谓"欲治形者,必以精血为先"(《景岳全书·传忠录中·治形论》);二是注意适当运动,以促进周身气血运行,增强抗御病邪的能力。调神主要是通过语言疏导、以情制情、娱乐等方法,使患者摒除有害的情绪,创造良好的心境,保持乐观开朗、心气平和的精神状态,以避免病情恶化。有害情绪包括沮丧、焦急、烦恼、郁闷、不满、躁扰等,这些有害的情绪对于病体的康复极其不利。这样以形体健康减轻精神负担,以精神和谐促进形体恢复,使形体安康,精神健旺,两者相互协调,便能达到形与神俱,身心整体康复的目的。

(2)内调法与外调法相结合:即内外结合。内调法,主要指药物、饮食等内服的方法;外调法,则包括针灸、推拿、传统体育、药物外用等多种方法。人体是一个有机的整体,通过经络系统的联系,气血的运行贯通,使上下内外各部分之间都保持着相互协调的关系。因此,在康复医疗的过程中,应掌握并利用这种关系,将内调与外调诸法灵活地结合运用。内调法可调整脏腑阴阳气血,恢复和改善脏腑组织的功能活动;外调法能通过经络的调节作用,疏通体内阴阳气血的运行。故内外结合并用,综合调养,能促进患者的整体康复。一般来说,病在脏腑者,以内调为主,配合外调;病在经络者,以外调为主,配合内调;若脏腑经络同病者,则内调与外调并重。如高血压常以药物内调为主,配合针灸、推拿、磁疗等外调之法;颈椎病则多以牵引、针灸、推拿等外调法为主,再配合药物进行内调。

3. 药物调治与饮食调养相结合　即药食结合。由于药物调治具有康复作用强、见效快的特点,因此是康复医疗的主要措施。根据患者的不同病证,可分别采用补气养血、温阳滋阴、调整脏腑、疏通经络等方法调治以促进康复。但恢复期的患者大多病情复杂,病程较长,服药时间过久,既难以坚持,又可能会损伤脾胃功能,还可能出现一些副作用。饮食虽不能直接祛邪,但能通过调节脏腑功能以补偏救弊,达到调整阴阳、促进疾病康复的目的。而且饮食与日常生活相融合,优点颇多,如制作简单,味道鲜美,易被患者接受,便于长期服用等。因此以辨证调治为基础,有选择地服用某些食物,做到药物调治与饮食调养相结合,不仅能增强疗效,相辅相成,发挥协同作用,也可减少药量,预防药物的副作用,缩短康复所需的时间。所以,调节饮食以养形体,是康复医疗的重要原则。正如《素问·藏气法时论》所言:"毒药攻邪,五谷为养,五果为助,五畜为益,五菜为充,气味合而服之,以补精益气。"

4. 自然康复与调治康复相结合　自然康复是借助自然因素对人体的影响,来促进人体身心健康的逐步恢复,大自然中存在着许多有利于机体康复的因素,包括自然之物与自然环境,如日光、空气、泉水、花草、高山、岩洞、森林等。人是依赖自然界而生存的,不同的自然因素必然会对人体产生不同的影响,例如空气疗法可使人头脑清楚、心胸开阔,增强神经系统的调节功能;日光疗法可温养体内的阳气,改善血液循环,加速新陈代谢;热砂疗法有温经祛湿之功,适宜于风寒湿痹证;花卉疗法则可美化环境,使人心情舒畅愉悦等。因此,在运用药物、针灸等治疗康复方法的同时,可以有选择性和针对性地结合自然康复法,利用这些自然因素对人体不同的作用提高康复的效果。

(陈美仁)

复习思考题

1. 中医理论根据发病途径和形成过程,将病因分为哪四类?
2. 什么是辨证?
3. 调养保健的内容包括哪些?养生调护方法有哪些?

扫一扫
测一测

第三章

中医基本美学思想

学习要点

1. 中医美学概念及理论基础。
2. 中医基本美学思想特征。
3. 中医美学范畴。

中医美容学是美学与中医学相结合所形成的一门新兴学科,作为医学美容专业技术人员,必须掌握中医学基础理论和美学的基本原理。本章主要对中医学的美学内涵加以收集、整理和概括后,分为中医美学概念与理论基础,中医基本美学思想特征,中医美学范畴三个方面加以分述。

第一节 中医美学概念与理论基础

一、中医美学概念

人与自然(生存环境)、人与人(人际之间)、人自身(各部位、各器官系统之间)关系的和谐与统一是医学美学追求的基本目标,也是医学美学的主要特征。中医美学,是中医学与美学(主要是中国古典美学)相结合而形成的一门研究人与自然、人与人、人自身关系和谐与统一,并运用中医手段维护、修复、改善和增进人体形神美的创造性活动中所体现出来的一切医学美学现象与规律的学科。虽已有相关书籍出版,但其理论体系结构与内容仍处于初创阶段,有待进一步完善。

中医美学理论体系结构大致由中医美学基本理论、中医审美实践、中医审美教育三大部分组成,其具体体系结构见表3-1。

二、中医美学理论基础

中医美学的理论基础是中医基础理论和中国古典美学,蕴含于中医学丰富的美学思想是中国古典美学广泛渗透的体现。中国古典美学有以下主要特征。

(一)以善为本性,强调美善统一

这是中国文化的宗教性质和伦理精神在审美意识中的体现。强调美应以善为内

表 3-1　中医美学体系结构

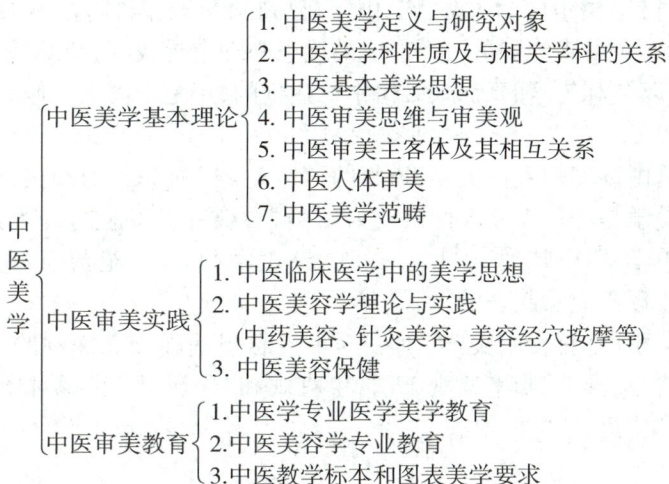

```
                        ┌ 1. 中医美学定义与研究对象
                        │ 2. 中医学学科性质及与相关学科的关系
                        │ 3. 中医基本美学思想
              中医美学基本理论 ┤ 4. 中医审美思维与审美观
                        │ 5. 中医审美主客体及其相互关系
                        │ 6. 中医人体审美
                        └ 7. 中医美学范畴
中
医                        ┌ 1. 中医临床医学中的美学思想
美        中医审美实践 ┤ 2. 中医美容学理论与实践
学                        │   (中药美容、针灸美容、美容经穴按摩等)
                        └ 3. 中医美容保健

                        ┌ 1. 中医学专业医学美学教育
              中医审美教育 ┤ 2. 中医美容学专业教育
                        └ 3. 中医教学标本和图表美学要求
```

容和根据,注重区别审美愉悦与感官愉悦的不同,推崇具有深厚道德内容"至善至美"的作品。强调人格道德修养在审美和艺术活动中的重要性,肯定内容对形式、政治对艺术、道德对情感的制约作用。

（二）以意象为本体，强调情景统一

事物是相互联系、有机统一的。在哲学方面有"天人合一"说,强调人与自然的相互依赖和统一性,认为自然之道就是人伦之道,人伦之道也就是自然之道,一分为二,合二为一。由于人与自然是统一的,所以,中国文化不像西方文化那样倾向于把自然作为科学分析的对象,而是作为审美和情感体验的对象,倾向于用自己的心灵与自然相契合、感应,用人的情感、意愿去点化山川景物,给自然万象灌注生气。中国美学中的许多特殊范畴(如意象、意境等)都是情景交融、物我同一的产物,这与西方艺术中或者是主观情感的直接宣泄,或者是客观对象的精神模仿大异其趣。

（三）以直觉为主体，强调感性与理性的统一

由于中国文化中人与自然、主体与客体、心与物是统一的,所以中国美学不以纯理性的态度对待自己的对象,从而走向科学;也不以纯感性的态度对待对象,着意于功利的、物质的、生理的占有和满足,而是倾向于以直觉的方式直接把握对象,深入事物的内部进行体验、感受。这种直觉是感性与理性的统一。它在感性中积淀着理性,而理性又总是表现为感性。例如,人们生活中常有的某种"玩味""妙悟"直接体现了感性与理性的和谐合作与完美统一,成为中国人独特的审美思维。

（四）以自由为主导，强调人与审美的统一

中国文化的忧患意识、内倾性格和超越精神,决定了中国人不是企图在自然或必然的认识当中实现自己的理想,获得自由的感受,而是企图超越一切自然必然,摆脱一切物质束缚,在纯粹精神世界中获得自由,进入美的境界。儒家主张加强个人人格修养,以求达到"从心所欲不逾矩"的境界,在复杂的社会政治关系中自由自在。道家则直接否认个人具有对抗自然和社会的能力,主张彻底摆脱人为,弃绝主观欲求,把目标转向纯心理,追求精神的自由。禅宗之所以竭力推崇"顿悟",其目的也是为了让人摆脱世俗物欲的拖累,在精神上与自然宇宙融为一体。因此,西方文化从自然走向科学,

以对必然的认识为人生最高境界不同,中国文化则是由心灵走向审美,以精神的超越为人生的最高境界。中国艺术(诗、词、山水花鸟画、音乐、园林)从本质上讲是娱乐型艺术,它是中国人在家族包袱重压下形成的忧患心理中寻找安慰和解脱的产物。这种艺术所提供的,以及对艺术的玩味、妙悟中所达到的,正是中国人所倾心向往的人生的自由境界。

中国美学是由儒家的人伦美学、道家的自然美学和禅宗的心境美学三者为主干所构成的。中国美学是经过先秦至两汉的人伦美学,魏晋至中唐的自然美学,晚唐至明清中叶的心境美学,明中叶到19世纪末的人文美学和20世纪初到80年代的现代美学五个发展阶段逐步成熟起来的。

中国古典美学(亦称传统美学)对中医审美思想的影响是深刻的,特别是它的天人相应观、整体恒动观、阴阳平衡观、五行生克观和"至善至美"观对中医审美思想的影响尤为深刻和广泛。

第二节　中医基本美学思想特征

中医美学,是指与真善相联系的、体现中医本质力量的,并通过可感的、宜人的形式显现出来的客观形态与现象。

中医美学主要体现在三个方面:一是中医所认知的人体结构形态与功能运动,即神态之美;二是通过中医医学活动所显现出来的一切技术实施和设备形式与功能、医疗环境与医务人员行为之美;三是中医学理论体系结构、文采格调之美。"中医美学"泛指上述"三美"之总和。

本节侧重阐述中医基本美学思想之特征。

一、人与"天地"同源相动——整体美

中医认为,世界是物质的,其物质元素就是阴阳二气,包括人类在内的物质世界无不是阴阳二气相互作用的产物。中医还认为,世界不仅是物质的,而且是处于生生不息的"动静相召、上下相临、阴阳相错"的运动与发展状态。中医用"人与天地相参、与日月相应"这一朴实的语言来描绘人与自然的同源相动的整体完美联系。"同源"即指人与自然同源于阴阳二气;"相动"即指人与自然"相参""相应"的同步动态联系。人与自然同源相动整体美主要有以下体现。

(一)人是大自然的产物

《素问·宝命全形论》说:"人以天地之气生。"中医学中的"天地",在《素问·天元纪大论》解释为:"天地者,万物之上下也。""万物之上下"是指宇宙环境,或谓大自然。何为天地之气,如《素问·六节藏象论》所说:"天为阳,地为阴","天地之气"即为阴阳二气。《素问·天元纪大论》又说:"在天为气、在地成形、形气相感而化生成物。"通过天地阴阳二气的相互作用("相感")而生成了包括人类在内的物质世界,故谓"人以天地之气生"。可见,人是大自然的产物,是自然生态圈的一个组成部分。

(二)人的生活节奏必须与环境动态相适应

中医学认为,人不仅"以天地之气生",而且还必须顺应"四时之法成","法"即法则、规律,"四时之法"即大自然四季变化规律,人必须顺应季节性的气候变化规律而

有节奏地转换生活方式,才可保持健康。《灵枢·岁露》也说:"人与天地相参,与日月相应。"所谓"日月"即指周而复始的季节性规律,"相应"与"相参",都是说明人类必须与自己生存的环境(自然、社会)及其季节性变化规律相适应。如果这种整体联系,即"相应"与"相参"的机制受到破坏,那么人的生长和健康就会出现障碍。因此,人与环境之间是一种整体性关系。

(三) 人类必由大自然养育才能生存发展

《素问·六节藏象论》说:"天食人以五气,地食人以五味。五气入鼻,藏于心肺,上使五色修明,声音能彰;五味入口,藏于肠胃,味有五藏,以养五气,气和而生,津液相成,神乃自生。"这里所言之"神",即生命运动(生理、心理活动),"五气"主要指空气,"五味"主要指水和食物,指出人类必须依靠大自然提供的空气、水和食物才能生存和发展,如果大自然不能提供清净的空气和足够的食物和水,即意味着人与天地整体关系遭到破坏,即会出现不适应、不协调、不和谐,人们就难以生存与发展,更谈不上人体形神美。

(四) 人的形体与容姿受大自然的制约

《素问·异法方宜论》说,因东方地区气候温和似春,临海近水,盛产鱼盐,该地人民美其饮食,但多食鱼能使人生内热病;多食盐易伤血,以致局部血凝不通,滞留于肉内,久成痈疡,故东方多发生痈疡一类外科疾病。因为西方地处高原,山多,气候凉爽似秋,多食脂肪丰富的食物,但多食脂肪却会使病生起于内。因北方地势较高,气候严寒,好似冬天气象,民以游牧为生,居住野外,多食乳类,则易使内脏受寒而生胀满之病。南方天气炎热,是阳气最盛而万物繁荣的气象,地势低,温差大,居民好食酸味和制成糜烂的鱼肉食品,该地区居民多患痉挛、湿痹之症。因中央地区为平原,气候温和,居民生活环境较其他地区安逸,食物品种多,体力活动少,即"食杂而不劳",所以体质较弱,易受外邪侵袭。中医这"五方病因说",生动地表述了"人与天地相应""相参"的辩证关系。提倡因人、因时、因地的治病原则。

又如中医病因学中的"三因"说,把风、寒、暑、湿、燥、火六气(自然气候)的异常变化,以及天时、地理的变迁和"疫病"等作为疾病的外因,这里也表明了人与自然环境"相应""相参"的关系。

(五) 人类生命运动受大自然的制约

《素问·四时刺逆从论》说:"春气在经脉,夏气在孙络,长夏气在肌肉,秋气在皮肤,冬气在骨髓中。"《素问·咳论》说:"肝旺于春,心旺于夏,脾旺于长夏,肺旺于秋,肾旺于冬。"这里说的是人的生理现象与季节的变化"相应""相参"的关系。中医学还提示了人与一日中晨、昏、昼、夜四时变化的"相应""相参"关系。如《灵枢·顺气一日分为四时》说:"夫百病者,多以旦慧、昼安、夕加、夜甚。朝则人气始生,病气衰,故旦慧;日中人气长,气长则胜邪,故安;夕则人气始衰,邪气始生,故加;夜半人气入脏,邪气独居于身,故甚也。"这就是说,早晨、中午、黄昏、夜半时,人体的阳气存在着生、长、收、藏的变化规律,因而病情亦随之有慧、安、加、甚的变化。以上论述表明,人的生理运动紧随着大自然春、夏、秋、冬季节性和晨、昏、昼、夜时序性变化,而产生"生、长、收、藏"的相应性变化,除表明人与时间、空间息息相关外,还表明人自身生理活动的节律性与节奏性的形式美。

（六）人类情志受环境的制约

现代心理学告诉我们，一切客观世界自然的、社会的物质和事物及其运动状态是人们情志的源泉。情志，是人内在神态的外在表现。情志对人的生理效应是"双向性"的。正常的情志活动是人体对客观事物的不同反映，在人体能承受的情况下，一般不会致病，有的则有益于健康。例如《素问·举痛论》所说："喜则气和志达，营卫通利。"这里说正常强度的喜悦心情，可以缓和人的精神紧张状态，促进食物的消化与吸收，舒展胸怀，振奋精神。但又指出"暴喜伤阳"，如果喜得过度，可使人心气涣散，神不守舍，出现精神不集中，甚至失神狂乱等有损健康美的现象。中医的"七情内伤"学说指出"怒伤肝""喜伤心""思伤脾""忧伤肺""恐伤肾"，这是指某种情绪过激，便将损害机体与神态美（《素问·阴阳应象大论》）。《素问·举痛论》也说："怒则气上，喜则气缓，悲则气消，恐则气下……惊则气乱……思则气郁。"说明不同的情志对脏腑气机产生不同影响。中医药"七情内伤"论，亦说明人的心身都与情志息息相关。

综上所述，中医认为，人们应当保持与动态的环境即"天地"（空间）、"日月"（时间）相适应、相协调的状态，方能维护自身的健康与容姿。可见，中医的人天观是中医学审美思想的重心内容之一。

二、阴阳消长——平衡美

我国古代思想家看到，一切现象都有正反即阴阳两个方面，所以凭借"阴阳"这一概念来解释自然界两种对立的和彼此"消长"的物质势力，并认为阴阳的对立和消长是事物本身所固有的运动势态。如《老子》说："万物负阴而抱阳。"进而认为阴阳的对立和消长是宇宙的基本规律，如《易传》说："一阴一阳之谓道。""道"就是规律。中医学的创始者们，在其理论著作中创造性地广泛地引入了哲学的阴阳学说，并紧密地与医学实践和医药知识相结合，创立了中医学阴阳学说这一基础理论。

中医认为"人生有形，不离阴阳"（《素问·宝命全形论》）。这是说只要人这一形体存在，就离不开阴阳的变化运动。《素问·生气通天论》中说："阴平阳秘，精神乃治；阴阳离决，精气乃绝。"就是说，人的正常生命活动，就是一个"阴阳离合"的、有序的动态平衡结构。这个"离"和"合"，就是对立和统一规律的描述。只有保持人体"阴阳离合"的有序动态平衡状态，方达"精神乃治"，才能维持人体正常的生命活动。若是因故发生阴阳失调，即出现"阴阳偏胜偏衰"，就成为疾病发生的根本原因。因此，中医的调护，就是调理阴阳，恢复其"离合"动态平衡，以维持人的生命运动。若是恢复无力或失控，则将出现"阴阳离决"，即"离"而不"合"，导致"精气乃绝"，即生命运动的终止，这种人的形体美也随之消失了。

"阴阳消长"与"阴阳离合"的道理是一致的。"消"和"长"同样是对立统一规律的描述。"阴阳消长"也是一个有序的动态平衡结构，它同"阴阳离合"一样，用以说明人体的生理活动，并随着周围环境、季节、气候、昼夜、时辰的阴阳消长（交替）发生变化。就人而言，各功能活动（即阴长）的产生，必然要消耗一定的能量（即阳消），这就是"阴长阳消"的过程。在正常的状态下，这种"阴阳"是处于动态平衡状态的。如使消长关系超出一定限度，例如人体某一功能活动受损或能量耗散的某一环节受阻，而不能促成相对平衡，出现某一方面的"偏胜"或"偏衰"，便产生疾病，体形、体态和容姿都会受到损害。中医认为，"阴阳消长"时刻影响着人体的生理、病理变化，并且决定着疾病的发生、发展和转归。在正(即机体抗病能力)邪(即致病因子)斗争的影响下，正邪双方的斗争过程或由于正气之虚，或由于邪气之胜，都会促成病情趋于恶化。一旦正气得到恢复，邪气减退，疾病就会向好的方向发展。阴阳"消"而不致于"衰"，"长"而不致于"亢"，才能保持正常的生命运动，人的容姿方能维护和改善。中医阴阳学说，阐明了人体的各部位组织结构和各种生理功能是否保持着阴阳"消长"或"离合"的平衡状态，或是否产生"偏胜"或"偏衰"的不平衡状态，是中医学审美思想的又一个基本点。

三、五行生克——协调美

古人在长期的生活和生产实践中，认识到木、火、土、金、水是人类不可缺少的最基本物质，故五行最初称作"五材"。战国前后的五行学说是在"五材"说的基础上，引申为世界上的一切事物，都是由木、火、土、金、水五种基本物质之间的运动变化而生成的。同时，古代哲学又以五行之间的生克关系来阐释事物之间的相互联系，认为任何事物都不是孤立的、静止的，而是在不断地相生、相克的运动之中生存和发展的。中医先贤引五行学说创医理，认为人体各组织系统也是在相生相克运行中，维持功能协调平衡的有序状态下而生生不息的。

中医根据木、火、土、金、水的物理属性，采用"取类比象"的归纳方法，对自然现象及人体器官功能进行了归类。如把春、夏、长夏、秋、冬五个季节，把肝、心、脾、肺、肾五脏，把胆、小肠、胃、大肠、膀胱五个器官，把目、舌、口、鼻、耳五窍，把筋、脉、肉、皮、骨五体，把怒、喜、忧、悲、恐五情，把青、赤、黄、白、黑五色等归为木、火、土、金、水五行。又用五行"相生"与"相克"来说明人体正常的生理活动。所谓"相生"就是五行之间相互资生、彼此促进。五行中的每一行，都以生我和我生前后衔接，如此循环往复，以至无穷。所谓"相克"就是五行之间有相互制约关系，每一行都有我克和克我两个方面，以防止太过或不及，相互制约，维持人体脏腑间的"和谐与统一"的生理状态。可见，中医五行相生相克及其顺序的概念，是中医学的一种医学逻辑思维方法，主要用以说明人体各器官既是各司其职，又是相互协调的。同"阴阳消长"的概念一样，它也是一个有序而稳定的动态结构。如果人体受到外感或内伤因素的损害，以致某一行(器官)的功能运动出现"太过"(偏胜)或"不及"(偏衰)时，就产生疾病，即出现"相乘"与"相侮"的反常现象。医者行针施药的目的，就在于抑其"太过"，补其"不及"，以达机体功能运动恢复有序而稳定的平衡状态。

综上所述，人体各组织结构与功能之间处于五行生克的有序协调状态，为中医学公认的医学人体美的主要特征之一。

四、四诊合参——辨证美

辨证，就是应用中医学的整体恒动观，对四诊所得的临床资料，加以分析辨别，找出疾病的原因、病变部位、病变性质、发病机理，以及正邪双方的势态，为防治疾病提供科学的依据，是中医诊病的基本方法。

四诊，是指中医诊病"望、闻、问、切"的四种方法；美主要是由色彩、形象、声音和气味等要素所构成，中医四诊的内容无不含有上述美的要素，因此，从四诊方法、内容与目的来看,既是诊病,也是一种医学人体审美活动。四诊合参,就是在诊察疾病的过程中,根据中医学理论,把望、闻、问、切四种诊法所搜集、了解和掌握的各种临床资料,去伪存真、由表及里、由此及彼加以综合、整理、分析、推演,判断病因、病性、病位、病机等,总称为"辨证",旨在为确定治疗原则提供理论依据。疾病是复杂多变的,证候的显现有真有假,有的假在脉上,有的假在症上,如果四诊不全,就难以得到全面的资料,从而影响准确辨证诊断,甚至发生错误。所以,中医在临床实践中,强调四诊合参。可见,四诊合参既是中医辨证调护的基本方法,也是中医辨证审美的基本指导原则。

五、组方法则——协同美

中医在药物配伍和处方组成上具有深刻的美学内涵。这里仅就药物配伍和方剂组成两个方面来提示中医方药组合中的美学思想。

1. 用药讲究"七情合和",体现协同美　中医药学创始者从实践经验中认识到各种药物性能及其相互作用的规律,从而创立了"七情合和"的药物配伍法则。

所谓"七情"就是"单行、相须、相使、相畏、相恶、相杀、相反"。凡不需要其他药物补助,能单独发挥作用的称"单行";两种以上功用相同的药物合用后,能取得协同作用而互相促进疗效的,称为"相须";两种以上不同的药物合用后,疗效更好,叫作"相使";两种药物合用,一种药物受到另一种药物的抵制,而足以减低或消除它的烈性或毒性的,叫作"相畏";凡二药合用,一种能牵制另一种药物疗效的,叫作"相恶";一种药物能消除另一种药物的中毒反应的,叫作"相杀";两种药物合用可发生剧烈的副作用的,叫作"相反"。

上述"七情"中,相畏、相恶、相反具有不同程度的拮抗和抵制作用。而"相反"的药物,原则上不可合用。所谓"合和"是指两种以上药物混和使用时,必须注意药物性能之间的缓和、中和、协和,来保证药物使用的安全有效,体现出中医重视药物配伍上的协调美或协同美的审美思想。"合和"一词本就是中国古典美学的范畴之一。

2. 组方讲究"主辅佐使",体现主从美　《素问·至真要大论》载:"主药谓之君,佐君谓之臣,佐臣谓之使。"中医学根据这种职能(功能)考虑,创立了自己的组方法则,即"君臣佐使"的药物配伍原则,并沿用至今。

主药:是针对病因或主证而起主要作用的药物。

辅药:是协助主药以加强治疗作用的药物。

佐药:一是治疗兼证或次要证候的药物;二是用于因主药有毒性,或药物性能峻烈需制约者("因主药之偏而为监制之用");三是反佐作用("因病气之甚而为从治之用"),如在温热剂中加入少量寒凉药,在寒凉剂中加入少量温热药。

使药:即引经药,或调和药性的药物。

上述协同和主、从(辅、佐、使药)都属形式美法则,可见中医在方剂组成方面包含有明显的审美思想。

课堂互动

谈谈你平时感受到的中医美学,举例说明。

第三节　中医美学范畴

任何一门学科都有一定的基本范畴,这些范畴精练地概括和反映着本学科研究对象的普遍和本质联系。中医美学的范畴是对中医审美规律和一系列中医美学现象本质的概括和反映,它帮助人们认识和掌握中医美学、美容现象之纽结。因为中医美学深受中国传统美学思想的影响,其基本范畴同样包含着我国传统美学的色彩,例如"精气""形神""意象""合和""尽善"等美学范畴。

一、精气

《灵枢·经脉》说:"人始生,先成精。"张景岳说:"形以精成,而精生于气。"(《类经附翼》)故精气既是中国古典美学的一个范畴,也是中医美学的首要范畴。在我国古代早就有人提出,世界是物质的,是阴阳二气相互作用的结果。《周易·系辞下》云:"天地氤氲,万物化醇。""天地"者,阴阳之气也。"氤氲"为阴阳二气变化运动之状。这是说,由于阴阳二气互相变化运动,方有世界万物生长繁衍。东汉王充《论衡》亦云:"天地合气,万物自生。"人们把这种"天地合气,万物自生"的理论概括为"元气论"或"气一元论",在中医学里还由此创立了"精气学说"。中医学引用"元气论"阐明医理是非常广泛、复杂的,中医医学审美中也脱离不了这一学说。

(一)"精气"是人体的本原

中医学根据气的分布和运用的不同,分别被称之为天气、地气和精气。《素问·宝命全形论》曰:"天地合气,命之曰人。"故张景岳在《类经附翼》中指出:"形以精成,而精生于气。"就是说人的形体是由"精"构成的,而精又产生于"气"。人出生之后要靠天地之气所滋养,方能生存和成长。《素问·阴阳应象大论》说:"天气通于肺,地气通于嗌。"此指人的生存和成长,一是靠天空之气,从呼吸入肺;二是靠水谷之气(地气),从饮食进入体内。可见没有"气",就没有人,何谈人体美? 故"精气论"与"元气论"是中医人体审美的理论基础。

(二)"精气"是人体健美的要素

中医根据人体气的分布和作用特点,给予了不同的命名。如聚在上焦(胸中)的叫作"宗气";聚在中焦的叫作"中气";聚在下焦的叫作"真气";宣发在肌肤腠理的叫作"卫气";运行在血脉之中的叫作"营气"。各气的生成与功能都别有分述。

一是"元气",元气是人体各种气中最重要、最基本的元素,因其是先天之精所产生,所以叫作"元气"。它通过三焦分布全身,内而脏腑,外而肌肤腠理,无处不到,是人体生命的原动力。二是"宗气",由水谷之气和吸入的自然之气结合而成,积于胸中。因它是贯穿于全身之气的起点,所以叫作"宗气"。它能推动血的运行以营养全身,人的视、听、言、动各种功能活动也都与宗气有关。三是"营气",由水谷之气所化生,行于脉中,为血液的组成部分。人体上下表里,五脏六腑,四肢百骸,皆以此为营养。四是"卫气",是人体阳气的一部分,有"卫阳"之称,它的功能主要是保护肌表,抗御外邪的入侵和控制汗孔的开合,调节体温以及温煦脏腑,润泽皮毛等。

总之,阴阳之气为"生杀之本始",气绝则身亡。可见,没有分布在人体各部位诸气的功能作用,就不存在人的生命运动,也就失去了人体之美的载体,故"气"为人体健美的基本要素。

(三)"精气论"是中医学审美的理论原则

中医美学是由中医学与普通美学知识相结合而形成的,中医学基础理论又多是在元气论指导下创立的。

1. "精气论"是中医生理学理论基础　人是"天地之气生",又靠"天地之气"而生存成长。《灵枢·经脉》讲:"人始生,先成精,精成脑髓生,骨为干,脉为营,筋为刚,肉为墙,皮肤坚而毛发长。谷入于胃,脉道以通,血气乃行。"这说明人孕育在母体内的阶段,最先生成的就是精(先天之精),在精的基础之上,脑髓、骨骼、筋脉、皮肉、毛发等形体组织才逐渐生长具备。人出生以后又依靠空中之气和饮食水谷之精气滋养(后天之精)来维持生命活动,这是中医的基本生理观。

2. "精气论"是中医病理学的理论基础　中医把人的功能活动和抗病能力称之为"正气",而把各种致病因素称为"邪气",正气与邪气之斗争导致发病与否的两种结果,是中医学的基本病理观。《伤寒论》所说"血弱气尽,腠理开,邪气因人,与正气相搏"就是这种病理观的反映。

3. "精气论"是中医防治医学的理论基础　中医学认为,精气是人生命的本质,而把人的精气正常与否作为健康与否的重要标志。基于这种观点,中医在临床上非常重视"气"的作用,认为"气为血之帅,气行则血行,气滞则血凝"。因此,临床上根据患者的气滞、气脱、气陷、气虚等不同证候,治疗时分别采取行气、固气、升气和补气等法,以调理气血、扶正祛邪来达到治病目的。

4. 精气论是中药学理论基础　中医认为中药材是天地之气"相感而化生万物"中的一类,例如,中药学中关于四气五味、升降浮沉等理论,就是元气论同药学实践相结合的产物。

综上所述,"精气论"或"元气论"是中医美学的一个基本范畴。

二、形神

在中国古典美学中,"形"是指可以用视觉和触觉感知的人或事物的实体及其外貌,在中医学中"形"指人的形体(机体)及其外貌形态。古典美学亦认为形和神的关系是辩证的。形是神生存的物质基础,神是形的统帅和灵魂,故谓"形与神俱"。中医学认为"形俱而神生",形是第一性的,神是第二性的。这里的"神",一是指生理功能运动和心理活动的概括,即生命运动的外现,"得神者昌,失神者亡"。《素问·五常政大论》说:"根于中者,命曰神机,神去则机息。"这里所言"神机"即指"生命功能"或生理、心理功能之意;"神去则机息",是说人体失去了"神机",则一切生命活动也就停息了。二是指"神明",宗教所讲的"神明"是指"上帝的意志",而中医所讲的"神明"与之完全不同,《素问·灵兰秘典论》说:"心者君主之官,神明出焉。"可见,这里中医所讲的"心"实为大脑,所说的"神明"乃指人的思维能力、思想意识等精神活动。三是指"神色",《素问·八正神明论》说:"血气者,人之神。"可见,中医所讲的"神色"是指人的气色,约同于精神风貌,肌肤色泽。四是指"神志",主要指人的情绪,心理状态。从"神"的上述含义来看,它是人的形式美、功能美即生命活力美的展现。可见,"形神"既是中国古典美学的范畴,也是中医美学的范畴之一。

三、意象

"意象"是中国古典美学的一个范畴,"象"是一切事物的形象,"意"是事物内在运动的外在显露,所谓"假象见义",这与中医学藏象学说中的"藏于内,必象形于外"及"司外揣内"的审美思想是相似的。故在中国古典美学中,"意象"是其范畴之一。在古典美学的发展过程中,"意"扩展为人的思想感情等主观因素,而"象"则逐渐扩展为一切事物的客观形象。我们取"意象"的上述含义,确立"意象"为中医美学的范畴之一。

中医学以象与脏腑相联系的理论原则,创立了藏象学说。"藏",指藏于人体内部的脏腑器官及其功能运动;"象",指表现在体外的生理、病理现象。中医藏象学说指出五脏各有"外候"或"诸窍"的变化动态,也就是人体美、丑的特征所在。中医藏象学说还据上述理论明确指出:人体"有诸内,必形诸外""脏腑藏于内,必象形于外",并采用"比类取象"的思维方法来认识人体的生理病理变化,通过四诊所得的情况及其变化动态归为"外候"即体表证候,也就是美与丑的形态或现象。

四、合和

"合和"与"和"在哲学里是同义词,在中国古典美学中亦然。但观其特征,"合"与"和"的关系仍为辩证的。"合"是一切事物对立的趋向,即相召、相错、相交、相临,"和"是对立而统一的结果。"合"是事物变化运动,"和"是事物变化运动的结果。有学者认为"和"即美。美即在于对立双方的和谐与统一,一方面是指对美的主观感受,由"和"产生美感。《国语·周语》说:"耳之察和也,在清浊之间。""乐从和",即认为对声、色之美的感受必须符合听觉、视觉器官的生理要求,即适度,过强过弱、过大过小,都是"非和"。另一方面是审美的对象,"和则美"。美存在于对立面的相互渗透和统一之中。《乐记》所说的"乐者天地之和也""凡乐,天地之和,阴阳之调也",都认为艺术起源于天地、阴阳之和,美亦在天地万物和谐统一之中。故"合和"被中国古典美学列为范畴之一。

《系辞下》云:"阴阳合德而刚柔有体。"指事物总是由对立的两面构成,而由对立开始的过程,必以对立的参和、共济而结束。这种"参和"或"共济"则为常言之"中和"或"合和"。中医学也认为,一切事物在运动中都具有太过、不及和适中三种运动状态,太过和不及都是恶的、丑的、病的特征,只有"适中"或"中和""合和"才是善的、美的、健康的特征。中医学在"和"的思想指导下,创立了"体察阴阳""以平为期"的医法与治则,具体分析如下:

1. 中医学认为"阴平阳秘"是人体神态美的特征,是医学所追求人体美的目标 中医学强调,只有"天地气交"才能出现"万物华实";只有"动静相召,上下相临"方能"化生万物"。"气交""相召""相临""相错""相感"都是说一切事物都是在矛盾运动中发展的,而这种矛盾运动又是"有度""有分寸"的。因此,人在生理上应当处于阴阳平衡状态,"阴平阳秘,精神乃治","气血不和,百病乃化而生"。可见,处于"阴平阳秘"与"血气调和"的形体状态,是美的基本特征。

2. 中医临床就是"体察阴阳所在而调之,以平为期" 在治疗原则上则采取"阴病治阳""阳病治阴""热者寒之""寒者热之""阳虚者扶阳,阴虚者补阴""实者泻之"

"虚则补之""左病治右""右病治左"的治则,以及"阳盛者泻热,阴盛者祛寒""阳虚者扶阳,阴虚者补阴"等拮抗之法,"以平为期",即达到"中和"的目的。阴阳平衡和阴阳偏胜偏衰(失衡),是人体美、丑所在;"以平为期",即"以平为美",就是中医临床所追求的审美目标。

3. 中医养生保健也以"以平为期"为指导原则　中医养生保健认为,人的起居、饮食、情态、劳逸,以至人体的各种欲望都不宜"太过"或"不及",否则都会致人于病。因此,把"饮食有节,起居有常,不妄劳作"看作"故能形与神俱,而尽终其天年"(《素问·上古天真论》)的保健原则。所谓"有节""有常""有度""不妄"都是指要有一定的规律性,不宜"太过"或"不及",饮食、起居和劳逸都应保持一个"适中"的状态。中医学反对"以酒为浆,以妄为常……起居无节"的放荡生活方式,并告诫人们"久视伤血,久卧伤气,久坐伤肉,久立伤骨,久行伤筋"(《素问·宣明五气论》)。指出劳与逸都不宜"太过",精神状态过于抑郁或过于兴奋,都有害身体。《灵枢·本神》所说"喜伤心""怒伤肝""思伤脾""忧伤肺""恐伤肾"等,"意和"方能"气畅",即人的情志必须保持"适中""中和"状态,"太过"或"不及"都会致人于病,使人由美转丑。

4. 中医方药同样以"合和"为度　首先表现在药物分类方面。北朝时齐国徐之才的《药对》把上千种药物归为10个种类,并分别构成宣与通、补与泄、轻与重、滑与涩、燥与湿对立统一的"中和"关系。其次表现在重视药物性能的"中和"匹配,制定了"君、臣、佐、使"组方规范,保证全方药物性能平和,以达安全、有效。最后表现在根据五行生克规律上,确定了"抑木扶土法""培土制水法""佐金平木法""泻南补北法"等调理"中和"的治法。

可见,从中医学基础理论、临床医学到中药方剂组成选药,都贯穿了"合和""中和"的审美思想。故云:平衡—失衡—调治—平衡,是中医学审美的要求和必然。

五、尽善

以善为美是儒家美学思想的特征之一,他们认为善("仁")就是美,尤其强调以善为本质特征的个体人格美,孔子认为完美的艺术应该是"尽善尽美"。

所谓"善",一般指对人类有用、有益、有利的一种功利价值。"以善为美"是中国古典美学的特色。尤其在中医药学方面,善与美是紧密联系的,这种联系主要表现在两个方面:一是医药美是以善为前提的,医学所追求的任何一种美,对人类的生命安全,对疾病消除和健康保持,都必须是有用、有利、有益的,即善的东西。如果相反(不善),则不可能被认为是美。可见,善是美的前提,不善者不美。二是医药美本身就蕴含善,善是蕴含、潜伏在美之中的,例如苦口的药,其貌虽不雅,但它能消除病痛和增进健康,因此它属良药、好的东西。可见,善是美的构成因素之一。但是,在社会现象中,往往外表美的并非全部是善的,这是人们在处事时常可遇到的,也是医学美与社会美现象的区别所在。善,在中医审美中主要体现在以下几个方面:

1. 医疗手段与医疗环境方面　如医疗技术是否精益求精,四诊是否周密详尽,搜集的材料是否完整真实;辨证是否准确;立法是否正确;治法是否适宜;组方(包括剂型)是否合理;用药是否贴切;药物的来源是否正宗;药量是否恰当;配伍是否严谨;煎药是否符合要求;服法是否得当;诊察或用药是否安全有效;医疗费用是否合理;医疗操作是否谨慎;医疗设备是否先进;医疗环境是否宜人;就诊手续是否简便;医疗秩序是否有条不紊等。

2. 医疗效果和技术效益方面　如医疗质量、服务质量和工作效率是否达到理想的目标;加强预防后的发病率、环境污染率、食物中毒的发生率;临床医疗中的诊断符合率、治愈率、病死率、后遗症发生率、病床使用率和周转率、出院患者平均住院天数和医疗差错、事故发生率;护理方面的护理日志和记录书写合格率、护理规程执行符合率、患者褥疮发生率、护理差错和事故发生率;医疗材料消耗率、医疗支出的补偿、回收率等。

3. 医学职业道德水准和道德实践方面　如在医疗保健实施活动中,能否遵循"继承发扬祖国医药学、救死扶伤、防病治病、实行社会主义人道主义,全心全意为人民健康服务"的社会主义中医道德原则;能否执行忠诚医业、技术精益求精,不辞劳苦、全力救治患者,不分怨亲善友、一视同仁待患者,工作专心致志、对患者极端负责,仪表端庄整洁、言行稳重谨慎,同行相互尊重、团结合作,努力攀登医学高峰、勇于献身事业的社会主义中医职业道德规范。

总之,"善"中蕴含着医疗环境美、医疗条件美、医疗效果美、医者品德美。善,是构成中医医学美的一个重要因素。"尽善尽美",善是美的前提,只有"尽善"方达"尽美",故云"尽善"为中医美学范畴之一。

（陈美仁）

复习思考题

1. 中医美学的内容有哪些?
2. 什么是中医医学美?
3. 中医医学美主要显现在哪几个方面?
4. 什么是"意象""和合""尽善"?

扫一扫
测一测

第四章

内科病证调护

学习要点

1. 内科各病证的概念及与美容的关系。
2. 内科各病证的病因病机。
3. 内科各病证的诊断及辨证调护。
4. 内科各病证的一般调护方法。

第一节　感　　冒

感冒又称伤风、冒风,由于感受风邪,引起肺卫功能失调,以鼻塞、流涕、喷嚏、头痛、恶寒、发热、全身不适等为主要临床表现的一种外感病证。全年均可发病,尤以冬、春季节多见。由于感邪之不同、体质强弱不一,证候可表现为风寒、风热两大类,并有夹湿、夹暑的兼证,以及体虚感冒的差别。如果病情较重,在一个时期内广泛流行,称为"时行感冒"。

感冒与美容的关系:感冒虽然是一种常见的外感疾病,但与美容有着内在的因果关系,如果经常感冒会引起一系列皮肤、形体等方面的美容问题,比如面色萎黄,阴虚感冒则出现面色潮红、颧红、手足心热等。

西医学的普通感冒、流行性感冒、上呼吸道感染等病以鼻塞、流涕、喷嚏、头痛、恶寒、发热、全身不适为主要临床表现者,可参考本节调护。

知识链接

冬春季易感冒的原因

为什么冬、春季最容易感冒?冬春交替时冷暖骤然变化,使人体的免疫与防御功能下降。且寒风导致气候干燥,使人口唇干裂、鼻咽黏膜干燥、呼吸道抵抗力下降,这时"冬眠"后开始滋生繁殖的细菌、病毒等致病微生物便会乘机肆虐,所以冬、春季最易发生流感、感冒。此时应特别重视顺应自然,适应气候的变化。要注意随时增减衣服,年老体弱多病之人不宜过早脱去冬衣,以免受寒;饮食宜清淡,富营养而易消化,少吃油腻煎炸及辛辣刺激的食品;还应多参加室外活动,早睡早起,以适应春天生机勃发的特点,维护身心健康。

【病因病机】

1. 风邪侵袭　外感六淫之邪,主要以风邪为主,邪气乘虚由皮毛、口鼻而入,致使肺卫失调而发为感冒。

2. 感染时行疫毒　多因感染四时不正之气,肺气失宣而发病。

3. 正气不足　体虚、劳倦、机体抗邪能力下降,加之外感六淫之邪或时行疫毒侵袭,卫表不固,肺气失宣则发为感冒。

主要病机是肺卫失调,邪正相争。

【诊断要点】

1. 病史　本病四季均可发生,但以冬、春季节多见,常见于气候骤变、劳倦、酗酒、淋雨而发病,起病多急,病程3~7日,时行感冒呈流行性,且症状较重。

2. 临床特征　初起一般多见鼻塞、咽痒、流涕、喷嚏、咳嗽、恶寒、发热、头身疼痛、肢体酸楚等。

3. 辅助检查　白细胞计数多正常或减少,中性粒细胞减少,淋巴细胞相对增加,单核细胞增加。

【辨证调护】

（一）调护原则

感冒的调护是以解表达邪为原则,风寒者当辛温解表,风热者当辛凉解表,夹暑湿者当清暑祛湿,时行感冒治疗上遵循"其在皮者,汗而发之"的原则,即解除表证,祛除表邪,宣通肺气,照顾兼症。

（二）分型调护

1. 风寒感冒

证候:恶寒重,发热轻,无汗,头痛,肢节酸痛,鼻塞声重,时流清涕,咽痒,咳嗽,痰稀薄色白,口不渴或渴喜热饮,舌苔薄白而润,脉浮或浮紧。

调护原则:辛温解表,宣肺散寒。

调护指导:荆防败毒散加减(荆芥、防风、羌活、独活、柴胡、前胡、川芎、枳壳、茯苓、桔梗、甘草、薄荷)。若夹湿则加陈皮、苍术、半夏或厚朴以疏风祛湿;夹气滞者加香附、苏梗理气疏肝;夹痰浊者加二陈汤化痰祛湿。

2. 风热感冒

证候:发热重,恶寒轻,咽喉肿痛,口渴,咳痰黄稠,苔薄黄,脉浮数。

调护原则:辛凉解表,宣肺清热。

调护指导:银翘散加减(银花、连翘、竹叶、薄荷、荆芥、淡豆豉、桔梗、牛蒡子、甘草、芦根)。若头痛甚者加桑叶、菊花以清利头目;咽喉肿痛者加马勃、元参、板蓝根以清热解表利咽;咳嗽痰多者加贝母、杏仁、瓜蒌皮以化痰止咳。

3. 暑湿感冒

证候:身热,微恶风寒,无汗或少汗,肢体酸重或疼痛,头昏重胀痛,咳嗽痰黏,鼻流浊涕,心烦,口渴,口中黏腻,渴不多饮,胸闷泛恶,小便短赤,舌苔薄黄而腻,脉濡数。

调护原则:清暑祛湿解表。

调护指导:新加香薷饮加减(香薷、金银花、连翘、厚朴、扁豆)。

4. 阴虚感冒

证候:发热,微恶寒,无汗或少汗,手足心热,盗汗,干咳少痰,舌红少苔,脉细数。

调护原则:滋阴解表。

调护指导:加减葳蕤汤加减(玉竹、葱白、淡豆豉、桔梗、薄荷、白薇、大枣、甘草)。

5. 气虚感冒

证候:恶寒甚,发热轻,无汗或自汗,但觉形寒,咳嗽痰白,倦怠无力,少气懒言,苔白,脉浮而无力。

调护原则:益气解表。

调护指导:参苏饮加减(党参、茯苓、苏叶、葛根、前胡、桔梗、枳壳、半夏、陈皮、甘草)。若见自汗易感冒之气虚者,则以玉屏风散加减以益气固表;若见寒甚无汗之阳虚者,可用麻黄附子细辛汤以温阳解表;表虚有汗者则多用桂枝加附子汤。

课堂互动

1. 请说出中、西医感冒定义的异同。

2. 实证感冒和虚证感冒该如何鉴别?

【其他调护】

(一) 饮食调护

1. 将防风 10~15g,葱白 2 段加水煎取药汁,去渣;另用 30~50g 粳米煮粥,待粥将熟时加入药汁,煮成稀粥,趁热温服。适用于风寒型感冒(《千金方》)。

2. 将紫苏叶 500g,木瓜 500g,同 100g 白砂糖一起入锅,加水适量煮沸 15 分钟,滤去药渣。每次饮 50g,每日 2~3 次。适用于暑湿感冒(《饮膳正要》)。

3. 将绿豆 30g 洗净,用清水浸泡 30 分钟;取大青叶 30g 洗净,与绿豆同放入砂锅内,加清水适量,武火煮沸后改用文火熬 1 小时。适量饮用。适用于疫毒型感冒(《疾病饮食疗法》)。

(二) 针灸调护

1. 艾灸法　取大椎、风门、外关、足三里。每穴用艾条悬灸 10 分钟,至局部皮肤潮红有温热感为度。适用于风寒感冒,并有预防感冒的作用。

2. 毫针法　针刺列缺、合谷、大椎、太阳、风池,用泻法。风寒束表加风门、肺俞,大椎刺络拔罐;风热犯肺加曲池、尺泽;暑湿伤表加中脘、足三里、阴陵泉、支沟;鼻塞者加迎香;咽喉疼痛者加少商。

3. 火罐法　取肺俞、风门、大椎、身柱、大杼。每次选取 2~3 穴,留罐 10 分钟后起罐,也可用闪罐法,适用于风寒感冒。

4. 刮痧法　用边缘平滑的陶瓷小汤匙蘸植物油从颈部风池穴开始至脊柱两旁,自上而下,刮至皮肤出现紫色出血点为止。注意防止刮破皮肤。风寒、风热、暑湿证均可用。

5. 耳针法　取肺、内鼻、下屏尖、额,用中强刺激。咽痛加咽喉、扁桃体,毫针刺。

6. 敷贴法　取大蒜 2 枚捣汁拌面粉做成圆锥状,塞入鼻孔(两侧交替),每次塞 15~20 分钟,每日 4~5 次。具有祛风散寒、宣肺通窍的功效,适用于风寒感冒。

(三) 推拿调护

患者取坐位,术者先以一指禅推法推风池、风府、风门、肺俞诸穴;再推印堂、阳白、太阳、头维至百会,往返3~5次;然后抹印堂至太阳,再由太阳经头维抹至风池;最后按百会,拿风池、风府、肩井、曲池、合谷诸穴。风寒者,加头颞部扫散法,按风池、肺俞;鼻塞加揉迎香。

【按语】

1. 凡感冒皆不可发散太过,除体虚感冒忌过早补敛。总之,临床治疗感冒当辨明寒热虚实,予以相应治疗,均能痊愈,预后良好。若失治误治,当防诱发他病。

2. 平时要注意保持室内通风,加强体育锻炼,增强抗病能力。

3. 感冒与某些传染病早期症状类似,临证时要加以鉴别。

复习思考题

1. 感冒可引起哪些损美性问题?

2. 如何鉴别风寒与风热感冒?

3. 风寒感冒的调护方法有哪些?

第二节 咳 嗽

咳嗽是指肺失宣降,肺气上逆作声,以咳嗽、咯痰为特征,为肺系疾病的主要症状之一。若咳与嗽分别言之,有声无痰为咳,有痰无声为嗽,一般多为痰声并见,难以截然分开,故以咳嗽并称。咳嗽有外感、内伤之分,外感咳嗽多属急性病证,内伤咳嗽多为慢性病证。外感咳嗽调治失当可转为慢性咳嗽,内伤咳嗽复感外邪亦可急性发作。

咳嗽与美容的关系:咳嗽虽然是一种常见的外感疾病,但与美容有着密切的关系,经常咳嗽可引起一系列皮肤、形体等方面的美容问题,比如头痛,肢体酸楚,体倦,或身热,午后潮热,颧红,盗汗,日渐消瘦,神疲等。

西医学中急慢性支气管炎、部分支气管扩张症、慢性咽炎等可参考本节辨证调护。

【病因病机】

1. 外感六淫 外感咳嗽因六淫之邪从口鼻或皮毛而入,侵袭肺系;或因吸入烟尘、异味气体,肺气被郁,肺失宣降;或过度疲劳,肺的卫外功能减退,以致在天气冷热失常,气候突变的情况下,外邪客于肺导致咳嗽。

2. 内邪干肺 内伤咳嗽因脏腑功能失调、内邪干肺所致,可分为其他脏腑病变累及于肺和肺脏自病两端。嗜烟好酒,烟酒辛温燥烈,熏灼肺胃;或过食肥甘辛辣炙烤,酿湿生痰;或平素脾运不健,饮食精微不归正化,变生痰浊,肺脉连胃,痰邪上干,乃生咳嗽;或情志不遂,郁怒伤肝,肝失条达,气机不畅,日久气郁化火,肝脉布胁而上注于肺,故气火循经犯肺,发为咳嗽。肺脏自病常因肺系疾病迁延不愈,阴伤气耗,肺的主气功能失常,以致肃降无权,肺气上逆作咳。

主要病机为肺失宣肃,肺气上逆;其病位主要在肺,与肝、脾、肾有密切关系。

【诊断要点】

1. 病史 外感咳嗽起病急、病程短,初起咽痒多伴有恶寒、发热、鼻塞、流涕等外感表证;内伤咳嗽病势缓,病程长,常因外感诱发而反复发作,以经常咳嗽、咯痰为主,常可见相应脏腑功能失调的证候。

2. 临床特征 咳逆有声，或伴喉痒咳痰。

3. 辅助检查 血常规、胸部 X 线检查等，有助于诊断。

知识链接

咳 嗽 反 射

　　属于防御性呼吸反射。喉、气管和支气管内壁黏膜上皮内的感受器能接收机械性刺激和化学性刺激，大支气管以上部位的感受器对机械刺激特别敏感，支气管以下部位的感受器对化学刺激敏感。这些感受器受到刺激时，可引起一系列协调而有次序的咳嗽反射动作。咳嗽反射的作用为排出呼吸道内的异物和过多的分泌物，有清洁、保护和维持呼吸道畅通的作用。但长期而频繁的咳嗽则对机体不利。

【辨证调护】

（一）调护原则

　　咳嗽的调护应分清邪正虚实。外感咳嗽，多为实证，应祛邪利肺，按病邪性质分风寒、风热、风燥。内伤咳嗽，多属邪实正虚。标实为主者，祛邪止咳；本虚为主者，扶正补虚。并按本虚标实的主次酌情兼顾。同时除直接调肺外，还应从整体出发，注意调脾、调肝、调肾等。

（二）分型调护

1. 外感咳嗽

（1）风寒袭肺

　　证候：咳嗽声重，气急，咽痒，咯痰稀薄色白，常伴鼻塞，流清涕，头痛，肢体酸楚，或见恶寒发热、无汗等表证，舌苔薄白，脉浮或浮紧。

　　调护原则：疏风散寒，宣肺止咳。

　　调护指导：三拗汤合止嗽散加减（麻黄、杏仁、白前、桔梗、百部、紫菀、橘红、炙甘草）。咳嗽较甚者加矮地茶、金沸草祛痰止咳；痒甚者加牛蒡子、蝉蜕祛风止痒；鼻塞声重者加辛夷、苍耳子宣通鼻窍；若夹痰湿，咳而痰黏，胸闷，苔腻者，加半夏、茯苓、厚朴燥湿化痰；若表证较甚，加防风、苏叶疏风解表；表寒未解，里有郁热，热为寒遏，咳嗽音嘎，气急似喘，痰黏稠，口渴心烦，或有身热者，加生石膏、桑白皮、黄芩解表清里。

（2）风热犯肺

　　证候：咳嗽频剧，气粗或咳声嘶哑，喉燥咽痛，咯痰不爽，痰黏稠或黄，咳时汗出，常伴鼻流黄涕，口渴，头痛，肢体酸楚，或见恶风、身热等表证，舌苔薄黄，脉浮数或浮滑。

　　调护原则：疏风清热，宣肺止咳。

　　调护指导：桑菊饮加减（桑叶、菊花、薄荷、连翘、前胡、牛蒡子、杏仁、桔梗、大贝母、枇杷叶）。表热甚者，加银花、荆芥、防风疏风清热；咽喉疼痛，声音嘶哑者，加射干、牛蒡子、山豆根、板蓝根清热利咽；痰黄稠，肺热甚者，加黄芩、知母、石膏清肺泻热；若风热伤络，见鼻衄或痰中带血丝者，加白茅根、生地凉血止血；热伤肺津，咽燥口干者，加沙参、麦冬清热生津；夏令暑湿加六一散、鲜荷叶清解暑热。

（3）风燥伤肺

　　证候：干咳，连声作呛，喉痒，咽喉干痛，唇鼻干燥，无痰或痰少而黏，不易咯出，或痰中带有血丝,口干,初起或伴鼻塞、头痛、微寒、身热等表证,舌质红干而少津,苔薄白或薄黄,脉浮数或稍数。

调护原则:疏风清肺,润燥止咳。

调护指导:桑杏汤加减(桑叶、薄荷、淡豆豉、杏仁、前胡、牛蒡子、南沙参、大贝母、天花粉、梨皮、芦根)。表证较重者,加薄荷、荆芥疏风解表;津伤较甚者,加麦冬、玉竹滋养肺阴;肺热重者,酌加生石膏、知母清肺泻热;痰中带血丝者,加生地、白茅根清热凉血止血。

2. 内伤咳嗽

(1)痰湿蕴肺

证候:咳嗽反复发作,咳声重浊,痰多,因痰而嗽,痰出咳平,痰黏腻或稠厚成块,色白或带灰色,每于早晨或食后则咳甚痰多,进食甘甜油腻之物加重,胸闷,痞满,呕恶,食少,体倦,大便时溏,舌苔白腻,脉濡滑。

调护原则:燥湿化痰,理气止咳。

调护指导:二陈平胃散合三子养亲汤加减(法半夏、陈皮、茯苓、苍术、川朴、杏仁、佛耳草、紫菀、款冬花)。胸脘痞闷者,可加苍术、厚朴健脾燥湿化痰;若寒痰较重,痰黏白如泡沫,怯寒背冷,加干姜、细辛以温肺化痰;脾虚证候明显者,加党参、白术以健脾益气;兼有表寒者,加紫苏、荆芥、防风解表散寒。病情平稳后可服六君子汤加减以资调理。

(2)痰热壅肺

证候:咳嗽,气息粗促,或喉中有痰声,痰多质黏厚或稠黄,咯吐不爽,或痰热有腥味,或咯血痰,胸胁胀满,咳时引痛,面赤,或有身热,口干而黏,欲饮水,舌质红,舌苔薄黄腻,脉滑数。

调护原则:清热肃肺,豁痰止咳。

调护指导:清金化痰汤加减(黄芩、山栀、知母、桑白皮、杏仁、贝母、瓜蒌、海蛤壳、竹沥、半夏、射干)。若痰热郁蒸,痰黄如脓或热有腥味,加鱼腥草、金荞麦根、象贝母、冬瓜仁等清化痰热;胸满咳逆,痰涌,便秘者,加葶苈子、大黄泻肺通腑化痰;痰热伤津,咳痰不爽,加北沙参、麦冬、天花粉养阴生津。

(3)肝火犯肺

证候:上气咳逆阵作,咳时面赤,咽干口苦,常感痰滞咽喉而咯之难出,量少质黏,或如絮条,胸胁胀痛,咳时引痛,症状可随情绪波动而增减,舌红或舌边红,舌苔薄黄少津,脉弦数。

调护原则:清肺泻肝,顺气降火。

调护指导:黛蛤散合加减泻白散加减(桑白皮、地骨皮、黄芩、山栀、丹皮、青黛、海蛤壳、苏子、竹茹、枇杷叶、粳米、甘草)。胸闷气逆者,加葶苈子、瓜蒌、枳壳利气降逆;咳引胁痛者,加郁金、丝瓜络理气和络;痰黏难咯,加海浮石、贝母、冬瓜仁清热豁痰;火热伤津,咽燥口干,咳嗽日久不减,酌加北沙参、百合、麦冬、天花粉、诃子养阴生津敛肺。

(4)肺阴亏耗

证候:干咳,咳声短促,痰少黏白,或痰中带血丝,或声音逐渐嘶哑,口干咽燥,或午后潮热,颧红,盗汗,日渐消瘦,神疲,舌质红少苔,脉细数。

调护原则:滋阴润肺,化痰止咳。

调护指导:沙参麦冬汤加减(沙参、麦冬、天花粉、玉竹、百合、贝母、甜杏仁、桑白皮、地骨皮)。若肺气不敛,咳而气促,加五味子、诃子以敛肺气;咳吐黄痰,加海蛤粉、知母、瓜蒌、竹茹、黄芩清热化痰;若痰中带血,加山栀、丹皮、白茅根、白及、藕节清热凉血止血;低热,潮热骨蒸,酌加功劳叶、银柴胡、青蒿、白薇等以清虚热;盗汗,加糯稻根须、浮小麦等以敛汗。

病案分析

刘某,60岁,2009年11月26日就诊。

患者1个月前受凉感冒后出现恶寒、咳嗽、喷嚏、流涕,经服用中西药物后感冒症状好转,但咳嗽未愈。

刻诊:干咳无痰,夜间尤甚,睡眠较差,纳呆,大便不畅,舌淡,苔白。

请分析:①该患者的中医诊断和证型是什么?
②如何对患者进行辨证调护?

【其他调护】

(一)饮食调护

1. 将鲜藕30g洗净去皮切片,与鲜百合30g及枇杷果肉30g一并放入锅内合煮,将熟时放适量淀粉调匀成羹,服时放少许白糖,适用于咳嗽风燥伤肺证(民间习用方)。

2. 将百部汁与生姜汁等量和匀,同煎数沸,酌加蜜糖调味,每日3次,每次服3～5ml,适用于咳嗽风寒证(《补缺肘后方》)。

3. 将银花30g、薄荷10g洗净,鲜芦根60g洗净切碎,共加水适量,煎取汁液500ml,加入白糖50g溶解,等温时分次服完,适用于咳嗽风热证(《中国药膳良方》)。

(二)针灸调护

1. 毫针法　外感咳嗽取列缺、合谷、肺俞,毫针泻法,风寒者加风门,风热者加大椎,咽喉疼痛者加少商放血;内伤咳嗽取太渊、三阴交、肺俞,毫针平补平泻法,痰湿袭肺者加丰隆、阴陵泉,肝火灼肺者加行间,肺阴亏虚者加膏肓。

2. 拔罐法　取肺俞、定喘、风门、膻中。每日1次,每次留罐10～15分钟。适用于外感风寒咳嗽。

3. 皮肤针法　取穴:①后颈部、气管两侧、太渊、天突、肘窝、大小鱼际,重点叩刺颈5～7椎两侧、气管两侧、阳性物处。适用于外感咳嗽。②脊柱两侧、气管两侧、膻中、天突、前后肋间、太渊。重点叩刺胸腰部、气管两侧、阳性物处。适用于咳嗽日久,反复发作者。

4. 发疱法　取斑蝥粉如米粒大,置于肺俞、脾俞、肝俞上,以胶布固定,约12～20小时,揭去胶布,即见小水疱,任其自然吸收。如已破溃,则涂以甲紫液,覆以消毒纱布,以防感染。此法适用于慢性咳嗽发作期。

5. 耳针法　取肝、神门、肺、气管。针双侧,用中等刺激,留针10～20分钟,隔日1次,10次为一个疗程,并可用王不留行籽贴压。

（三）推拿调护

1. 开肺门　患者仰卧或正坐,术者两手拇指分别在肺门穴揉捻,以有酸胀感为度,并同时用双示指勾点天突穴,持续用力,约 1 分钟。然后双手掌重叠,用掌根着力于膻中穴,缓慢揉动约 1 分钟。接着双手仍重叠,自膻中到剑突,向下施擦法,约30 次。

2. 揉中府、云门　患者取上述体位,术者用拇指分别在双中府穴、云门穴处,各揉1 分钟。

【按语】

1. 咳嗽的预防,重点在于提高机体卫外功能,增强皮毛腠理适应气候变化的能力,如有感冒及时治疗。

2. 本病与气候、饮食、情志等有关,忌食辛辣肥甘厚腻之品,戒怒,戒烟,对巩固疗效、预防复发等有重要意义。

3. 对久治不愈者,应进一步完善相关检查,以排除器质性病变。

复习思考题

1. 如何区分咳嗽的虚实?
2. 咳嗽风燥伤肺证宜如何调护?
3. 如何预防咳嗽?

第三节　哮　　病

哮病是一种发作性的痰鸣气喘疾患。发作时喉中有哮鸣声,呼吸急促困难,甚则喘息不能平卧。哮以声响名,喘以气息言,由于哮必兼喘,所以哮病又称哮喘。哮病为一种发作性疾病,属于痰饮病的"伏饮"证。

哮病与美容的关系:哮病是一种常见的呼吸系统疾病,但与美容有着内在的因果关系,经常发作会引起一系列皮肤、形体等方面的美容问题,如面色苍白或颧红唇紫,面色青黯,形寒肢冷或烦热,倦怠无力,自汗,怕风,五心烦热,颧红,畏寒肢冷,身痛等。

西医学的支气管哮喘、喘息性支气管炎、嗜酸性粒细胞增多症(或其他急性肺部过敏性疾患)引起的哮喘,可与本节辨证调护内容互参。

【病因病机】

哮病的发生以痰伏于肺为内因,每因外邪侵袭、饮食不当、情志刺激、体虚劳倦等诱因引动而触发,以致痰壅气道,肺气宣降功能失常。

1. 外邪侵袭　外感风寒或风热之邪,未能及时表散,邪蕴于肺,壅阻肺气,气不布津,聚液生痰。

2. 饮食不当　过食生冷,寒饮内停,或嗜食酸咸甘肥,积痰蒸热,或进食海鲜发物,以致脾失健运,痰浊内生,上干于肺,壅塞气道,而致诱发。

3. 体虚病后　体质虚弱,则易受邪侵。如幼儿哮病往往由于禀赋不足所致,故有称"幼稚天哮"者,多以肾虚为主;若病后体弱,如幼年患麻疹、顿咳,或反复感冒、咳嗽日久等导致肺虚,肺气不足,阳虚阴盛,气不化津,痰饮内生;或阴虚阳盛,热蒸液聚,痰热胶固,均可致哮。

本病的基本病机是诱因引触伏痰,痰随气升,气因痰阻,痰气相搏,壅塞气道,肺管狭窄,通畅不利,肺气宣降失常发为哮病;其病在肺,涉及脾、肾,甚则累及于心。

知识链接

哮病的发病因素

随着工业化的日益发展,环境污染日渐严重,使得过敏性呼吸道疾病的发病率在近20～30年来有显著上升。特别是儿童哮喘发病率的升高,与生活环境、生活方式和其他因素关系密切。室内尘螨是哮喘发病的重要因素。

【诊断要点】

1. 病史　多与先天禀赋有关,家族中可有哮病史。常由气候突变、饮食不当、情志失调、劳累等诱发。

2. 临床特征　呈反复发作性。发时常多突然,可见鼻痒、喷嚏、咳嗽、胸闷等先兆。喉中有明显哮鸣声,呼吸困难不能平卧,甚至面色苍白,唇甲青紫,约数分钟或数小时后缓解。两肺可闻及哮鸣音,或伴有湿啰音。

3. 辅助检查　外周血嗜酸性粒细胞可增高,痰液涂片可见嗜酸性粒细胞、晶体及黏液栓,发作时X线检查肺透光度增加。

【辨证调护】

(一)调护原则

朱丹溪有"未发以扶正气为主,既发以攻邪气为急"之说,以"发时调标,平时调本"为基本原则。

1. 发作期　祛痰利气,寒痰宜温化宣肺,热痰当清化肃肺,寒热错杂者,当温清并施,表证明显者兼以解表,属风痰者又当祛风涤痰。反复日久,正虚邪实者,又当兼顾,不可单纯拘泥于祛邪。若发生喘脱危候,当急予扶正救脱。

2. 缓解期　阳气虚者应予温补,阴虚者则予滋养,分别采取补肺、健脾、益肾等法,以减少或控制其发作。

(二)分型调护

发作期

1. 冷哮

证候:喉中哮鸣如水鸡声,呼吸急促,喘憋气逆,胸膈满闷如塞,咳不甚,痰少咯吐不爽,色白而多泡沫,口不渴或渴喜热饮,形寒怕冷,天冷或受寒易发,面色青晦,舌苔白滑,脉弦紧或浮紧。

调护原则:宣肺散寒,化痰平喘。

调护指导:射干麻黄汤加减(麻黄、射干、干姜、细辛、半夏、紫菀、款冬、五味子、大枣、甘草)。若痰壅喘逆不能平卧者,加葶苈子、苏子、杏仁泻肺降逆平喘;若表寒里饮,寒象较甚者,可用小青龙汤解表化痰,温肺平喘。

2. 热哮

证候:喉中痰鸣如吼,喘而气粗息涌,胸高胁胀,咳呛阵作,咯痰色黄或白,黏浊稠厚,排吐不利,口苦,口渴喜饮,汗出,面赤,或有身热,有好发于夏季者,舌苔黄腻,质红,脉滑数或弦滑。

调护原则:清热宣肺,化痰定喘。

调护指导:定喘汤加减(麻黄、黄芩、桑白皮、杏仁、半夏、款冬、苏子、白果、甘草)。若痰稠胶黏,酌加知母、浙贝母、海蛤粉、瓜蒌、胆南星之类以清化热痰;若气息喘促,加葶苈子、地龙泻肺清热平喘;若内热壅盛,加石膏、银花、鱼腥草以清热;大便秘结,加大黄、芒硝通腑利肺;若表寒里热,加桂枝、生姜兼治表寒。

3. 寒包热哮

证候:喉中哮鸣有声,胸膈烦闷,呼吸急促,喘咳气逆,咯痰不爽,痰黏色黄,或黄白相兼,烦躁,发热,恶寒,无汗,身痛,口干欲饮,大便偏干,舌苔白腻,舌尖边红,脉弦紧。

调护原则:解表散寒,清化痰热。

调护指导:小青龙加石膏汤加减(麻黄、石膏、厚朴、杏仁、生姜、半夏、甘草、大枣)。若表寒重者加桂枝、细辛;若喘哮,痰鸣气逆,加射干、葶苈子、苏子祛痰降气平喘;若痰稠黄胶黏,加黄芩、前胡、瓜蒌皮等清化痰热。

4. 风痰哮

证候:喉中痰涎壅盛,声如拽锯,或鸣声如吹哨笛,喘急胸满,但坐不得卧,咯痰黏腻难出,或为白色泡沫痰液,无明显寒热倾向,面色青黯,起病多急,常倏忽来去,发前自觉鼻、咽、眼、耳发痒,喷嚏,鼻塞,流涕,胸部憋闷,随之迅即发作,舌苔厚浊,脉滑实。

调护原则:祛风涤痰,降气平喘。

调护指导:三子养亲汤加味(白芥子、苏子、莱菔子、麻黄、杏仁、僵蚕、厚朴、半夏、陈皮、茯苓)。如见喘急痰涌,胸满不能平卧,咯痰黏腻,舌苔厚浊者,又属以痰为主,当用三子养亲加厚朴、杏仁、葶苈子、猪牙皂等;若风邪致病者,痰伏于肺,外感风邪触发,具有起病快,病情多变等风邪"善行而数变"的特性,当祛风解痉,药用麻黄、苏叶、防风、苍耳草等,特别是虫类祛风药尤擅长入络搜邪,如僵蚕、蝉蜕、地龙、露蜂房等,均为临床常用于哮病之药,可选择应用。

5. 虚哮

证候:喉中哮鸣如鼾,声低,气短息促,动则喘甚,发作频繁,甚则持续喘哮,口唇、爪甲青紫,咯痰无力,痰涎清稀或质黏起沫,面色苍白或颧红唇紫,口不渴或咽干口渴,形寒肢冷或烦热,舌质淡或偏红或紫黯,脉沉细或细数。

调护原则:补肺纳肾,降气化痰。

调护指导:平喘固本汤加减(党参、黄芪、胡桃肉、沉香、冬虫夏草、五味子、苏子、半夏、款冬、橘皮)。若肾阳虚,加附子、鹿角片、补骨脂、钟乳石;若肺肾阴虚,加沙参、麦冬、生地、当归;若痰气瘀阻,口唇青紫,加桃仁、苏木;若气逆于上,动则气喘,加紫石英、磁石镇纳肾气。

缓解期

1. 肺脾气虚

证候:气短声低,喉中时有轻度哮鸣,痰多质稀,色白,自汗,怕风,常易感冒,倦怠无力,食少便溏,舌质淡,苔白,脉细弱。

调护原则:健脾益气,补土生金。

调护指导:六君子汤加减(党参、白术、山药、苡仁、茯苓、法半夏、橘皮、五味子、甘草)。若表虚自汗,畏风,易感冒,可用玉屏风散加浮小麦、大枣;若怕冷、畏风,易感冒,加桂枝、白芍、附片;若痰多,加前胡、杏仁。

2. 肺肾两虚

证候:短气息促,动则为甚,吸气不利,咯痰质黏起沫,伴耳鸣,腰酸腿软,心慌,不耐劳累。或五心烦热,颧红,口干,舌质红少苔,脉细数;或畏寒肢冷,面色苍白,舌苔淡白,质胖,脉沉细。

调护原则:补肺益肾。

调护指导:生脉地黄汤合金水六君煎加减(熟地、山萸肉、胡桃肉、人参、麦冬、五味子、茯苓、甘草、半夏、陈皮)。若肺气阴两虚为主,加黄芪、沙参、百合;若肾阳虚为主,酌加补骨脂、仙灵脾、鹿角片、制附片、肉桂;若肾阴虚为主,加生地、冬虫夏草。并可常服紫河车粉补益肾精。

注意,临证所见上述各类证候,就同一患者而言,在其多次发作中,可先后交叉出现,缓解期虽常以正虚为主,但其痰饮留伏的病理因素仍然存在,因此对于哮病的调护,发时与平时均须标本兼顾。尤其是大发作有喘脱倾向者,更应重视回阳救脱,急固其本,若拘泥于"发时治标",则错失救治良机。平时当重视治本,区别肺、脾、肾的主次,在抓住重点的基础上,适当兼顾,其中尤以补肾为要着,因肾为先天之本,五脏之根,肾精充足则根本得固。但在扶正的同时,还当注意加入降气化痰之品,以祛除内伏之顽痰,方能减少复发,故既应辨证,又不能守证。

【其他调护】

(一)饮食调护

1. 柿饼 2 个、核桃仁 2 个蒸服,每日 2 次,连服 3 个月,治疗老年虚性哮病。

2. 新鲜柚皮 2 个,洗净切碎,加白胡椒 50g,研末,加入冬蜜 250ml,隔水炖至烂熟,每次吃 3 汤匙(约 30ml),每日 3 次,适用于哮喘缓解期。

3. 芝麻 250g,生姜、蜂蜜、冰糖各 125g。先将生姜捣烂取汁,然后将芝麻洗净后浸拌于姜汁内,放入锅中用文火炒熟,出锅放凉,再将蜂蜜与冰糖溶化,加入姜汁芝麻调匀,置于广口容器中。每日晨起和睡前各服 1 汤匙,连服 10～15 日,病情可明显减轻或解除。若病情严重,可再多服几日。此方尤适用于老年慢性哮喘患者。

4. 猪肺 250g(洗净切片)、核桃 30g、生姜 15g,一起炖熟,每日 3 次。在 1～2 日内服完。适用于日久不愈、反复发作的哮病肾虚证患者。

(二)针灸调护

1. 毫针法　主穴:发作期取肺俞、合谷、天突、丰隆、中府;缓解期取气海、肺俞、肾俞、膏肓、足三里、太渊、太溪,毫针刺,每日 1 次,发作期可每日 2 次,缓解期可隔日 1 次。冷哮加风门、外关、尺泽;热哮加大椎、曲池;若兼喘加定喘;若胸膈满闷加膻中、内关;若鼻塞、鼻痒加迎香、印堂;若恶心加内关;若腹胀痛加中脘、天枢;若手足心热、盗汗加复溜、阴郄。

2. 皮肤针法　取鱼际及前臂手太阴肺经循行部位、两侧胸锁乳突肌、第 7 颈椎至第 2 腰椎旁 1.5 寸处足太阳膀胱经循行部位。用皮肤针循经叩刺,至皮肤潮红或微渗血为度,适用于发作期。

3. 穴位敷贴法　取肺俞、膏肓、定喘、膻中。用白芥子 30g、甘遂 15g、细辛 15g 共为细末,用生姜汁调药粉成糊状,每穴涂药蚕豆大,外敷胶布,贴 30~60 分钟取掉,以局部出现红晕微痛为度。若起疱,消毒后挑破,涂龙胆紫。在三伏天敷贴,每 10 日 1 次。

4. 穴位注射　发作期选定喘、合谷;缓解期取胸 1~6 夹脊、肺俞、膏肓、脾俞、肾俞。发作期每穴注射 0.1% 肾上腺素 0.2ml;缓解期每次由上而下选取 1~2 对穴位,每穴注射胎盘组织液 0.5~1ml,隔日 1 次。

5. 保健灸法　用艾条灸风门、大椎、肺俞、膏肓、关元、神阙、足三里等穴,灸至皮肤潮红不起疱为度,常年坚持。

知识链接

穴 位 敷 贴

穴位敷贴是哮病常用的一种重要疗法,是将中药敷贴于穴位("天灸")的一种外治法。根据中医"春夏养阳,秋冬养阴""内病外治"及"天人相应"等理论为指导,将中药和中药提取物与适当基质和/或透皮吸收促进剂混合后,敷贴于皮肤表面或相应穴位,达到温阳化痰,平喘理气,扶正祛邪的目的。穴位敷贴疗法已应用于临床各科,应用最普遍的是治疗肺系疾病的"三伏灸"。[邓朋翼,朱英,陈日兰.穴位敷贴防治支气管哮喘的研究现状[J].中医外治杂志,2011,20(4):45.]

(三) 推拿调护

1. 用手掌揉、按、搓两侧涌泉穴各 100 次,每日 3 次。适用于哮病缓解期。

2. 患者坐位,术者先捏风池、颈项两侧,擦肩部夹脊穴,击拍肩背,捏拿、按揉、分推肩背部,按揉中府、膻中、天突,用于哮病发作期。

3. 患者坐位,医者先捏风池、颈项两侧起手,擦肩部夹脊穴,击拍肩背,捏拿、按揉、分推肩背部,按揉中府、膻中、天突,按揉命门、肾俞,然后在督脉、膀胱经肩背部用推擦法,至热透肌层为止。此法用于哮病缓解期。

病案分析

刘某,男,68 岁。2011 年 1 月 16 日初诊。

因喘促反复发作 20 年加重 5 日就诊,每遇劳遇冷喘甚,咳逆倚息不能平卧,本次患者因淋雨而致哮喘发作。咳喘胸闷,其气不得续。经服多种中西药物(具体不详)均未缓解。

刻诊:呼吸短促,每以深吸为快,咳嗽频作,喉间辘辘,痰稀色白,肢冷面青,腰困如折,舌苔白滑,脉沉细缓。

请分析:①该患者的中医诊断和证型是什么?
②简述该患者的调护方案。

【按语】

1. 哮病患者平时应注意保暖,防止感冒,避免因寒冷空气的刺激而诱发。根据身体情况,进行适当的体育锻炼,以逐步增强体质,提高抗病能力。

2. "冬病夏治"是治疗本病的一项重要措施,若能及早治疗,治得其法,可减少发作,提高治愈率。

3. 哮病患者应注意保暖,预防感冒。饮食宜清淡而富有营养,忌食易引起本病发作的食物,避免接触诱发因素,戒烟是减少发作和防止病情加重的重要条件之一。

复习思考题

1. 哮与喘应如何鉴别?
2. 哮病发作期与缓解期的调护原则是什么?

第四节　喘　证

喘即气喘、喘息。临床表现以呼吸困难,甚至张口抬肩,鼻翼煽动,不能平卧为特征者谓之喘证。严重者,喘促持续不解,烦躁不安,面青唇紫,肢冷,汗出如珠,脉浮大无根,甚则发为喘脱。喘证虽是一个独立的病证,但可见于多种急慢性疾病的过程中。它所涉及的范围很广,不仅是肺系疾病的主要证候,且可因其他脏腑病变影响于肺所致。为此,必要时当结合辨病,与有关章节互参,以便全面分析疾病的特点,掌握其不同的预后转归。

喘证与美容的关系:喘证是一种常见的呼吸系统疾病,与美容有着密切的关系,经常发作会引起一系列皮肤、形体等方面的美容问题,如形寒,身热,烦闷,身痛,有汗或无汗,忧思抑郁,失眠,心悸,自汗畏风,面颧潮红,形瘦神惫,跗肿,汗出肢冷,面青唇紫;正虚喘脱时,可见面青唇紫,汗出如珠,肢冷等。

西医学的肺炎、喘息性支气管炎、肺气肿、肺源性心脏病、心源性哮喘、肺结核、硅肺及癔症等发生呼吸困难时,均可参照本节辨证调护。

【病因病机】

1. 外邪侵袭　常因重感风寒,邪袭于肺,外闭皮毛,内遏肺气,肺卫为邪所伤,肺气不得宣畅,气机壅阻,上逆作喘。若表邪未解,内已化热,或肺热素盛,寒邪外束,热不得泄,则热为寒郁,肺失宣降,亦气逆作喘。或因风热外袭,内犯于肺,肺气壅实,清肃失司;或热蒸液聚成痰,痰热壅阻肺气,升降失常,发为喘逆。

2. 饮食不当　过食生冷、肥甘,或因嗜酒伤中,脾运失健,水谷不归正化,反而聚湿生痰;痰浊上干,壅阻肺气,升降不利,发为喘促。

3. 情志所伤　情志不遂,忧思气结,肺气痹阻,气机不利,或郁怒伤肝,肝气上逆于肺,肺气不得肃降,升多降少,气逆而喘。

4. 劳欲久病　肺虚:久病肺虚,气失所主,气阴亏耗,不能下滋于肾,肾元亏耗,肾不纳气,而发短气喘促。肺气不足,血行不畅,可致气虚血瘀,使喘促加重。肾虚:久病不愈,由肺及肾,或劳欲伤肾,精气内夺,肾之真元损伤,根本不固,不能助肺纳气,气失摄纳,上出于肺,出多入少,逆气上奔为喘。若肾阳衰弱,肾不主水,水邪泛滥,干肺凌心,肺气上逆,心阳不振,亦可致喘,表现虚中夹实之候。此外,如中气虚弱,肺气失于充养,亦可因气虚而喘。

本病的病机主要为气机升降出入失常。病位在肺、肾,与肝、脾有密切的关系。

【诊断要点】

1. 病史　多有慢性咳嗽、哮病、肺痨、心悸等病史,每遇外感及劳累而诱发。

2. 临床特征　以喘促短气,呼吸困难,甚至张口抬肩,鼻翼煽动,不能平卧,口唇发绀为特征。

3. 辅助检查　合并感染者,白细胞数及中性粒细胞数增高。X线胸片、心电图有助于诊断。体格检查可见桶状胸,胸部叩诊呈过清音,心浊音界缩小或消失,肝浊音界下移,肺呼吸音减低,可闻及干、湿性啰音或哮鸣音。或见下肢浮肿、肝肿大。

十 | 知识链接

喘证与气短的鉴别诊断

喘证与气短同为呼吸异常,但喘证以呼吸困难,张口抬肩,甚至不能平卧为特征;气短亦即少气,呼吸微弱而浅促,或短气不足以息,似喘而无声,亦不抬肩撷肚,不像喘证呼吸困难之甚。如《证治汇补·喘病》说:"若夫少气不足以息,呼吸不相接续,出多入少,名曰气短,气短者,气微力弱,非若喘证之气粗迫也。"但气短进一步加重,可呈虚喘表现。

【辨证调护】

（一）调护原则

喘证的调护应分清虚实邪正。实喘调肺,以祛邪利气为主,区别寒、热、痰、气的不同,分别采用温化宣肺、清化肃肺、化痰理气的方法。虚喘以培补摄纳为主,或补肺,或健脾,或补肾,阳虚则温补之,阴虚则滋养之。至于虚实夹杂,寒热互见者,又当根据具体情况分清主次,权衡标本,辨证选方用药。此外,由于喘证多继发于各种急慢性疾病中,所以还应当积极治疗原发病,不能见喘调喘。

（二）分型调护

实喘

1. 风寒壅肺

证候:喘息咳逆,呼吸急促,胸部胀闷,痰多稀薄而带泡沫,色白质黏,常有头痛,恶寒,或有发热,口不渴,无汗,苔薄白而滑,脉浮紧。

调护原则:宣肺散寒。

调护指导:麻黄汤合华盖散加减(麻黄、紫苏、半夏、橘红、杏仁、苏子、紫菀、白前)。若表证明显,寒热无汗,头身疼痛,加桂枝、麻黄解表散寒;若寒痰较重,痰白清稀,量多起沫,加细辛、生姜温肺化痰;若咳喘重,胸满气逆,加射干、前胡、厚朴宣肺降气化痰;如寒饮伏肺,复感寒邪而引发者,用小青龙汤发表温里。

2. 表寒肺热

证候:喘逆上气,胸胀或痛,息粗,鼻煽,咳而不爽,吐痰稠黏,伴形寒,身热,烦闷,身痛,有汗或无汗,口渴,苔薄白或薄黄,舌边红,脉浮数或滑。

调护原则:解表清里,化痰平喘。

调护指导:麻杏石甘汤加减(麻黄、黄芩、桑白皮、石膏、苏子、杏仁、半夏、款冬花)。若表寒重,加桂枝解表散寒;若痰热重,痰色黄黏稠而量多,加瓜蒌、贝母清化痰热;若痰鸣息涌,加葶苈子、射干泻肺消痰。

3. 痰热郁肺

证候:喘咳气涌,胸部胀痛,痰多质黏色黄,或夹有血色,伴胸中烦闷,身热,有汗,口渴而喜冷饮,面赤,咽干,小便赤涩,大便或秘,舌质红,舌苔薄黄或腻,脉滑数。

调护原则:清热化痰,宣肺平喘。

调护指导:桑白皮汤加减(桑白皮、黄芩、知母、贝母、射干、瓜蒌皮、前胡、地龙)。若身热重,加石膏辛寒清气;若喘甚痰多,黏稠色黄,加葶苈子、海蛤壳、鱼腥草、冬瓜仁、薏苡仁以清热泻肺,化痰泄浊;若腑气不通,痰涌便秘,加瓜蒌仁、大黄或风化硝以通腑清肺泻壅。

4. 痰浊阻肺

证候:喘而胸满闷塞,甚则胸盈仰息,咳嗽,痰多黏腻色白,咯吐不利,兼有呕恶,食少,口黏不渴,舌苔白腻,脉滑或濡。

调护原则:祛痰降逆,宣肺平喘。

调护指导:二陈汤合三子养亲汤加减(法半夏、陈皮、茯苓、苏子、白芥子、莱菔子、杏仁、紫菀、旋覆花)。若痰湿较重,舌苔厚腻,加苍术、厚朴燥湿理气,以助化痰定喘;若脾虚,纳少,神疲,便溏,加党参、白术健脾益气;若痰从寒化,色白清稀,畏寒,加干姜、细辛;若痰浊郁而化热,则按痰热证治疗。

5. 肺气郁痹

证候:每遇情志刺激而诱发,发时突然呼吸短促,息粗气憋,胸闷胸痛,咽中如窒,但喉中痰鸣不著,或无痰声。平素常多忧思抑郁,失眠,心悸,苔薄,脉弦。

调护原则:开郁降气平喘。

调护指导:五磨饮子加减(沉香、木香、川朴花、枳壳、苏子、金沸草、代赭石、杏仁)。若肝郁气滞较著,加用柴胡、郁金、青皮等疏理肝气之品以增强解郁之力;若伴心悸、失眠,加百合、合欢皮、酸枣仁、远志等宁心;若气滞腹胀,大便秘结,加大黄以降气通腑,即六磨汤之意。

虚喘

1. 肺气虚耗

证候:喘促短气,气怯声低,喉有鼾声,咳声低弱,痰吐稀薄,自汗畏风,或见咳呛,痰少质黏,烦热而渴,咽喉不利,面颧潮红,舌质淡红或有苔剥,脉软弱或细数。

调护原则:补肺益气养阴。

调护指导:生脉散合补肺汤加减(党参、黄芪、冬虫夏草、五味子、炙甘草)。若咳逆,咯痰稀薄,加紫菀、款冬花、苏子、钟乳石等温肺止咳定喘;若偏阴虚,加沙参、麦冬、玉竹、百合、诃子等补肺养阴之品;若咳痰稠黏,加川贝母、百部、桑白皮化痰肃肺;病重时常兼肾虚,若喘促不已,动则尤甚,加山萸肉、胡桃肉等补肾纳气;若兼中气虚弱,肺脾同病,清气下陷,食少便溏,腹中气坠者,配合补中益气汤,补脾养肺,益气升陷。

2. 肾虚不纳

证候:喘促日久,动则喘甚,呼多吸少,呼则难升,吸则难降,气不得续,形瘦神惫,跗肿,汗出肢冷,面青唇紫,舌淡苔白或黑而润滑,脉微细或沉弱;或见喘咳,面红烦躁,口咽干燥,足冷,汗出如油,舌红少津,脉细数。

调护原则:补肾纳气。

调护指导:金匮肾气丸合参蛤散加减(附子、肉桂、山萸肉、冬虫夏草、胡桃肉、紫河车、熟地、当归)。若脐下筑筑跳动,气从少腹上冲胸咽,为肾失潜纳,加紫石英、磁石、沉香等镇纳之;若喘剧气怯,不能稍动,加人参、五味子、蛤蚧以益气纳肾;若因阳虚饮停,上凌心肺,泛滥肌肤,见喘咳心悸,胸闷,咯痰清稀,肢体浮肿,尿少,舌质淡胖,脉沉细,当温肾益气行水,用真武汤加桂枝、黄芪、防己、葶苈子、万年青根等;若痰饮凌心,心阳不振,血脉瘀阻,致面、唇、爪甲、舌质青紫,脉结代,加用活血化瘀之丹参、桃仁、红花、川芎、泽兰等;若肾阴虚,不宜辛燥,宜用七味都气丸合生脉散加减以滋阴纳气,药用生地、天门冬、麦门冬、龟板胶、当归养阴,五味子、诃子敛肺纳气。

3. 正虚喘脱

证候:喘逆剧甚,张口抬肩,鼻煽气促,端坐不能平卧,稍动则咳喘欲绝,或有痰鸣,心慌动悸,烦躁不安,面青唇紫,汗出如珠,肢冷,脉浮大无根,或见歇止,或模糊不清。

调护原则:扶阳固脱,镇摄肾气。

调护指导:参附汤送服黑锡丹,配合蛤蚧粉[人参、黄芪、炙甘草、山萸肉、冬虫夏草、五味子、蛤蚧(粉)、龙骨、牡蛎]。若阳虚甚,气息微弱,汗出肢冷,舌淡,脉沉细,加附子、干姜;或静滴参附注射液以回阳固脱。若阴虚甚,气息急促,心烦内热,汗出粘手,口干舌红,脉沉细数,加麦冬、玉竹,人参改用西洋参;若神志不清,加丹参、远志、菖蒲安神祛痰开窍;若浮肿,加茯苓、炙蟾皮、万年青根强心利水。

对于喘脱的危重证候,尤当密切观察,及时采取应急措施。

病案分析

男,40岁。

疾病初期,咳嗽痰多,甚则喘息,发热,痰液微黄,量多,舌质红,舌苔淡黄,脉浮滑略数。

请分析:①该患者的辨证调护方法是什么?

②请制定相应的调护方案。

【其他调护】

(一)饮食调护

将老雄鸭1只(约重2000g)宰杀,去毛及肚杂,纳冬虫夏草15~30g,加酱油、酒,如常法蒸烂,适用于哮喘肺肾气虚证(《本草纲目拾遗》)。

(二)针灸调护

1. 毫针法　实证取列缺、尺泽、膻中、肺俞、定喘,采用毫针泻法。风寒者加风门;风热者加大椎、曲池;痰热者加丰隆;喘盛者加天突。风寒者合用灸法,定喘刺络拔罐。虚证取肺俞、膏肓、肾俞、定喘、太渊、太溪、足三里,采用毫针补法,并可加灸。肺虚者加气海;肾气虚者加关元。

2. 伏灸法　取肺俞、脾俞、膏肓、定喘、肾俞。大艾炷隔姜灸,每穴3~5壮,以皮肤潮红不发疱为度,每日1次,在三伏天施灸。

3. 皮肤针法　选鱼际、前臂的手太阴肺经循行部、两侧胸锁乳突肌部。短线每部各叩击15分钟,依次轻叩,以皮肤微红为度。

（三）推拿调护

1. 先推一侧桥弓穴，自上而下 20~30 次，再推另一侧桥弓穴；自额至下颌用分推法推向左右两侧，往返 2~3 遍。再在一侧头部足少阳胆经循行区域用扫散法，自前上方向后下方操作 10 余次，然后在另一侧治疗。

2. 从头顶部至枕部用五指拿法，自枕部到项部转为三指拿法，重复 3~4 遍；沿锁骨下缘开始到第 10 肋，横擦 2~3 遍，重点为中府、膻中；从肩背部开始到腰骶部，横擦 2~3 遍，重点为肺俞、膏肓、身柱。交换方向后再横擦前胸，然后横擦肩、背、腰部，从大椎擦到腰骶部，重点为大椎、陶道、身柱、至阳、命门；再直擦上肢，内外两侧均擦；再自肩部拿至腕部，理手指，最后搓、抖上肢；再重复头面部操作后结束治疗。

【按语】

1. 对于喘证的预防，平时要慎风寒，适寒温，节饮食，少食黏腻和辛热刺激之品，以免助湿生痰动火。

2. 已病则应注意早期治疗，力求根治，尤需防寒保暖，防止受邪而诱发，忌烟酒，远房事，调情志，饮食清淡而富有营养。加强体育锻炼，增强体质，提高机体的抗病能力，但活动量应根据个人体质强弱而定，不宜过度疲劳。

3. 喘病发作严重时，应积极配合其他治疗方法，加以救治。

复习思考题

1. 喘证常可引起哪些损美性症状？
2. 实喘和虚喘分别与哪些脏腑相关？

第五节　肺　痨

肺痨指以咳嗽、咯血、潮热、盗汗、身体消瘦为主要特征的传染性、慢性、消耗性疾患，又称痨瘵、尸注或鬼注。多因体质虚弱，气血不足，痨虫感染所致。初起病变主要在肺，久之则累及脾、肾，甚则传遍五脏。

肺痨与美容的关系：肺痨为肺系疾病，与美容密切相关，经常发作会引起一系列皮肤、形体等方面的美容问题，如皮肤干灼，口干咽燥，午后潮热，骨蒸，五心烦热，颧红，盗汗量多，形体日渐消瘦，面色㿠白，纳少神疲，面浮肢肿，心慌，唇紫，肢冷，形寒或见五更泄泻等。

西医学的肺结核等可参考本节进行辨证调护。

【病因病机】

肺痨的发病因素主要有两个方面，一为感染痨虫，一为正气虚弱。《古今医统·痨瘵门》指出："凡此诸虫……著于怯弱之人……日久遂成痨瘵之证。"痨虫和正气虚弱可以相互为因。痨虫感染是发病不可缺少的外因，正虚是发病的基础，是痨虫入侵和引起发病的主要内因。

1. 感染痨虫　早在晋代，葛洪在《肘后备急方》中已认识到本病属于慢性传染性消耗性疾病,提到此病"积年累月,渐就顿滞,乃至于死",而且其传染性很强。古人根据本病具有传染性的情况,创立了"痨虫""瘵虫"之说,如《三因极一病证方论·痨瘵诸证》指出:"诸证虽曰不同,其根多有虫。"明确指出瘵虫传染是形成本病不可缺少的因素。

课堂互动

痨虫在西医学中指代什么?

2. 正气虚弱 肺痨可发生于各种年龄、体质、经济状况的人。一般说来,往往在正气虚弱时罹患肺痨,如先天禀赋不强,小儿喂养不当;或病后失养,如麻疹、哮喘等病后或外感咳嗽经久不愈,以及产后失于调养等,皆易致痨虫入侵。

肺痨病位在肺,病机性质主要为阴虚,且病变可影响整体,传及脾、肾等脏。

【诊断要点】

1. 病史 有与肺痨患者密切接触史,一般起病比较缓慢,逐渐加重,个别人可急性起病而迅速恶化。

2. 临床特征 初期仅感疲乏无力,干咳,食欲不振,形体逐渐消瘦。病重者可出现咯血,潮热,颧红,形体明显消瘦等症。

3. 辅助检查 痰涂片培养结核杆菌多呈阳性;血沉增高;结核菌素皮试呈阳性有助于诊断;X线摄片可见肺部结核病灶;病灶部位呼吸音减弱或闻及支气管呼吸音、湿啰音等。

【辨证调护】

（一）调护原则

补虚培元、抗痨杀虫为基本原则。补虚培元,旨在增强正气,以提高抗病能力,促进疾病的康复。就病理性质而言,补虚以滋阴为主,若合并气虚、阳虚者,则当同时兼顾益气、温阳;就脏腑而言,补虚重在补肺,并注意脏腑整体关系,同时补益脾肾。抗痨杀虫,旨在针对本病的特异性病因进行治疗。正如《医学正传·劳极》所说:"治之之法,一则杀其虫,以绝其根本;一则补虚,以复其真元。"另外,还应适时结合清火、祛痰、止血等法进行治疗。

（二）分型调护

1. 肺阴亏虚

证候:干咳,咳声短促,或咯少量黏痰,或痰中带血丝或血点,血色鲜红,胸部隐隐闷痛,午后手足心热,皮肤干灼,口干咽燥,或有轻微盗汗,舌边尖红苔薄,脉细或细数。

调护原则:滋阴润肺,杀虫止咳。

调护指导:月华丸加减(北沙参、麦冬、天冬、生地、熟地、百部、獭肝、川贝、桑叶、白菊花、阿胶、三七、茯苓、山药)。若咳嗽频繁而痰少质黏者,加百合、杏仁、炙枇杷叶以润肺化痰止咳;痰中血丝较多者,加白及、仙鹤草、白茅根、蛤粉炒阿胶等活络止血;若潮热骨蒸甚者,酌加银柴胡、地骨皮、功劳叶、青蒿等以清虚热。

2. 阴虚火旺

证候:呛咳气急,痰少质黏,或吐稠黄痰,量多,时时咯血,血色鲜红,午后潮热,骨蒸,五心烦热,颧红,盗汗量多,口渴,心烦,失眠,性情急躁易怒,或胸胁掣痛,男子可见遗精,女子月经不调,形体日渐消瘦,舌红而干,苔薄黄或剥,脉细数。

调护原则:滋阴降火。

调护指导:百合固金汤加减(百合、麦冬、玄参、生地、熟地、当归、芍药、桔梗、贝母、甘草)。另可加鳖甲、知母滋阴清热;百部、白及补肺止血,抗痨杀虫;龟板、阿胶、五味子、冬虫夏草滋养肺肾之阴,培其本元。骨蒸劳热日久不退,可合用清骨散或秦艽鳖甲散。

3. 气阴耗伤

证候:咳嗽无力,气短声低,咯痰清稀色白,偶或痰中夹血,或咯血,血色淡红,午后潮热,伴有畏风,怕冷,自汗与盗汗并见,面色㿠白,颧红,纳少神疲,便溏,舌质嫩红,或舌淡有齿印,苔薄,脉细弱而数。

调护原则:益气养阴。

调护指导:保真汤加减(党参、黄芪、白术、茯苓、甘草、天冬、麦冬、生地、熟地、当归、白芍、地骨皮、黄柏、知母、柴胡、莲心、厚朴、陈皮),并可加白及、百部以补肺杀虫。咳嗽痰稀,可加紫菀、款冬花、苏子温润止嗽;夹有湿痰者,可加半夏、陈皮以燥湿化痰;咯血量多者可,酌加花蕊石、蒲黄、仙鹤草、三七配合补气药以止血摄血;如纳少腹胀,大便溏薄等脾虚症状明显者,酌加扁豆、薏苡仁、莲子肉、山药等甘淡健脾。慎用地黄、阿胶、麦冬等滋腻之品,以免妨碍脾之健运,必要时可佐陈皮、麦芽等以助脾运。

4. 阴阳两虚

证候:咳逆喘息少气,咯痰色白,或夹血丝,血色暗淡,潮热,自汗,盗汗,声嘶或失音,面浮肢肿,心慌,唇紫,肢冷,形寒,或见五更泄泻,口舌生糜,大肉尽脱,男子滑精、阳痿,女子经少、经闭,舌质淡或光嫩少津,脉微细而数或虚大无力。

调护原则:滋阴补阳。

调护指导:补天大造丸加减(党参、黄芪、白术、山药、茯苓、白芍、地黄、当归、枸杞、龟板、鹿角胶、紫河车、枣仁、远志)。若肾虚气逆喘息者,配胡桃仁、冬虫夏草、蛤蚧、五味子等摄纳肾气以定喘;阳虚血瘀水停者,可用真武汤合五苓散加泽兰、红花、北五加皮温阳化瘀行水;五更泄泻者,配用煨肉豆蔻、补骨脂以补火暖土,此时忌投地黄、阿胶、当归等滋腻润肠之品。

知识链接

培土生金法治疗肺痨

人体是一个统一的有机整体。脏腑间关系密切,既相辅相生,又相互制约。脏腑病变,有本脏自病,也有他脏相累,以致影响疾病的转归预后。中医学上,脾属土,主运化,为气血生化之源;肺属金,主司呼吸。土能生金,脾胃所化生的气血,首先上归于肺,为肺脏生理活动提供物质基础,这是相生关系。肺气的盛衰在很大程度上取决于脾气的强弱,即补脾有助于益肺气。[李志明,敖铁锋,张葆,等.略论培土生金治肺痨[J].中国中医药信息杂志,2010,17(3):95-96.]

【其他调护】

(一)饮食调护

1. 将百合120g研末,加水熬透,放入梨汁250g搅匀,再加蜜250g炼成膏,适用于肺痨阴虚内热证(《经验广集》)。

2. 将百合、党参、天冬各 20g 用纱布包扎,猪肺 250g 洗净,与上药袋一起加水适量,文火煎沸,待猪肺熟后,捞出药袋,加佐料调味,每日分 2 次服完,适用于肺痨阴虚内热证(《中华养生药膳大典》)。

3. 将雪梨 2 个去皮及核,切成块,同玉竹、沙参、川贝母各 10g 和猪里脊肉 60g 一起炖汤,待肉烂熟后加入味精、盐调味即可,每日 2 次,适用于肺痨阴虚内热证(《中华临床药膳食疗学》)。

(二) 针灸调护

1. 毫针法　取尺泽、肺俞、膏肓、太溪、然谷、足三里,尺泽、然谷采用毫针泻法,余穴用补法。潮热盗汗者加复溜、合谷;咯血者加鱼际、孔最;胸痛者加内关。

2. 敷贴疗法　五灵脂、白芥子各 15g,甘草 6g,共研末,加大蒜泥 15g,同捣匀,再加醋少量,摊于纱布上,敷于颈椎至腰椎夹脊旁开 5cm,约 1~2 小时,皮肤有灼热感则去之,每 7 日 1 次。

【按语】

1. 此病的预后与体质强弱、病情轻重、治疗及时与否密切相关。一般病情轻浅,早期接受治疗者,可康复;如迁延日久,全身虚弱症状明显,如极度消瘦,短气,咯血,面色青晦,脉小数疾等,则多属难治。

2. 调理方面,患者须戒酒色,禁恼怒,慎寒温,忌辛辣饮食,宜加强食养,常食白木耳、百合、山药、梨、藕等补肺润燥生津之品。

课堂互动

肺痨患者在家中应如何调护?

复习思考题

1. 肺痨可引起哪些损美性表现?
2. 肺痨的病因及调护原则有哪些?
3. 肺痨患者平时生活调理要注意哪些方面?

第六节　胃　痛

胃痛,又称胃脘痛。是由外感邪气,内伤饮食、情志,脏腑功能失调等导致气机郁滞,胃失所养,以上腹胃脘部近歧骨处疼痛为主症的病证。

胃痛与美容的关系:胃痛为消化系统常见疾病之一,与美容密切相关,经常胃痛会引起一系列皮肤、形体等方面的美容问题,如面色苍白或萎黄,口燥咽干,五心烦热,消瘦乏力,神疲纳呆,四肢倦怠,手足不温等。

西医学的急慢性胃炎,消化性溃疡,胃痉挛,胃下垂,胃黏膜脱垂,胃神经官能症等可参考本节辨证调护。

胃为什么不会被胃酸消化掉?

　　胃壁覆盖着一层厚厚的、被称为胃黏膜的上皮细胞。它与胃液直接接触,使带有腐蚀性的胃液不能渗入到胃的内壁。由于胃黏膜具有特殊的保护作用,所以可免遭或只受到轻度的胃酸侵蚀。如果胃内产生过多的胃酸,就会导致胃溃疡。近年来,科学家发现胃黏膜上皮细胞能不断合成和释放内源性前列腺素,它对胃肠道黏膜有明显的保护作用。

【病因病机】

　　1. 寒邪客胃　外感寒邪,脘腹受凉,寒邪内客于胃,或过服寒凉伤中,致气机凝滞内客于胃,胃气不和,收引作痛。

　　2. 饮食伤胃　饮食不节,暴饮暴食,损伤脾胃,内生食滞,胃中气机阻滞,胃气失和而疼痛。

　　3. 肝气犯胃　忧思恼怒,情志不遂,致肝失疏泄,气机阻滞,横逆犯胃,胃失和降。

　　4. 脾胃虚弱　①素体不足,或劳倦过度,或饮食所伤,或久病脾胃受损,或肾阳不足,致脾胃虚弱,中焦虚寒,胃失温养。②热病伤阴,或胃热火邪,或久服香燥理气之品,耗伤胃阴,胃失濡养。

　　胃是主要病变脏腑,常与肝、脾等脏腑有关。胃痛的病因较多,病机演变亦较复杂。但胃气失和阻滞,胃失和降是胃痛的主要病机。

【诊断要点】

　　1. 临床特征　胃脘部疼痛,伴食欲不振,痞闷或胀满,恶心,呕吐,吞酸,嘈杂。

　　2. 病史　多因情志,饮食,劳倦,寒凉所致。起病或急或缓,可有反复发作病史。

　　3. 辅助检查　上消化道X线钡餐造影、纤维胃镜及病理学检查等有助于诊断。

中医学的胃痛与西医学的胃痛有何区别与联系?

【辨证调护】

(一) 调护原则

　　理气和胃止痛为基本治疗原则,达到"通则不痛"的目的。"通"从广义上理解不单是下法,散寒、消食、理气、泻热、化瘀、除湿、养阴、温阳等治法,均可起"通"的作用。

(二) 分型调护

　　1. 寒邪客胃

　　证候:胃痛暴作,恶寒喜暖,得温痛减,遇寒加重,口淡不渴,或喜热饮,苔薄白,脉弦紧。

　　调护原则:温胃散寒,理气止痛。

　　调护指导:良附丸加减(高良姜、香附)。若寒重可加吴茱萸、干姜;气滞重可加木香、陈皮;若见寒热身痛等表寒证者,加紫苏、生姜,或加香苏散疏风散寒;若兼见胸脘痞闷不食,嗳气呕吐等寒夹食滞者,可加枳壳、神曲、鸡内金、半夏以消食导滞,温胃降逆;若郁久化热,寒热错杂,可用半夏泻心汤,辛开苦降,寒热并用;若胃寒较轻者,可局部温熨,或服生姜红糖水即可止痛散寒。

2. 饮食停滞

证候:胃脘疼痛胀满拒按,嗳腐吞酸,或呕吐不消化食物,其味腐臭,吐后痛减,不思饮食,大便不爽,得矢气或便后稍舒,苔厚腻,脉滑。

调护原则:消食导滞,和胃止痛。

调护指导:保和丸加减(山楂、神曲、莱菔子、半夏、陈皮、茯苓、连翘)。若脘腹胀甚者,可加枳壳、厚朴、槟榔行气消滞;若食积化热者,可加黄芩、黄连清热泻火;若大便秘结,可合用小承气汤;若胃痛急剧而拒按,大便秘结,苔黄燥者,为食积化热成燥,可合用大承气汤通腑泻热,荡涤积滞。还可辨证选用枳实导滞丸、木香槟榔丸等。

3. 肝气犯胃

证候:胃脘胀满,攻撑作痛,脘痛连胁,胸闷嗳气,喜叹息,大便不畅,随情志因素加重,苔薄白,脉弦。

调护原则:疏肝理气,和胃止痛。

调护指导:柴胡疏肝散加减(柴胡、白芍、川芎、陈皮、枳壳、甘草)。若胀重可加青皮、郁金、木香助理气解郁之功;若痛甚者可加川楝子、延胡索理气止痛;嗳气频作者,可加半夏、旋覆花,亦可用沉香降气散郁。另外还可选用越鞠丸、金铃子散等。

4. 肝胃郁热

证候:胃脘灼痛,痛势急迫,心烦易怒,泛酸嘈杂,口干口苦,舌红苔黄,脉弦数。

调护原则:疏肝理气,泻热和胃。

调护指导:丹栀逍遥散加减(柴胡、当归、白芍、丹皮、栀子、白术、茯苓、甘草)。可加左金丸,以黄连清泻胃火,以吴茱萸辛散肝郁。应注意慎用过分香燥之品,常选用当归、白芍、香橼、佛手等理气而不伤阴的解郁止痛药。若火热内盛、灼伤胃络,而见吐血,并出现脘腹灼痛痞满,心烦便秘,面赤舌红,脉弦数有力等,此乃肝胃郁热,迫血妄行,可用《金匮要略》泻心汤,苦寒泻热,直折其火,使火降气顺,吐血自止。还可辨证选用化肝煎、滋水清肝饮等。

5. 瘀血内停

证候:胃脘疼痛,如针刺刀割,痛有定处,按之痛甚,痛势持久,食后加剧,入夜尤甚,或见吐血便血,舌质紫黯或有瘀斑,脉涩。

调护原则:活血化瘀,和胃止痛。

调护指导:失笑散合丹参饮加减(五灵脂、蒲黄、丹参、檀香、砂仁)。如痛甚可酌加延胡索、三棱、莪术,并可加理气之品,如木香、枳壳、郁金;伴吐血黑便时,当辨寒热虚实,应参考血证有关内容辨证施治。

6. 湿热中阻

证候:胃脘疼痛,嘈杂灼热,口干口苦,渴不欲饮,头重如裹,身重肢倦,纳呆,恶心,小便色黄,大便不畅,舌红,苔黄腻,脉滑数。

调护原则:清热化湿,理气和胃。

调护指导:清中汤加减(黄连、栀子、半夏、茯苓、白豆蔻、陈皮、甘草)。热盛便秘者加大黄、枳实;气滞腹胀者加厚朴、大腹皮。若寒热互结,心下痞硬,噫气不除,可用半夏泻心汤。另外尚可选用温胆汤、三仁汤等。

7. 胃阴亏虚

证候:胃脘隐隐作痛,似饥而不欲食,口燥咽干,五心烦热,消瘦乏力,欲饮,大便干结,舌红少津,脉细数。

调护原则:滋阴养胃,和中止痛。

调护指导:一贯煎合芍药甘草汤加减(沙参、麦冬、生地、枸杞子、当归、川楝子、芍药、甘草)。若痛甚者,可加香橼、佛手;若脘腹灼痛,嘈杂泛酸,可酌加左金丸;若胃热偏盛,可加生石膏、知母、玉竹、芦根清泻胃热,或用清胃散;若日久肝肾阴虚,可加山萸肉、玄参、丹皮滋补肝肾。还可选用玉女煎、益胃汤等。

8. 脾胃虚寒

证候:胃痛隐隐,绵绵不休,喜温喜按,空腹痛甚,得食则缓,劳累或受凉后发作加重,泛吐清水,神疲纳呆,四肢倦怠,手足不温,便溏,舌淡苔白,脉虚弱。

调护原则:温中健脾,和胃止痛。

调护指导:黄芪建中汤加减(黄芪、饴糖、桂枝、芍药、生姜、大枣、炙甘草)。泛吐清水较重者,可加干姜、吴茱萸、半夏温胃化饮;如寒盛者可用大建中汤,或附子理中丸温中散寒;若脾虚湿盛者,可合二陈汤;若兼见腰膝酸软,头晕目眩,形寒肢冷等肾阳虚证者,可加附子、肉桂、巴戟天、仙茅,或合用肾气丸、右归丸之类助肾阳以温脾和胃。还可选用吴茱萸汤、厚朴温中汤等。

病案分析

　　江某某,女,58 岁,既往有糖尿病病史 10 年,因胃脘部疼痛反复发作 1 个月余就诊。疼痛为隐痛,反复发作,进食欠佳,时有嗳气,夜寐欠佳,舌质红,苔薄,脉细数。

　　胃镜示:浅表性胃炎伴糜烂。

　　请分析:该患者诊断为哪种证型? 如何调护?

【其他调护】

(一)饮食调护

1. 将粳米 100g 洗净,加水适量煮至粥将成时,调入鸡内金粉 6g,再煮至沸腾即可,每日早晚温热服食,适用于胃痛饮食停滞证(《中华食物疗法大全》)。

2. 将山药 120g,乌梅、甘草各 30g,陈皮、木香各 3g 研末,每次取适量作汤服食,每日 2 次,适用于胃痛肝气犯胃证(《易牙遗意》)。

3. 将吴茱萸 15g 洗净,去涎,焙干研末,与洗净的粳米一同入锅,加水适量煮成粥,空腹一次服食,适用于胃痛脾胃虚寒证(《饮膳正要》)。

(二)针灸调护

1. 毫针法　取足三里、内关、中脘,足三里采用平补平泻法,余穴采用泻法。寒邪犯胃者加胃俞;肝气犯胃者加太冲;饮食停滞者加下脘、梁门;脾胃虚寒者加脾俞、胃俞、气海、关元。

2. 拔罐法　取中脘、章门、脾俞、胃俞、足三里。选用上腹部和背部穴位拔火罐,在针灸后进行。本法适用于虚寒性胃痛。

3. 穴位注射　取胃俞、脾俞、相应夹脊、中脘、内关、足三里。选用红花注射液、当归注射液、阿托品 0.5ml 或 1% 普鲁卡因注射液中的一种,注射于上述穴位,每次 1~3 穴,每穴 1~2ml。

（三）推拿调护

1. 摩腹　患者取仰卧位,术者以中脘穴为圆心,用掌根在上腹部轻轻摩动,约 3 分钟,以腹内感觉温热为宜。

2. 捏拿腹直肌　患者取仰卧位,术者用两手分别捏住两侧腹直肌,由上向下,慢慢捏拿,约 2 分钟。

3. 揉天枢　患者取坐位或仰卧位,术者双手示指分别抵住腹部天枢穴,开始稍稍用力揉动,渐渐加力,以能够忍受为度,约 2 分钟。

4. 点按足三里　患者取坐位或仰卧位,术者用拇指抵住双侧足三里穴,用力揉捻,以酸胀感向下传导为宜,约 3 分钟。

【按语】

1. 本病发病多与情志不遂、饮食不节有关,故在预防上要重视精神与饮食的调摄;患者要养成有规律的生活与饮食习惯,忌暴饮暴食、饥饱不匀。

2. 胃痛持续不已者,应在一定时期内进流质或半流质饮食,少食多餐,以清淡、易消化的食物为宜;忌粗糙、多纤维饮食,尽量避免浓茶、咖啡、烟酒和辛辣等诱发因素,进食宜细嚼慢咽,同时保持乐观的情绪,避免过度劳累与紧张也是预防本病复发的关键。

3. 慎用水杨酸、肾上腺皮质激素等西药。

复习思考题

1. 胃痛的病因有哪些?
2. 脾胃虚寒型胃痛的症状和体征有哪些?
3. 胃痛应如何预防?

第七节　呕吐（附:呃逆）

呕吐是指胃失和降,气逆于上,迫使胃中之物从口中吐出的一种病证。一般以有物有声谓之呕,有物无声谓之吐,无物有声谓之干呕。临床上常常呕与吐并见,故呕吐并称。

呕吐与美容的关系:呕吐为消化系统常见疾病之一,与美容密切相关,经常呕吐会引起一系列皮肤、形体等方面的美容问题,如面色苍白、萎黄或㿠白,口燥咽干,五心烦热,颧红,神疲纳呆,四肢倦怠,消瘦乏力等。

西医学的神经性呕吐、急性胃炎、心源性呕吐、胃黏膜脱垂症、幽门痉挛、幽门梗阻、贲门痉挛、十二指肠壅积症、肠梗阻、急性胰腺炎、急性胆囊炎、尿毒症、颅脑疾病及一些急性传染病早期,当以呕吐为主要表现时,可参考本节辨证调护,同时结合辨病处理。

【病因病机】

1. 外邪犯胃 感受风、寒、暑、湿、燥、火六淫之邪,或秽浊之气,侵犯胃腑,胃失和降,随逆气上出,发生呕吐。

2. 饮食不节 食滞不化,胃气不降,上逆而为呕吐。

3. 情志失调 恼怒伤肝,肝失条达,横逆犯胃,胃气上逆;忧思伤脾,脾失健运,食停难化,胃失和降,均可发生呕吐。

4. 病后体虚 脾胃素虚,或病后虚弱,劳倦过度,耗伤中气,胃虚不能盛受水谷,脾虚不能化生精微,食滞胃中,上逆成呕。

呕吐的发病机理多由胃失和降,胃气上逆所致。病变脏腑主要在胃,还与肝、脾有密切的关系。

【诊断要点】

1. 病史 发病常与外邪侵袭、饮食不节、情志失调、脾胃虚弱等有关。

2. 临床特征 以呕吐宿食痰涎,或苦味、酸味,水液诸物,或干呕等。常伴有恶心,脘腹胀满,嗳腐吞酸,胃痛嘈杂,腹痛厌食等症。

3. 辅助检查 上消化道 X 线检查及内窥镜检查常有助于诊断。

知识链接

通过呕吐物鉴别呕吐性质

1. 幽门梗阻的呕吐物含有隔餐或隔日食物,有腐酵酸臭气味。

2. 呕吐物中含有大量黄色苦味胆汁,多见于频繁剧烈呕吐或十二指肠乳头以下的肠梗阻。

3. 大量呕吐多见于幽门梗阻或急性胃扩张,一次呕吐可超过 1000ml。

4. 呕吐物有大便臭味者可能是低位肠梗阻。

5. 呕吐大量酸性胃液多见于高酸性胃炎、活动期十二指肠溃疡。

6. 呕吐物呈咖啡样或鲜红色,考虑上消化道出血。

【辨证调护】

（一）调护原则

呕吐总的病机因胃气上逆所致,故以和胃降逆为治疗原则。结合具体症状辨证调护。偏于邪实者,治宜祛邪为主,邪去则呕吐自止。分别采用解表、消食、化痰、解郁等法。偏于正虚者,治宜扶正为主,正复则呕吐自愈。分别采用健运脾胃、益气养阴等法。虚实兼夹者当审其标本缓急之主次而治之。

（二）分型调护

1. 实证

（1）外邪犯胃

证候:突然呕吐,胸脘满闷,发热恶寒,头身疼痛,舌苔白腻,脉濡缓。

调护原则:疏邪解表,化浊和中。

调护指导:藿香正气散加减(藿香、紫苏、茯苓、桔梗、厚朴、半夏、白术、炙甘草)。若风邪偏重,寒热无汗,可加荆芥、防风以疏风散寒;若见胸闷腹胀嗳腐,为兼有食滞,可加鸡内金、神曲、莱菔子以消积化滞;若身痛,腰痛,头身困重,苔厚腻者,为兼外湿,可加羌活、独活、苍术以除湿健脾;若暑邪犯胃,身热汗出,可用新加香薷饮以解暑化湿;若秽浊犯胃,呕吐甚剧,可吞服玉枢丹以辟秽止呕;若风热犯胃,头痛身热,可用银翘散去桔梗之升提,加陈皮、竹茹疏风清热,和胃降逆。

(2)食滞内停

证候:呕吐酸腐,脘腹胀满,嗳气厌食,大便或溏或结,舌苔厚腻,脉滑实。

调护原则:消食化滞,和胃降逆。

调护指导:保和丸加减(焦山楂、炒六神曲、制半夏、茯苓、陈皮、连翘、炒莱菔子、炒麦芽)。若积滞化热,腹胀便秘,可用小承气汤以通腑泻热,使浊气下行,呕吐自止;若食已即吐,口臭干渴,胃中积热上冲,可用竹茹汤清胃降逆;若误食不洁、酸腐食物,而见腹中疼痛,胀满欲吐而不得者,可因势利导,用压舌板探吐祛邪。

(3)痰饮内阻

证候:呕吐清水痰涎,脘闷不食,头眩心悸,舌苔白腻,脉滑。

调护原则:温中化饮,和胃降逆。

调护指导:小半夏汤合苓桂术甘汤加减(半夏、生姜、茯苓、桂枝、白术、甘草)。若气滞腹痛,可加厚朴、枳壳行气除满;若脾气受困,脘闷不食,可加砂仁、白豆蔻、苍术开胃醒脾;若痰浊蒙蔽清阳,头晕目眩,可用半夏白术天麻汤以健脾燥湿,化痰息风;若痰郁化热,烦闷口苦,可用黄连温胆汤以清热化痰,和胃止呕;若胃脘胀满,胃中有振水声,可暂加甘遂细末0.5g,装入胶囊,早晨空腹温开水冲服,每日1次,连续2~3日。

(4)肝气犯胃

证候:呕吐吞酸,嗳气频繁,胸胁胀痛,舌质红,苔薄腻,脉弦。

调护原则:疏肝理气,和胃降逆。

调护指导:四七汤加减(官桂、人参、半夏、甘草)。若气郁化火,心烦咽干,口苦吞酸者,可合左金丸以清热止呕;若兼腑气不通,大便秘结者,可用大柴胡汤清热通腑;若气滞血瘀,胁肋刺痛,可加丹参、郁金、当归、延胡索等活血化瘀止痛。

2.虚证

(1)脾胃气虚

证候:食欲不振,食入难化,恶心呕吐,脘部痞闷,大便不畅,舌苔白滑,脉虚弦。

调护原则:健脾益气,和胃降逆。

调护指导:香砂六君子汤加减(人参、白术、甘草、陈皮、半夏、砂仁、木香)。若脾阳不振,畏寒肢冷,可加干姜、附子,或用附子理中丸温中健脾;若胃虚气逆,心下痞硬,干噫,可用旋覆代赭汤降逆止呕;若中气大亏,少气乏力,可用补中益气汤补中益气;若病久及肾,肾阳不足,腰膝酸软,肢冷汗出,可用附子理中汤加肉桂、吴茱萸等温补脾肾。

(2)胃阴不足

证候:呕吐反复发作,或时作干呕,似饥而不欲食,口燥咽干,舌红少津,脉细数。

调护原则:滋养胃阴,降逆止呕。

调护指导:麦门冬汤加减(麦门冬、半夏、人参、甘草、粳米、大枣)。若阴虚甚,五心烦热者,可加石斛、天花粉、知母养阴清热;若呕吐较甚,可加橘皮、竹茹、枇杷叶以降逆止呕;若阴虚便秘,可加火麻仁、瓜蒌仁、白蜜润肠通便。

病案分析

男,29 岁,呕吐 1 年余。

患者因工作紧张出现进餐后呕吐,为少量胃内未消化食物,夜间发作时多呕清水痰涎。自服健胃消食片效果不著,未予系统治疗。2007 年 1 月因饮酒后呕吐咖啡色胃内容物就诊。予抑酸、止血、保护胃黏膜、抗感染及维持水电解质平衡等治疗。刻下症:神清,精神可,形体稍胖,腹胀,呕吐痰涎,舌淡胖,苔白,脉沉弦。查腹部 B 超,提示轻度脂肪肝,钡餐造影未见异常。行胃镜检查,示轻度胃炎,余无异常。相关检查均提示无器质性病变,诊断为神经性呕吐。

请分析:该患者呕吐的中医证型是什么? 应如何调护?

【其他调护】

(一)饮食调护

1. 将白术 30g、干姜 6g 用纱布包扎,与红枣 250g、清水 1000ml 同放入锅中,以武火煎沸后,改用文火煮 1 小时,除去药包和枣核,并将枣肉捣烂成泥状,另将鸡内金粉 15g 碎过筛,与面粉 500g、枣肉泥和匀,加水和面,文火烙成饼,每日 2 次,每次空腹食饼 50~100g,适用于脾胃虚弱之呕吐(《医学衷中参西录》)。

2. 将芦根 30g 洗净,用水煎煮,去渣取汁,红米 60g 洗净,加水适量,和青竹茹 6g 及芦根汁同煮粥,先用武火煮沸,再用文火熬粥,适用于胃热偏盛之呕吐(《安老怀幼书》)。

3. 将荜茇、胡椒各 3g,肉桂 1.5g 共研细末,与粳米 75g 同入锅内,并加适量淡豆豉和水,煮成粥,空腹 1 次食用,每日 2 次。适用于呕吐寒凝气滞证(《饮膳正要》)。

知识拓展

姜的作用

姜可分为生姜与干姜。生姜有解表散寒,温中止呕,化痰止咳,解鱼蟹毒的功效。主要用于治疗风寒感冒,胃寒呕吐,寒痰咳嗽,鱼蟹中毒。干姜有温中散寒,回阳通脉,温肺化饮的功效。用于治疗脘腹冷痛,呕吐泄泻,肢冷脉微,寒饮喘咳。药理研究发现,姜可治疗化疗后引起的呕吐、手术后呕吐、妊娠引起的呕吐。

(二)针灸调护

1. 毫针法 取中脘、内关、足三里,足三里平补平泻法,余穴用泻法。胃寒者加灸上脘、胃俞;胃热者加合谷,并可取金津、玉液点刺放血;食滞者加梁门、天枢;肝气犯胃者加阳陵泉、太冲;每日 1 次,每次 30 分钟,10 次为一个疗程。

2. 耳针法 选胃、贲门、食道、交感、神门、脾、肝,每次 3~4 穴,毫针刺,中等刺激,亦可用王不留行籽贴压。

3. 穴位注射法 选穴参照毫针刺法之穴位,用维生素 B_1 或维生素 B_{12} 注射液,每穴注射 0.5~1ml,每日或隔日 1 次。

(三)推拿调护

1. 急性止吐法 如果感觉恶心,欲吐或已吐,来势较急,可用下法。

(1)掐内关、公孙:以拇指用力掐按双内关穴,以局部发红、有酸麻胀感为度,约 1 分钟。取坐位,抬腿,以拇指用力掐按双公孙穴(第 1 跖骨基底之前下缘凹陷处,赤白肉际间)。

(2)揉天突:用示指按在天突穴处,用力揉按约 1 分钟。

(3)叩背法:半握拳,轻叩胸 3～胸 12 脊柱两侧膀胱经约 1 分钟。

2. 慢性止呕法　如为慢性呕吐,可用下法。

(1)按中府、云门:取坐位,用双手拇指分别揉按中府、云门各 1 分钟。

(2)点揉或一指禅推中脘、天枢:取坐位或仰卧位,自己用点揉法或他人用一指禅推法施于中脘、天枢各 2 分钟。

(3)擦腹直肌:取坐位或仰卧位,自己或他人用擦法施于两侧腹直肌,由上到下,约 1 分钟。

(4)提拿脊背:取仰卧位,他人由命门穴起,提拿脊柱两侧皮肤,直至大椎穴,重复操作 20 余次。

【按语】

1. 针灸治疗呕吐有一定的效果,顽固性呕吐需明确诊断。对于顽固性呕吐,若配合 X 线钡餐或腹平片诊断为不完全性肠梗阻者,应注意查明原因。

2. 临床上见到呕吐的患者,需结合其他症状做相关检查明确诊断,不可见呕只止呕,贻误病情,造成不良后果。

3. 呕吐日久变证多,顽固性呕吐日久,多伤津损液耗气,引起气随津脱,或脑失濡养等变证。结合临床实际,可进行补充液体,或静脉推注生脉注射液,口服淡盐水等治疗,必要时结合西药进行救治。

4. 生活起居有常,避免风寒暑湿秽浊之邪的入侵。保持心情舒畅,避免精神刺激,饮食方面也应注意调理。脾胃素虚者,饮食不宜过多,同时勿食生冷瓜果等,禁服寒凉药物。若胃中有热者,忌食肥甘厚腻、辛辣、香燥、烟酒等,禁服温燥药物。

5. 对呕吐不止的患者,应卧床休息,密切观察病情变化。服药时,尽量选择刺激性气味小的,否则随服随吐,更伤胃气。以少量频服的服药方法为佳,以减少胃的负担。根据患者情况,以热饮较益,并可加入少量生姜或姜汁,以免格拒难下,逆而复出。

附:呃逆

呃逆是指胃气上逆动膈,以气逆上冲,喉间呃呃连声,声短而频,难以自制为主要表现的病证。

呃逆与美容的关系:呃逆亦为消化系统常见疾病之一,与美容密切相关,经常呃逆会引起一系列皮肤、形体等方面的美容问题,如面色苍白或萎黄,手足不温,食少乏力,烦躁不安,不思饮食,肢体倦怠,形体消瘦等。

西医学的单纯性膈肌痉挛,其他疾病如胃肠神经官能症、胃炎、胃扩张、胸腹腔肿瘤、肝硬化晚期、脑血管病、尿毒症,以及胸腹手术后等所引起的膈肌痉挛之呃逆,均可参考本部分辨证调护。

【病因病机】

呃逆的病因多由饮食不当、情志不遂和正气亏虚等所致。胃失和降、气逆动膈是呃逆的主要病机。

1. 饮食不当　进食太快,过食生冷,或滥服寒凉药物,寒气蕴蓄于胃,循手太阴之脉上动于膈,导致呃逆。或过食辛热煎炒,醇酒厚味,或过用温补之剂,燥热内生,腑气不行,气逆动膈,发生呃逆。《景岳全书·呃逆》曰:"皆其胃中有火,所以上冲为呃。"

2. 情志不遂　恼怒伤肝,气机不利,横逆犯胃,逆气动膈;或肝郁克脾,或忧思伤脾,运化失职,滋生痰浊;或素有痰饮内停,复因恼怒气逆,逆气夹痰浊上逆动膈,发生呃逆。如《证治准绳·呃逆》即有"暴怒气逆痰"而发生呃逆的记载。

3. 体虚病后或素体不足　年高体弱,或大病久病,正气未复,或吐下太过,虚损误功,均可损伤中气,或胃阴耗损,胃失和降,发生呃逆。甚则病深及肾,肾气失于摄纳,浊气上乘,上逆动膈,均可发生呃逆。如《证治汇补·呃逆》提出:"伤寒及滞下后,老人,虚人,妇人产后,多有呃症者,皆病深之候也。若额上出汗,连声不绝者危。"

呃逆之病位在膈,病变的关键脏腑在胃,还与肝、脾、肺、肾诸脏腑有关。基本病机是胃失和降,膈间气机不利,胃气上逆动膈所致。

【诊断要点】

1. 病史　多有受凉、饮食、情志等诱发因素,起病多较急。

2. 临床特征　呃逆以气逆上冲,喉间呃呃连声,声短而频,不能自止为主症,其呃声或高或低,或疏或密,间歇时间不定。常伴有胸膈痞闷,脘中不适,情绪不安等症状。

3. 辅助检查　单纯性膈肌痉挛无需做理化检查。胃肠 X 线钡餐及内窥镜检查可诊断胃肠神经官能症、胃炎、胃扩张、胃癌等;肝、肾功能及 B 超、CT 等检查可诊断肝硬化、尿毒症、脑血管病及胸腹腔肿瘤等。

课堂互动

饭后打嗝属于呃逆吗?

【辨证调护】

（一）调护原则

呃逆一证,总由胃气上逆动膈而成,所以理气和胃、降逆止呃为基本治法。止呃要分清寒热虚实,分别施以祛寒、清热、补虚、泻实之法,因此,应在辨证的基础上和胃降逆止呃。对于危重病证中出现的呃逆,治当大补元气,急救胃气。

（二）分型调护

1. 胃中寒冷

证候:呃声沉缓有力,胸膈及胃脘不舒,得热则减,遇寒更甚,进食减少,喜食热饮,口淡不渴,舌苔白润,脉迟缓。

调护原则:温中散寒,降逆止呃。

调护指导:丁香散加减(丁香、柿蒂、高良姜、干姜、荜茇、香附、陈皮)。若寒气较重,脘腹胀痛者,加吴茱萸、肉桂、乌药散寒降逆;若寒凝食滞,脘闷嗳腐者,加莱菔子、半夏、槟榔行气降逆导滞;若寒凝气滞,脘腹痞满者,加枳壳、厚朴、陈皮以行气消痞;若气逆较甚,呃逆频作者,加刀豆子、旋覆花、代赭石以理气降逆。还可辨证选用丁香柿蒂散等。

2. 胃火上逆

证候:呃声洪亮有力,冲逆而出,口臭烦渴,多喜冷饮,脘腹满胀,大便秘结,小便短赤,苔黄燥,脉滑数。

调护原则:清胃泻热,降逆止呃。

调护指导:竹叶石膏汤加减(竹叶、生石膏、沙参、麦冬、半夏、粳米、甘草、竹茹、柿蒂)。若腑气不通,痞满便秘者,可合用小承气汤通腑泻热,使腑气通,胃气降,呃自止;若胸膈烦热,大便秘结,可用凉膈散以攻下泻热。

3. 气机郁滞

证候:呃逆连声,常因情志不畅而诱发或加重,胸胁满闷,脘腹胀满,嗳气纳减,肠鸣矢气,苔薄白,脉弦。

调护原则:顺气解郁,和胃降逆。

调护指导:五磨饮子加减(木香、乌药、枳壳、沉香、槟榔、丁香、代赭石)。肝郁明显者,加川楝子、郁金疏肝解郁;若心烦口苦,气郁化热者,加栀子、黄连泻肝和胃;若气逆痰阻,昏眩恶心者,可用旋覆代赭汤加陈皮、茯苓,以顺气降逆,化痰和胃;若气滞日久成瘀,瘀血内结,胸胁刺痛,久呃不止者,可用血府逐瘀汤加减以活血化瘀。

4. 脾胃阳虚

证候:呃声低长无力,气不得续,泛吐清水,脘腹不舒,喜温喜按,面色㿠白,手足不温,食少乏力,大便溏薄,舌质淡,苔薄白,脉细弱。

调护原则:温补脾胃止呃。

调护指导:理中丸加减(人参、白术、甘草、干姜、吴茱萸、丁香、柿蒂)。若嗳腐吞酸,夹有食滞者,可加神曲、麦芽消食导滞;若脘腹胀满,脾虚气滞者,可加法夏、陈皮理气化浊;若呃声难续,气短乏力,中气大亏者,可加黄芪、党参补益中气;若病久及肾,肾阳亏虚,形寒肢冷,腰膝酸软,呃声难续者,为肾失摄纳,可加肉桂、紫石英、补骨脂、山萸肉、刀豆子补肾纳气。

5. 胃阴不足

证候:呃声短促而不得续,口干咽燥,烦躁不安,不思饮食,或食后饱胀,大便干结,舌质红,苔少而干,脉细数。

调护原则:养胃生津,降逆止呃。

调护指导:益胃汤合橘皮竹茹汤加减(沙参、麦冬、玉竹、生地、橘皮、竹茹、枇杷叶、柿蒂)。若咽喉不利,阴虚火旺,胃火上炎者,可加石斛、芦根以养阴清热;若神疲乏力,气阴两虚者,可加党参或西洋参、山药以益气生津。

病案分析

刘某,女,36岁。2010年11月5日初诊。

反复发作性呃逆6个月,始由郁怒而发,伴胸闷短气,嗳气频作,两胁胀满,继则脘腹隐痛,泛泛欲呕,口苦,食欲不振。曾查胃镜,诊断为浅表性胃炎。迭经中西药物,治以温中降逆、解郁化痰诸法,予旋覆代赭汤、丁香柿蒂汤、逍遥散等治疗,初服显效,继则症状如前,反复发作,痛苦异常,终日呃声不止,不能自制。

刻诊:形体肥胖,呃逆嗳气频作,声重而响,甚则憋气,张口抬肩,纳可,便调,夜寐安。舌质淡有齿痕,苔白腻,脉弦细。此肺失宣肃,中虚气滞,升降失常。

请分析:该患者呃逆的中医证型是什么?如何调护?

【其他调护】

(一) 饮食调护

1. 干姜3g及高良姜3g先煎,去渣取汁,再入粳米60g同煮为粥,早晚各服1次,适用于呃逆脾胃虚寒证(《寿世青编》)。

2. 将生麦芽 30g、青皮 10g 洗净,一同加水适量煮沸后去渣,每日 1 剂,代茶饮服,适用于肝胃不和之呃逆(《中华食物疗法大全》)。

(二) 针灸调护

取中脘、内关、足三里、膈俞,胃寒者加灸梁门;胃热者针泻陷谷;阳虚加灸气海;每日一次,每次 30 分钟,10 次为一个疗程。

(三) 推拿调护

1. 点攒竹　双拇指按压双侧攒竹穴,持续 2 分钟。在按压时,患者可能仍会呃逆,但稍过片刻就会好转。操作时间至少持续 2 分钟。

2. 点列缺　用拇指点按一侧的列缺穴,约 2 分钟。需要用力,使局部有胀痛的感觉。

3. 弹缺盆　用示指或中指弹拨一侧缺盆穴内侧。以感到向胸部窜麻为宜,一般只需要弹拨一下。

4. 按膈俞　用拇指按压背部的膈俞穴,或者附近的压痛点,持续 2 分钟。

知识拓展

打嗝的特殊调护方法

1. 喝水弯腰法　弯腰至 90°时,大口喝下几口温水,因胃部离膈肌较近,可从内部温暖膈肌,在弯腰时,内脏还会对膈肌起到按摩作用,缓解膈肌痉挛,瞬间达到止嗝的目的。

2. 屏气法　屏住呼吸 30~45 秒,或取一根干净的筷子放入口中,轻轻刺激上腭后 1/3 处,打嗝症状会立即停止。

3. 惊吓法　趁不注意时猛拍一下打嗝者的后背,也能止嗝。因为惊吓作为一种强烈的情绪刺激,可通过皮质传至皮下中枢,抑制膈肌痉挛。但有高血压、心脏者应慎用。

【按语】

1. 若在急慢性疾病的严重阶段出现呃逆不止,往往是胃气衰败的危象,预后不佳,应予警惕。

2. 顽固性呃逆,必须查找病因,针对病因加以治疗。

3. 应保持心情舒畅,避免暴怒、过喜等不良情志刺激。注意寒温适宜,避免外邪侵袭。饮食宜清淡,忌生冷、辛辣、肥腻之品,避免饥饱无常,发作时应进食易消化食物。

复习思考题

1. 呕、吐和干呕的区别有哪些?

2. 呕吐的病因病机有哪些?

3. 呕吐食滞内停证的症状及调护方法有哪些?

4. 呃逆的调护原则是什么?

5. 简述呃逆的推拿调护操作方法。

第八节　腹　痛

腹痛是指以胃脘以下、耻骨丛毛际以上的部位发生疼痛为主要临床表现的病证，多由脏腑气机不利，经脉失养所造成。

腹痛与美容的关系：腹痛为消化系统常见疾病之一，与美容密切相关，经常腹痛会引起一系列皮肤、形体等方面的美容问题，如形寒肢冷，手足不温，身热自汗，烦渴引饮，神疲乏力，气短懒言，面色不华，遇情志变化加剧，甚至出现面部黄斑、色素斑沉着等。

西医学的急慢性肠炎、胃肠痉挛、不完全性肠梗阻、结核性腹膜炎、腹型过敏性紫癜、肠易激综合征、消化不良性腹痛、输尿管结石以腹痛为主要表现的，在排除外科及妇科疾病时参考本节辨证调护。

课堂互动

西医学的腹痛有哪些？如何鉴别？

【病因病机】

1. 外感时邪，内传于里　六淫之邪，侵入腹中，均可引起腹痛。伤于风寒则寒凝气滞，经脉受阻，不通则痛。伤于暑热，或寒邪不解，郁而化热，或湿热壅滞，则致传导失职腑气不通而发生腹痛。

2. 饮食不节，肠胃受伤　暴饮暴食，损伤脾胃，饮食内停；恣食肥甘、厚腻、辛辣，酿生湿热，蕴蓄肠胃；误食馊腐、饮食不洁，或过食生冷，寒湿内停等，均可损伤脾胃，腑气通降不利，而发生腹痛。

3. 情志失调，气滞血瘀　抑郁恼怒，肝失调达，气机不畅，气滞而痛；或忧思伤脾，或肝郁克脾，肝脾不和，气机不利，腑气通降不顺而发生腹痛；或气滞日久，血行不畅，气滞血瘀，或跌仆损伤，络脉瘀阻，或腹部手术，血络受损，均可形成腹中瘀血，血瘀致痛。

4. 阳气素虚，脏腑失煦　素体脾阳不振，或过服寒凉，损伤脾阳，寒湿内停，渐致脾阳衰惫，气血不足，不能温养脏腑，而致腹痛；甚至久病肾阳不足，肾失温煦，脏腑虚寒，腹痛迁延不愈。

腹痛以脏腑气机不利，脏腑失养，经脉气血阻滞，不通则痛为基本病机。

【诊断要点】

1. 病史　起病多缓慢，与情志、饮食、受凉等有关。

2. 临床特征　以胃脘以下耻骨毛际以上部位的疼痛为主要表现，其疼痛性质各异，一般不甚剧烈，且按之柔软，压痛较轻，无肌紧张和反跳痛。

3. 检查　腹部X线检查、B超及相关实验室检查有助诊断及鉴别诊断。

4. 应排除外科、内科、妇科等其他可能出现腹痛症状的疾病。

【辨证调护】

（一）调护原则

实则泻之，虚则补之，热者寒之，寒者热之，滞者通之，瘀者散之。结合通法，使病因得除,腑气得通,腹痛自止。但通法并非单纯泻下,应在辨明寒热虚实而辨证用药基础上,辅以理气通导之品,标本兼治。用药不可过于香燥,应中病即止。

(二) 分型调护

1. 寒邪内阻

证候:腹痛急起,剧烈拘急,得温痛减,遇寒痛甚,恶寒身倦,手足不温,口淡不渴,小便清长,大便自可,苔白腻,脉弦紧。

调护原则:温里散寒,理气止痛。

调护指导:良附丸合正气天香散加减(高良姜、干姜、紫苏、乌药、香附、陈皮)。若腹中雷鸣切痛,胸胁逆满,呕吐,为寒气上逆者,用附子粳米汤温中降逆;若腹中冷痛,周身疼痛,内外皆寒者,用乌头桂枝汤温里散寒;若少腹拘急冷痛,寒滞肝脉者,用暖肝煎暖肝散寒;若腹痛拘急,大便不通,寒实积聚者,用大黄附子汤以泻寒积;若脐中痛不可忍,喜温喜按者,为肾阳不足,寒邪内侵,用通脉四逆汤温通肾阳。

2. 湿热壅滞

证候:腹部胀痛,痞满拒按,胸闷不舒,烦渴引饮,便秘或溏滞不爽,身热自汗,小便短赤,苔黄腻或黄燥,脉滑数。

调护原则:通腑泻热。

调护指导:大承气汤加减(大黄、芒硝、厚朴、枳实)。若燥结不甚,大便溏滞不爽,苔黄腻,湿象较显者,可去芒硝,加栀子、黄芩、黄柏苦寒清热燥湿;若少阳阳明合病,两胁胀痛,大便秘结者,可用大柴胡汤;若兼食积者,可加莱菔子、山楂以消食导滞;病程迁延者,可加桃仁、赤芍以活血化瘀。

3. 中脏虚寒

证候:腹痛绵绵,时作时止,喜热恶冷,痛时喜按,饥饿或劳累后加重,反之缓解,神疲乏力,气短懒言,形寒肢冷,胃纳不佳,面色不华,大便溏薄,舌淡苔薄白,脉弦细。

调护原则:温中补虚,缓急止痛。

调护指导:小建中汤加减(桂枝、饴糖、生姜、大枣、芍药、甘草)。尚可加黄芪、茯苓、人参、白术等助益气健脾之力,加吴茱萸、干姜、川椒等助散寒理气之功。若腹中大寒痛,呕吐肢冷,可用大建中汤温中散寒;若腹痛下痢,脉微肢冷,脾肾阳虚者,可用附子理中汤;若大肠虚寒,积冷便秘者,可用温脾汤;若中气大虚,少气懒言,可用补中益气汤。还可辨证选用当归四逆汤、黄芪建中汤等。

4. 饮食停滞

证候:脘腹胀满,疼痛拒按,嗳腐吞酸,厌食,痛而欲泻,泻后痛减,或便秘,苔厚腻,脉滑。

调护原则:消食导滞。

调护指导:枳实导滞丸加减(大黄、枳实、神曲、黄芩、黄连、泽泻、白术、茯苓)。若食滞较轻,脘腹胀闷者,可用保和丸消食化滞。若食积较重,也可用枳实导滞丸合保和丸化裁。

5. 气机郁滞

证候:脘腹疼痛,胀满不舒,攻窜两胁,痛引少腹,时聚时散,得嗳气、矢气则舒,遇情志变化加剧,苔薄白,脉弦。

调护原则:疏肝解郁,理气止痛。

调护指导：柴胡疏肝散加减（柴胡、枳壳、香附、陈皮、芍药、川芎、甘草）。若气滞较重，胁肋胀痛者，加川楝子、郁金以助疏肝理气止痛之功；若痛引少腹睾丸者，加橘核、川楝子以理气散结止痛；若腹痛肠鸣，气滞腹泻者，可用痛泻要方以疏肝调脾，理气止痛；若少腹绞痛，阴囊寒疝者，可用天台乌药散以暖肝温经，理气止痛；肠胃气滞，腹胀肠鸣较著，矢气即减者，可用四逆散合五磨饮子疏肝理气降气，调中止痛。

6. 瘀血阻滞

证候：少腹疼痛，痛势较剧，痛如针刺，甚则尿有血块，经久不愈，舌紫黯，脉细涩。

调护原则：活血化瘀。

调护指导：少腹逐瘀汤加减（当归、川芎、赤芍、蒲黄、五灵脂、没药、元胡、小茴香、肉桂、干姜）。若腹部术后作痛，可加泽兰、红花；若跌仆损伤作痛，可加丹参、王不留行，或吞服三七粉、云南白药；若下焦蓄血，大便色黑，可用桃核承气汤；若胁下积块，疼痛拒按，可用膈下逐瘀汤。

病案分析

丁某，女，53 岁。2009 年 4 月 7 日初诊。

腹痛肠鸣 2 年，大便时有黏液，曾行胆囊切除术。2005 年 6 月做胃镜示慢性胃炎、十二指肠球部溃疡，经治症状改善不显。查血白细胞减少，X 线造影示胃下垂，多方求治无效。现自觉胃部不舒，有闷塞嘈杂感，时有振水音。饮食不当则脘腹隐痛。恶心、嗳气为舒。大便如糊，夹有不消化物，或见黏液，腹部时有气体隆起，怕冷肢清，舌苔薄黄腻，舌质暗。

请分析：该患者腹痛的中医证型是什么？应如何调护？

【其他调护】

（一）饮食调护

1. 将羊肚洗净切细，与 100g 白术同煮，以羊肚烂熟为度，服汤食肚，每日 1 剂，分 3 次服食，适用于腹痛脾胃虚寒证（《千金方》）。

2. 将鲜藕节 200g 切碎，与鲜荷叶 100g 共放入砂锅内，加蜂蜜 50g，用木槌捣烂，再倒入锅内，加水适量，煎煮 1 小时，温饮，每日 2~3 次，适用于胃热壅盛之腹痛（《太平圣惠方》）。

3. 先将佛手 15g 加水 1500ml 左右煎汤，去渣，再入扁豆 30g、粳米 60g 煮粥，每日 1 次，连用 2 周，适用于气机郁滞之腹痛（《常见病饮食疗法》）。

（二）针灸调护

1. 毫针法　取足三里、中脘、天枢、三阴交、太冲，太冲用泻法，余穴用平补平泻法。若寒邪内积者加神阙、公孙；湿热壅滞者加阴陵泉、内庭；气滞血瘀者加血海、曲泉；脾阳不振者加脾俞、胃俞。

2. 耳针法　选胃、小肠、大肠、肝、脾、交感、神门、皮质下，每次取 2~4 穴，采用中强刺激，用王不留行籽贴压。

3. 穴位注射法　选天枢、足三里。用异丙嗪、阿托品各 50ml 混合液，每穴注射 0.5ml 药液，每日 1 次。

（三）推拿调护

1. 擦腹直肌　取坐位或仰卧位，自己或他人用擦法施于两侧腹直肌，由上到下，约半分钟。

2. 揉脐 取坐位或仰卧位,用掌根抵住肚脐,稍用力,缓缓揉动,以腹内有热感为宜,约 2 分钟。

3. 点按天枢 取仰卧位,用双手示指分别抵住双天枢穴,用力下压,以能忍受为度,然后再放松,如此一压一松,操作约 1 分钟。

4. 掌揉背部 患者取俯卧位,术者用掌根沿脊柱两旁膀胱经循行线,自上而下揉动,约 2 分钟。

【按语】

1. 预防腹痛,平素宜饮食有节,忌暴饮暴食,忌食生冷、不洁之食物,少食过于辛辣、油腻之品;要养成良好的饮食习惯,饭前洗手,细嚼慢咽。饭后不宜立即参加体育活动。

2. 如患者出现腹痛剧烈、拒按、冷汗淋漓、四肢不温、呕吐不止等症状,须警惕发生厥脱证,须立即处理,以免贻误病情。

复习思考题

1. 腹痛的病因病机有哪些?
2. 腹痛的调护原则是什么?

第九节 泄 泻

泄泻是以排便次数增多,完谷不化或粪质稀薄,甚至泻出如水样为主症的病证。本病一年四季均可发病,但多见于夏秋两季。

泄泻与美容的关系:若泄泻不能食,形体消瘦,泄泻无度,或久泄滑脱不禁,致津伤液竭,从而出现面色萎黄,神疲乏力等损美证候。

西医学中急慢性肠炎、胃肠功能紊乱、肠结核等肠道疾病以泄泻为主要表现者,可按本节内容辨证治疗。其他疾病过程中伴见泄泻者,在辨证上亦可与本篇互参。

【病因病机】

泄泻的病因是多方面的,主要有感受外邪,饮食所伤,情志失调,脾胃虚弱,命门火衰等等。这些病因导致脾虚湿盛,脾失健运,大小肠传化失常,升降失调,清浊不分,而成泄泻。

1. 感受外邪 引起泄泻的外邪以暑、湿、寒、热较为常见,其中又以感受湿邪致泄者最多。脾喜燥而恶湿,外来湿邪,最易困阻脾土,以致升降失调,清浊不分,水谷杂下而发生泄泻。

2. 饮食所伤或饮食过量 饮食停滞肠胃;或恣食肥甘,湿热内生;或过食生冷,寒邪伤中;或误食腐馊不洁,食伤脾胃肠,化生食滞、寒湿、湿热之邪,致运化失职,升降失调,清浊不分,而发生泄泻。

3. 情志失调 烦恼郁怒,肝气不舒,横逆犯脾,脾失健运,升降失调;或忧郁思虑,脾气不运,土虚木乘,升降失职;或素体脾虚,逢怒进食,更伤脾土,引起脾失健运,升降失调,清浊不分,而成泄泻。

4. 脾胃虚弱 长期饮食不节,饥饱失调,或劳倦内伤,或久病体虚,或素体脾胃肠虚弱,使胃肠功能减退,不能受纳水谷,也不能运化精微,反聚水成湿,积谷为滞,致脾胃升降失司,清浊不分,混杂而下,遂成泄泻。

5. 命门火衰 命门之火,助脾胃之运化以腐熟水谷。若年老体弱,肾气不足;或久病之后,肾阳受损;或房室无度,命门火衰,致脾失温煦,运化失职,水谷不化,升降失调,清浊不分,而成泄泻。且肾为胃之关,主司二便,若肾气不足,关门不利,则可发生大便滑泄、洞泄。

本病的基本病机是脾虚湿盛致使脾失健运,肠道传化失常,升降失调,清浊不分。脾虚湿盛是导致本病发生的关键因素。

【诊断要点】

1. 病史 起病或急或缓,暴泻者多有暴饮暴食或误食不洁之物的病史。迁延日久,时发时止者,常由外邪、饮食、情志等因素诱发。

2. 临床特征 以大便粪质溏稀为诊断的主要依据,或完谷不化,或粪如水样,或大便次数增多,每日三五次以至十数次以上。常兼有腹胀腹痛、腹鸣、纳呆。

3. 辅助检查 粪便检查比较重要,应认真观察患者新鲜粪便的量、质及颜色;显微镜下便检包括观察血细胞数及病原体;粪便培养可找出病原菌等。慢性泄泻可行结肠镜、小肠镜检查,可直接观察,同时对渗出物进行镜检或培养、活体组织病理检查可协助诊断;同时可排除胃肠道肿瘤。关于 X 线检查,慢性腹泻可考虑做结肠钡剂灌肠及全消化道钡餐检查,以明确病变部位;腹部 B 超或 CT 检查有助于胰腺病变、腹腔淋巴瘤等疾病的诊断。此外,一些全身性疾病如甲亢、糖尿病、慢性肾功能不全等也可引起腹泻,可进行相关检查明确诊断。

知识链接

痢 疾

古称肠澼、滞下。为急性肠道传染病之一。临床以发热、腹痛、里急后重、大便脓血为主要症状。若感染疫毒,发病急剧,伴突然高热,神昏、惊厥者,为疫毒痢。痢疾初起,先见腹痛,继而下痢,日夜数次至数十次不等。多发于夏秋季节,由湿热之邪,内伤脾胃,致脾失健运,胃失消导,更挟积滞,酝酿肠道而成。痢疾患者和带菌者是传染源,轻型、慢性痢疾和健康带菌者易被忽视。传播途径以粪-口感染为主,卫生习惯不良的小儿易患本病。注意泄泻与痢疾的鉴别。

【辨证调护】

(一) 调护原则

本病的病机为脾虚湿盛,故治疗上以运脾化湿为法,暴泻应以祛邪为主,风寒外束宜疏解,暑热侵袭宜清化,饮食积滞宜消导,水湿内盛宜分利。暴泻切忌骤用补涩,清热不可过用苦寒,久泻当以扶正为主,脾虚者宜健脾益气,肾虚者宜温肾固涩,肝旺脾弱者宜抑肝扶脾,虚实相兼者以补脾祛邪并施,久泻不宜分利太过,补虚不可纯用甘温。

(二) 分型调护

1. 暴泻

(1)寒湿泄泻

证候:泄泻清稀,甚如水样,腹痛肠鸣,常兼外感症状,舌苔白或白腻,脉濡缓。

调护原则:芳香化湿,解表散寒。

调护指导:藿香正气散加减(藿香、紫苏叶、茯苓、白芷、大腹皮、陈皮、桔梗、炒白术、厚朴、制半夏、甘草)。若表邪偏重加荆芥、防风;若湿邪偏重用胃苓汤。

(2)湿热泄泻

证候:泄泻腹痛,泻下急迫,粪质恶臭,肛门灼热,舌红苔黄或黄腻,脉滑数或濡数。

调护原则:清热利湿。

调护指导:葛根黄芩黄连汤加减(葛根、炙甘草、黄芩、黄连)。若湿重加薏苡仁、厚朴;夹食滞则加神曲、山楂、麦芽;若暑湿则采用新加香薷饮合六一散。

(3)伤食泄泻

证候:腹痛肠鸣,泻下粪便臭如败卵,泻后痛减,舌苔垢浊或厚腻,脉滑。

调护原则:消食导滞。

调护指导:保和丸加减(焦山楂、炒六神曲、制半夏、茯苓、陈皮、连翘、炒莱菔子、炒麦芽)。若食滞较重,则用枳实导滞丸。

2. 久泻

(1)脾虚泄泻

证候:泄泻反复迁延不愈,伴脾虚症状,如倦怠乏力,面色萎黄,舌淡苔白,脉细弱。

调护原则:益气健脾,利湿止泻。

调护指导:参苓白术散加减(莲子肉、薏苡仁、砂仁、桔梗、白扁豆、白茯苓、人参、炙甘草、白术、山药)。若脾阳虚衰,阴寒内盛,伴见腹中冷痛,手足不温者,用附子理中丸。若久泻不止,中气下陷,伴见滑脱不禁或脱肛者,可用补中益气汤。

(2)肾阳虚衰

证候:黎明之前脐腹作痛,肠鸣即泻,泻下完谷,泻后则安。形寒肢冷,腰膝酸软,舌淡苔白,脉沉细。

调护原则:温肾健脾,固涩止泻。

调护指导:四神丸加减(补骨脂、肉豆蔻、五味子、吴茱萸)。久病体弱,中气下陷,加黄芪、白术、党参。若滑脱不禁,合桃花汤以固涩止泻。

(3)肝郁泄泻

证候:腹痛泄泻,腹中雷鸣,多因情志诱发,胸胁胀痛,嗳气食少,矢气频作,舌淡红,脉弦细或沉细弦。

调护原则:抑肝扶脾。

调护指导:痛泻要方加减(白术、白芍、陈皮、防风)。还可配伍柴胡、枳壳、香附等疏肝健脾理气之品。若脾气虚弱可加黄芪、党参、扁豆;反复发作可加乌梅、诃子等。

【其他调护】

(一)饮食调护

1. 先用清水将2枚鸡蛋煮熟,捞出后将壳打破,再与佛手15g,茉莉花10g同煮15分钟,吃鸡蛋,适用于泄泻肝郁脾虚证(《中华临床药膳食疗学》)。

2. 将炮姜6g,白术15g,花椒、大料各6g装入纱布包中,放入锅内加水先煮20分钟,然后下粳米30g煮作粥,每日分3次温服,连服2周,适用于寒湿泄泻(《中华临床药膳食疗学》)。

3. 将鲜猪肾150g洗净切片,与骨碎补30g同入砂锅内,加水适量煮熟,分2次食用,适用于肾虚泄泻(《太平圣惠方》)。

（二）针灸调护

1. 毫针法　急性泄泻取天枢、上巨虚、阴陵泉、水分,采用毫针泻法。寒湿者加灸神阙;湿热者加内庭;食滞者加中脘。慢性泄泻取神阙、天枢、足三里、公孙,神阙用灸法,天枢用平补平泻法,余穴用补法。脾虚者加脾俞、太白;肝郁者加太冲;肾虚者加肾俞、命门。

2. 耳针法　选胃、脾、大肠、肝、肾、交感,每次取 3~4 穴,中等刺激,用王不留行籽贴压。

3. 穴位注射法　选天枢、上巨虚,用黄连素注射液或维生素 B_1、维生素 B_{12} 注射液,每穴每次注射 0.5~1ml,每日或隔日 1 次。

（三）推拿调护

1. 揉小腹　患者取坐位或仰卧位,术者在小腹(肚脐以下)用掌揉法按顺时针方向,慢慢揉动约 2 分钟,以腹内有热感为宜。

2. 按揉气海　患者取坐位或仰卧位,术者用掌心对准气海穴,全掌压紧,用力按揉约 2 分钟。

3. 捏脊　患者俯卧,术者从肾俞开始,捏紧背部皮肤,一松一紧向上行走,重复操作 10 次左右。

4. 推上骶尾部　患者取俯卧位,术者用掌根抵住尾骨,自下向上向骶部推,至命门穴止,重复操作 2 分钟。

病案分析

张某,女,63 岁。因腹泻 3 年余于 2011 年 3 月 23 日初诊。

患者自诉 3 年前因饮冷后出现腹泻,每日 4~5 次,经多家医院治疗虽有好转,但常反复发作。刻诊:大便溏薄,食生冷则症状加重,便时伴肛门下坠感,畏寒,畏生冷,夏轻冬重,口不干,不苦,纳少,舌质淡有齿印,苔薄白,脉弦稍细。

请分析:①该患者的辨证、治法是什么?

②请制定相应的调护方案。

【按语】

1. 久泻不可妄用利小便之法,另外,暴泻不可骤涩,恐闭门留寇。而久泻虽缠绵时日,但只要湿邪未尽,或夹寒、热、痰、瘀、郁、食等,万万不可以久泻必虚,或急于求成,忙于补涩。

2. 若泄泻频繁,脱水严重者,应采取综合治疗,适当给予补液疗法。

3. 慎防风寒湿邪侵袭。饮食应有节制,宜以清淡、富营养且易消化的食物为主,避免进食生冷不洁及难消化或清肠润滑的食物。

复习思考题

1. 泄泻最常见的病因是什么?

2. 虚证久泄应采用什么调护方法?

第十节　便　　秘

便秘是由于大肠传导失司,致使大便秘结不通,产生排便周期延长,或周期不长,但粪质干结,排出艰难,或不硬,虽有便意,但便而不畅的病证。

便秘与美容的关系:便秘会增加体内毒素,导致机体新陈代谢紊乱、内分泌失调及微量元素不均衡,从而出现皮肤色素沉着、瘙痒、面色无华、毛发枯干,并产生黄褐斑、青春痘及痤疮等症。

本节所论便秘,是以便秘为主要症状。类似于西医学的功能性便秘,同时肠易激综合征、肠炎恢复期肠蠕动减弱引起的便秘、内分泌及代谢性疾病的便秘、药物性和直肠、肛门疾患所引起的便秘,以及肌力减退所致的排便困难等,可参照本节内容辨证调护。

知识链接

便秘相关知识

便秘在人群中的患病率高达27%,仅小部分便秘者会就诊。便秘可以影响各年龄段的人。女性多于男性,老年多于青壮年。因便秘发病率高、病因复杂,患者常有许多苦恼,便秘严重时会影响生活质量。便秘的"报警"征象包括便血、贫血、消瘦、发热、黑便、腹痛等症状和肿瘤家族史。如果出现报警征象应马上去医院就诊,做进一步检查。

【病因病机】

1. 肠胃积热(热秘)　一切造成机体阳气偏盛的因素,如素体阳盛,或饮酒过多,或过食辛辣厚味,或误服温燥之药,或热病之后,余热留恋,或肺燥、肺热下移小肠等,均可致肠胃积热,进而耗伤津液,出现肠道干涩燥结,形成热秘。

2. 气机郁滞(气秘)　一切造成大肠气机郁滞的因素,如忧愁思虑过度,或久坐不动,或跌打损伤,伤及胃肠,或虫积肠道,或肺失肃降,腑气不通,均可使大肠气机郁滞,传导失司,糟粕内停,形成气秘。

3. 阴寒凝滞(冷秘)　一切造成机体阴寒内结的因素,如恣食寒凉生冷,或过用苦寒药物,损伤阳气,或年高体弱,命门火衰,温煦无权,阴寒内生,阳气不通,津液不行,大便为寒所滞,发为冷秘。

4. 气血两亏　饮食劳倦内伤或大病、久病、产后以及年老体弱,致气血两亏。气虚则大便传导无力,血虚则肠道失润,亦可因发汗、利尿太过,或肾之真阴亏损,致肠道干枯,排便困难而成便秘。

便秘的基本病机是邪滞大肠,腑气闭塞不通或肠失温润,推动无力,导致大肠传导功能失常。

【诊断要点】

1. 病史　本病常有饮食不节、情志内伤、劳倦内伤等病史。
2. 临床特征　本病主要表现为排便周期延长,或粪质干结,排出艰难,或欲大便而艰涩不畅,且常伴腹胀、腹痛、口臭、纳差及神疲乏力、头眩心悸等症。

3. 辅助检查　大便常规、潜血试验和直肠指检；腹部平片可有助于确定肠梗阻的部位，对假性肠梗阻的诊断尤有价值；钡剂灌肠可了解钡剂通过胃肠道的时间、小肠与结肠的功能状态，亦可明确器质性病变的性质、部位与范围；可做直肠镜、乙状直肠镜或纤维结肠镜进一步检查。

【辨证调护】

（一）调护原则

便秘的治疗虽以通下为主，但绝非单纯用泻下药。

（二）分型调护

1. 实秘

（1）肠胃积热

证候：大便干结，腹胀腹痛，口干口臭，面红心烦或有身热，小便短赤，舌红，苔黄燥，脉滑数。

调护原则：泻热导滞，润肠通便。

调护指导：麻子仁丸加减（大黄、枳实、厚朴、麻子仁、杏仁、白蜜）。若津液已伤，可加生地、玄参、麦冬以滋阴生津；若肺热气逆，咳喘便秘者，可加瓜蒌仁、苏子、黄芩清肺降气以通便；兼郁怒伤肝，易怒目赤者，加服更衣丸以清肝通便；燥热不甚，或药后大便不爽者，可用青麟丸以通腑缓下，以免再秘；若热势较盛，痞满燥实坚者，可用大承气汤急下存阴。

（2）气机郁滞

证候：大便干结，或不甚干结，欲便不得出，或便而不爽，肠鸣矢气，腹中胀痛，嗳气频作，纳食减少，胸胁痞满，舌苔薄腻，脉弦。

调护原则：顺气导滞。

调护指导：六磨汤加减（木香、乌药、沉香、大黄、槟榔、枳实）。若腹部胀痛甚，可加厚朴、柴胡、莱菔子以助理气之功；若便秘腹痛，舌红苔黄，气郁化火，可加黄芩、栀子、龙胆草清肝泻火；若跌仆损伤，腹部术后，便秘不通，属气滞血瘀者，可加红花、赤芍、桃仁等活血化瘀。

（3）阴寒积滞

证候：大便艰涩，腹痛拘急，胀满拒按，胁下偏痛，手足不温，呃逆呕吐，舌苔白腻，脉弦紧。

调护原则：温里散寒，通便止痛。

调护指导：大黄附子汤加减（附子、大黄、细辛）。若便秘腹痛，可加枳实、厚朴、木香助泻下之力；若腹部冷痛、手足不温，加干姜、小茴香增散寒之功；若心腹绞痛，口噤暴厥属大寒积聚者，可用三物备急丸攻逐寒积。

2. 虚秘

（1）脾肺气虚

证候：大便并不干硬，虽有便意，但排便困难，用力努挣则汗出短气，便后乏力，面白神疲，肢倦懒言，舌淡苔白，脉弱。

调护原则：益气润肠。

调护指导：黄芪汤加减（黄芪、麻仁、白蜜、陈皮）。若乏力汗出者，可加白术、党参助补中益气之功；若排便困难、腹部坠胀者，可合用补中益气汤升提阳气；若气息低微、懒言少动者,可加用生脉散补肺益气;若肢倦腰酸者,可用大补元煎滋补肾气。

（2）血液亏虚

证候:大便干结,面色无华,头晕目眩,心悸气短,健忘,口唇色淡,舌淡苔白,脉细。

调护原则:养血润燥。

调护指导:润肠丸加减（当归、生地、麻仁、桃仁、枳壳）。若面白、眩晕甚,加玄参、何首乌、枸杞子养血润肠;若手足心热、午后潮热者,可加知母、胡黄连等以清虚热;若阴血已复,大便仍干燥者,可用五仁丸润滑肠道。

（3）阴津不足

证候:大便干结,如羊屎状,形体消瘦,头晕耳鸣,两颧红赤,心烦少眠,潮热盗汗,腰膝酸软,舌红少苔,脉细数。

调护原则:滋阴通便。

调护指导:增液汤加减（玄参、麦冬、生地、当归、石斛、沙参）。若口干面红、心烦盗汗者,可加芍药、玉竹助养阴之力;若胃阴不足,口干口渴者,可用益胃汤;若肾阴不足,腰膝酸软者,可用六味地黄丸;若阴亏燥结,热盛伤津者,可用增液承气汤增水行舟。

（4）阳虚寒凝

证候:大便干或不干,排出困难,小便清长,面色㿠白,四肢不温,腹中冷痛,或腰膝酸冷,舌淡苔白,脉沉迟。

调护原则:温阳通便。

调护指导:济川煎加减（肉苁蓉、牛膝、当归、升麻、泽泻、枳壳）。若老人腹冷便秘,可用半硫丸通阳开秘;若脾阳不足,阴寒冷积,可用温脾汤温通脾阳。

病案分析

余某,女,73 岁。2010 年 4 月 2 日初诊。

患者结肠癌术后半年,肺部有多个结节。夜间咳嗽,食欲不振,口中发甜,大便秘结,舌苔薄白腻,脉细。属肺脾同病。

请分析:该患者便秘的中医证型是什么？应如何调护？

【其他调护】

（一）饮食调护

1. 将连根葱白 3 片加水煎煮 15 分钟,去葱白,加入阿胶 6g,蜜融化,饭前温服,适用于便秘阴血不足证（《仁斋直指方》）。

2. 用清水煎煮锁阳 1500g,共煎 2 次,去渣,合并两次煎液,浓缩后加入炼蜜 240g 收膏,入瓷瓶内贮存,每日早中晚饭前各服 10 匙,热酒化服,适用于便秘阳虚寒凝证（《本草切要》）。

3. 将玄参、麦冬各 15g,生地 20g 三味煎煮取汁,再将蜂蜜 50g 与药汁搅匀即可,每日 2 次代茶饮用,适用于便秘阴津不足者（《药用膳食精粹》）。

（二）针灸调护

1. 毫针法　取天枢、大肠俞、支沟、上巨虚。热结配合谷、曲池;冷秘灸神阙、气海;气血虚配脾俞、胃俞;气滞加中脘、行间。上穴采用毫针刺,实秘用泻法,虚秘用补法,每日 1 次,留针 20~30 分钟,10 次为一个疗程。

2. 耳针法取直肠下段、大肠、皮质下、交感。毫针刺,中强刺激,留针 30 分钟,每日 1 次,10 次为一个疗程。

3. 穴位注射法　选穴参照毫针刺穴位,用生理盐水或维生素 B_1、维生素 B_{12} 注射液,每穴注射 0.5~1ml,每日或隔日 1 次。

（三）推拿调护

1. 自我经穴按摩　仰卧,两膝屈曲。先将两手掌心摩擦至热,两手掌指相叠,左手掌指置于下腹部的左侧上方,右手掌指置于左手背上,然后两手同时用力由上而下以肚脐为中心,在中、下腹部沿顺时针方向摩动约 5 分钟,手法要轻快、柔和、深浅适度,用力先轻后重,有助于大便的运行。

2. 推拿疗法

（1）方法:患者仰卧,术者坐于右侧,在中脘、天枢、大横、关元施一指禅推法,每穴约 0.5 分钟。然后,顺时针方向以左侧天枢、大横为重点摩腹约 15 分钟。再按揉中脘、天枢、大横,施振法于腹部约 20 分钟。医者用四指推法沿肝俞、脾俞向下推到八髎,往返 5 分钟。点按肾俞、大肠俞、八髎、长强,每穴 0.5 分钟。施擦法于八髎及长强。

（2）辨证加减

1）热秘:加按足三里、支沟、曲池、合谷,点按八髎、长强、大肠俞、胃俞,每穴 0.5 分钟。

2）气秘:加按揉膻中、章门、期门及背部肝俞、肺俞,以酸胀为度,擦两胁。

3）虚秘:轻揉肺俞、脾俞、内关、心俞、足三里,直擦腰骶部,以热为度。

4）冷秘:横擦背及腰部肾俞、命门,骶部八髎穴,直擦督脉,透热为度。

知识拓展

便秘的其他常用调护方法

1. 药物治疗　包括容积性泻剂(可溶性纤维素和不可溶性纤维)、润滑性泻剂(如开塞露、矿物油或液体石蜡)、植物性泻剂(芦荟、番泻叶、大黄、蓖麻油等)。

2. 器械辅助　如果粪便硬结,停滞在直肠内近肛门口处或患者年老体弱、排便动力较差或缺乏者,可用结肠水疗或清洁灌肠的方法。

【按语】

1. 便秘的治疗虽以通为主,但不能滥用下法。尤其是慢性习惯性便秘,一般为虚多实少,若滥用攻下,损其津液,以致暂通复秘,燥结愈甚,或通之不应,徒伤正气。

2. 古人治疗本病用蜜煎导法,塞肛外导,对于各种便秘,均可配合使用。

3. 预防便秘尤忌过食辛辣刺激物,宜多食蔬菜瓜果,常服蜂蜜、牛乳。同时保持心情舒畅,克服对排便困难的忧虑,增加体力活动,切勿养成服药通便的依赖思想。

复习思考题

1. 便秘的调护方法有哪些？
2. 便秘可引起哪些损美性表现？

（眭师宜）

第十一节 胁 痛

胁痛是以一侧或两侧胁肋部疼痛为主要表现的病证，是见于多种疾病的一种自觉症状。

胁痛与美容的关系：《灵枢·五邪》说："邪在肝，则两胁中痛。"说明肝与胁肋的关系非常密切。肝在志为怒，怒则气上。气怒可出现面红目赤，头晕耳鸣，急躁焦虑的面容；肝主疏泄，调畅情志，情绪稳定，气机顺和，面容平和，亮洁有神采；情绪不稳，气机不顺，则面色不荣，甚则晦暗。肝主筋，"爪为筋之余"，肝血的盛衰，影响爪甲的荣枯。

西医学的急慢性肝炎、急慢性胆囊炎、胆石症、肋间神经痛等，若以胁痛为主要临床表现时，均可参考本节辨证调护。

【病因病机】

胁痛主要由于情志不遂、饮食不节、跌仆损伤、久病体虚等多种因素，导致肝气郁结，肝失条达；或瘀血阻于胁络；或湿热蕴结，肝失疏泄；或肝阴不足，络脉失养等而发病。

1. 情志不遂 情志抑郁，或暴怒伤肝，肝失疏泄，气机失和，肝脉不畅而产生胁痛。

2. 饮食不节 饮食不节，过食肥甘厚味，脾胃受损，湿热内生，郁于肝胆，肝胆失于疏泄，发为胁痛。

3. 瘀血阻络 凡邪气外袭，阻遏气血运行；或气滞日久，血行不畅，或因跌仆外伤，强力负重，导致胁络受伤，瘀血停着，阻塞脉络，不通则痛，发为胁痛。

4. 外感湿热 湿热之邪外袭郁结少阳，枢机不利，肝胆经气失疏而致胁痛。

5. 久病劳欲 久病耗伤、劳欲过度等原因引起精血亏损，水不涵木而致肝阴不足，肝络失养，不荣则痛。

胁痛的基本病机为肝络失和，"不通则痛"和"不荣则痛"。气滞、血瘀、湿热阻络，肝胆气机不畅，络脉不利者为"不通则痛"；肝阴不足，肝络失养者为"不荣则痛"。胁痛的病位主要在肝胆，又与脾、胃及肾有关。

【诊断要点】

1. 病史 常有饮食不节、情志内伤、感受外湿、跌仆闪挫或劳欲久病等病史，以及胁痛反复发作的病史。

2. 临床特征 一侧或两侧胁肋疼痛为主要临床表现。胁痛的性质可为刺痛、胀痛、隐痛、闷痛或窜痛。部分患者还可以伴有急躁易怒、胸闷、腹胀、嗳气呃逆、口苦纳呆、厌食恶心等症。

3. 辅助检查 血常规、肝功能、B超、胆囊造影等有助于本病诊断。

知识链接

胁痛相关知识

临床上,以右侧胁肋部疼痛为主者,多与肝胆疾患相关。检测肝功能及甲、乙、丙、丁、戊等各型肝炎病毒指标,有助于病毒性肝炎的诊断。B 型超声检查及 CT、MRI 可以作为肝硬化、肝胆结石、急慢性胆囊炎、脂肪肝等疾病的诊断依据。血生化中的血脂、血浆蛋白等指标可作为脂肪肝、肝硬化的辅助诊断指标。检测血中甲胎蛋白、碱性磷酸酶等,可作为初步筛查肝内肿瘤的参考依据。

【辨证调护】

（一）调护原则

胁痛之调护原则当根据"不通则痛"和"不荣则痛"的基本病机,结合肝胆的生理特点,灵活运用。实证胁痛,用理气、活血、清利湿热之法;虚证胁痛,用滋阴、养血、柔肝之法。但应注意理气药不可过用香燥,以免伤阴;清热药不可过用苦寒,以免伤阳;虚证当补中寓通,在滋阴的同时,应少佐理气而不伤阴之品。

（二）分型调护

1. 肝气郁结

证候:胁痛以胀痛为主,走窜不定,每因情绪变化而增减,善太息而得嗳气稍舒,胸闷脘痞,饮食减少,苔薄,脉弦。

调护原则:疏肝理气。

调护指导:柴胡疏肝散加减(柴胡、香附、枳壳、陈皮、川芎、白芍、甘草)。若胁痛重,加青皮、川楝子、郁金以增强理气止痛的作用;若兼肠鸣腹泻,加白术、茯苓、泽泻等以健脾止泻;若兼恶心呕吐,加陈皮、半夏、藿香、砂仁、生姜等和胃止呕;若胁肋掣痛,口干口苦,心急烦躁,尿黄便秘,舌红苔黄,脉弦数,去川芎,加牡丹皮、栀子、黄连等以清肝泻火、调气止痛;若胁肋隐痛,遇劳加重,心烦头晕,睡眠欠佳,舌红苔薄少津,脉弦细,加当归、何首乌、枸杞子、牡丹皮等以滋阴清热。

2. 瘀血阻络

证候:胁肋刺痛,痛有定处,入夜更甚,胁肋下或见瘀块,舌质紫黯,脉沉涩。

调护原则:活血化瘀,通络止痛。

调护指导:血府逐瘀汤加减(桃仁、红花、当归、生地黄、川芎、赤芍、柴胡、桔梗、枳壳、牛膝)。若瘀血较重,用复元活血汤加减以活血祛瘀,通经活络;若胁肋下有痞块,而正气未虚,加鳖甲、三棱、莪术、䗪虫等以增强破瘀消坚之力,或配合应用鳖甲煎丸。

3. 肝胆湿热

证候:胁肋胀痛或灼热疼痛,口苦,胸闷纳呆,恶心呕吐,小便黄赤,或恶寒发热,或身目发黄,舌红苔黄腻,脉弦滑数。

调护原则:清利肝胆湿热。

调护指导:茵陈蒿汤合大柴胡汤加减(茵陈、栀子、大黄、柴胡、黄芩、大黄、枳实、白芍、半夏、生姜、大枣)。若黄疸,重用茵陈,加田基黄、金钱草清热利湿退黄;若胁肋剧痛,加川楝子、延胡索、郁金行气疏肝止痛;若砂石阻滞,加金钱草、海金沙、郁金等利胆排石;若头痛目赤,胁痛口苦,改用龙胆泻肝汤清泻肝胆实火。

4. 肝阴不足

证候:胁肋隐痛,绵绵不休,遇劳加重,口干咽燥,头晕目眩,心中烦热,舌红少苔,脉细弦而数。

调护原则:滋阴柔肝,养血通络。

调护指导:一贯煎加减(生地黄、枸杞子、北沙参、麦冬、当归、川楝子),酌加合欢花、佛手、玫瑰花以疏肝理气而不伤阴。若头晕目眩甚,加天麻、钩藤、龟甲、女贞子、熟地黄等滋肾养肝潜阳;若阴虚火旺,用黄柏、知母、地骨皮等。

【其他调护】

(一)饮食调护

1. 茉莉花糖水　将茉莉花 5g 洗净放入砂锅内,加入适量水,煎煮 15 分钟左右。去渣取汁,然后加入白砂糖 10g 即可。不宜久煎。也可用沸水冲泡服用。每日 1 剂,分 2~3 次服(《常见病的饮食疗法》)。

2. 麦芽青皮饮　将生麦芽 30g、青皮 10g 一起放入砂锅内,加适量水同煮 30~40 分钟,去渣。每日服 2~3 次。适用于肝气郁结导致的胁肋疼痛作胀(《实用中医营养学》)。

3. 韭菜汁　将生韭菜 500g 洗净,放入盆内捣碎取汁,每日 1 剂,分 2 次服用。此方适用于瘀血阻络之胁痛(《常见病的饮食疗法》)。

4. 山楂糖茶　将红茶 20g、山楂 20g、白糖 20g 放入砂锅内,加入 500ml 沸水浸泡 15 分钟左右,即可服用。每日 1 剂,分 3 次服用,可连服 10 日。适用于湿热瘀阻之胁痛、黄疸(《中华养生药膳大典》)。

5. 消炎利胆茶　将玉米须、蒲公英、茵陈各 30g 放入砂锅内,加入 1000ml 水,煎煮 30 分钟,去渣取汁,加适量白糖,温服,代茶饮,每日 3 次,每次 150~200ml。适用于湿热之胁痛、黄疸等(《常见病的饮食疗法》)。

6. 螺蚌汤　将田螺 300g、蚌肉 300g 用清水养 1~2 日,勤换水,除净泥污后,挑出田螺肉、蚌肉,一起放入砂锅内加水煮汤,然后放入适量油、盐调味即成,饮汤食肉。适用于肝经湿热之胁痛、小便不利等(《常见疾病饮食疗法及禁忌》)。

(二)针灸调护

1. 毫针法　实证取期门、支沟、阳陵泉、足三里、太冲,采用毫针刺,泻法。肝气郁结配膻中、内关;气滞血瘀配三阴交、膈俞;肝胆湿热配丰隆、侠溪。虚证则取肝俞、肾俞、期门、三阴交、足三里,毫针刺用补法或平补平泻法。

2. 耳针法　取患侧肝、胆、神门、胸。毫针刺,实证强刺激,虚证轻刺激,每日 1 次,每次留针 30 分钟。或埋撳针,或王不留行籽贴压。

3. 皮肤针法　用梅花针轻叩胁肋部痛点及与痛点同水平背俞穴和相邻的上、下背俞穴,并加拔火罐,适用于劳伤胁痛。

4. 穴位注射法　取相应夹脊穴,用 10% 葡萄糖注射液 10ml,或加维生素 B_1 或维生素 B_{12} 1ml,直刺肋间神经附近,待有明显针感后,将针稍向上提,回抽无血再将药物注入,每穴注射 1ml,每次选 1~2 穴,隔日 1 次。适用于肋间神经痛。

(三)推拿调护

1. 背部操作　患者取坐位或俯卧位,术者用点法或按法在背部膈俞、肝俞、胆俞及压痛点处施术,每穴约 3 分钟,刺激以强为好。用一指禅推法在背部膀胱经施术,约 3 分钟。用擦法在背部膀胱经施术,以透热为度。

2. 胁肋部操作 患者取坐位,术者用指按揉其章门、期门,每穴约1分钟。用擦法在其两侧胁肋部施术,以透热为度。

3. 四肢部操作 患者取坐位或仰卧位,术者用点法或按法在阳陵泉、胆囊穴、太冲、行间处施术,每穴约1分钟。

(四)刮痧调护

1. 实证

取穴:期门、支沟、阳陵泉、足三里、太冲。

刮拭方法:先刮胁部的期门,再刮前臂支沟,然后刮下肢阳陵泉、足三里,最后刮足部太冲。用泻法。

2. 虚证

取穴:肝俞、肾俞、期门、行间、足三里、三阴交。

刮拭方法:先刮胁部期门,再刮背部肝俞、肾俞,然后刮下肢的三阴交、足三里,最后刮足部行间穴。用补法(行间穴用泻法)。

病案分析

张某,男,58岁。两侧胁肋部胀痛3日。

3日前购物时与售货员发生争执,回家后自觉两侧胁肋部疼痛,以胀痛为主,走窜不定,每因情绪变化而增减,善太息而得嗳气稍舒,胸闷脘痞,饮食减少,苔薄,脉弦。

请分析:患者的中医诊断和证型是什么?可给予哪些调护方法和调护指导?

【按语】

1. 无论外感或内伤胁痛,只要调护得法,一般预后良好。但也有部分患者迁延不愈,成为慢性,或因此产生更严重的不良后果。

2. 胁痛之发生,与情志不遂、饮食不节、劳欲过度相关。因此,要保持心情舒畅,情绪稳定,避免情绪大起大落及过度紧张;同时注意饮食清淡,切忌过度饮酒或嗜食辛辣肥甘,以防湿邪内生,劳逸结合,防止过劳伤正。

复习思考题

1. 胁痛的病因有哪些?
2. 胁痛的预后如何?
3. 胁痛的临床特征是什么?

第十二节 眩 晕

眩晕是以头晕、眼花为主症的病证。眩即眼花,晕是头晕,二者常同时并见,故统称为"眩晕"。临床表现轻重不一,轻者闭目即止,重者如坐舟车,旋转不定,不能站立,或伴有恶心、呕吐、汗出等症状,严重者可突然仆倒。

眩晕对美容的影响:眩晕以头晕、眼花为主要表现,实证出现急躁易怒,面目红赤,或面色黧黑、口唇紫黯，或肌肤甲错，或形体肥胖等表现；虚证出现面色无华、唇甲淡白、精神萎靡、两目黯淡、行动无力或迟缓等气血亏虚或肝肾亏虚的表现。对人体的形体美和容貌美产生不良影响。

西医学的耳源性眩晕、脑性眩晕，如脑动脉硬化、椎-基底动脉供血不足、高血压、低血压、贫血、神经症等，以眩晕为主要表现者，均可参考本节辨证调护。

【病因病机】

1. 肝阳上亢　素体阳盛，肝阳上亢，发为眩晕；或因长期忧郁恼怒，气郁化火，肝阴暗耗，风阳升动，上扰清窍，发为眩晕；或肾阴素亏，肝失所养，导致肝阴不足，肝阳上亢，发为眩晕。

2. 气血亏虚　久病不愈，耗伤气血，或失血之后，虚体不复，或脾胃虚弱，不能运化水谷、生化气血，导致气血两虚，气虚则清阳不展，血虚则脑失所养，发生眩晕。

3. 肾精不足　肾为先天之本，藏精生髓，若先天不足，肾精不充，或年老肾亏，或久病伤肾，或房劳过度，导致肾精亏耗而不能生髓，脑为髓之海，髓海不足则上下俱虚，产生眩晕。

4. 痰湿中阻　饥饱劳倦无度或嗜酒肥甘，损伤脾胃，健运失司，以致不能运化水湿，湿聚生痰，阻于中焦，清阳不升，浊阴不降，产生眩晕。

眩晕的基本病机是髓海不足，或气血亏虚，清窍失养；或风、火、痰、瘀扰乱清窍所致。其病位在脑（清窍），与肝、脾、肾三脏关系密切。

知识链接

眩晕的影响因素

眩晕，临床以原发性高血压常见。原发性高血压的发病，一般认为与下列因素有关：遗传、环境；饮食、吸烟、社会因素和精神心理因素等。

【诊断要点】

1. 病史　慢性起病，逐渐加重，或反复发作。

2. 临床特征　头晕目眩，视物旋转，轻者闭目即止，重者如坐车船，甚则仆倒。可伴有恶心呕吐、眼球震颤、耳鸣耳聋、汗出、面色苍白等。

3. 辅助检查　血红蛋白、红细胞计数、血压、心电图、电测听、脑干诱发电位、眼震电图、颈X线摄片、经颅多普勒等检查，有助于明确诊断。有条件者可做CT等检查，注意排除颅内肿瘤、血液病等。

知识链接

高血压的诊断标准（中国）

理想血压：收缩压≤120mmHg，舒张压≤80mmHg；正常高值（高血压前期）：收缩压120～139mmHg和/或舒张压80～89mmHg；高血压：收缩压≥140和/或舒张压≥90mmHg；1级高血压（轻度）：收缩压140～159mmHg和/或舒张压90～99mmHg；2级高血压（中度）：收缩压160～179mmHg和/或舒张压100～109mmHg；3级高血压（重度）：收缩压≥180mmHg和/或舒张压≥110mmHg；单纯收缩期高血压：收缩压≥140mmHg和舒张压<90mmHg。

【辨证调护】

（一）调护原则

眩晕的调护以补虚泻实,调整阴阳为原则。虚者以精气虚居多,精虚者填精生髓,滋补肾阴;气血虚者宜益气养血,调补心脾。实证以痰火为常见,痰湿中阻者,宜燥湿祛痰;肝火偏盛者,则当清肝泻火;肝阳上亢,化火生风者,则宜清肝泻火,镇肝息风。

（二）分型调护

1. 肝阳上亢

证候:眩晕,耳鸣,头痛且胀,面红目赤,急躁易怒,或肢麻震颤,腰膝酸软,心悸健忘,失眠多梦,遇劳、恼怒加重,舌质红,苔薄黄,脉弦细数。

调护原则:平肝潜阳,滋养肝肾。

调护指导:天麻钩藤饮加减(天麻、钩藤、石决明、黄芩、栀子、牛膝、杜仲、桑寄生、茯神、夜交藤、益母草)。若阴虚甚,加生地黄、首乌、生白芍等滋补肝肾之阴;若便秘,加大黄、芒硝以通腑泻热;若心悸、失眠多梦较甚,加远志、炒酸枣仁以安神;若眩晕欲仆,呕恶,手足麻木或震颤,加珍珠母、生龙骨、羚羊角等镇肝息风;若眩晕、头痛较甚,耳鸣、耳聋暴作,胸胁胀痛,目赤口苦,舌质红,苔黄燥,脉弦数有力等肝火上炎者,选用龙胆泻肝汤以清肝泻火。

课堂互动

如何调配眩晕肝阳上亢证患者的食疗或药膳?

2. 肾精不足

证候:头晕目眩日久不愈,耳鸣如蝉,精神萎靡,健忘,两目干涩,视力减退,腰膝酸软,咽干口燥,少寐多梦,舌质红,苔少或无,脉细数。

调护原则:补肾填精。

调护指导:左归丸加减(熟地黄、山茱萸、山药、枸杞子、菟丝子、牛膝、龟甲胶)。若阴虚内热甚,加炙鳖甲、知母、黄柏等滋阴清热;若心肾不交,失眠、多梦、健忘,加阿胶、酸枣仁、柏子仁等交通心肾,养心安神;若阴损及阳,肾阳虚,症见四肢不温、形寒怕冷、舌质淡白、脉沉细者,用右归丸温肾助阳,填精补髓。

3. 气血亏虚

证候:眩晕动则加剧,遇劳则发,神疲懒言,乏力自汗,面色无华,唇甲淡白,心悸少寐,舌质淡,苔薄白,脉细弱。

调护原则:补养气血,健运脾胃。

调护指导:归脾汤加减(黄芪、当归、党参、白术、茯苓、龙眼肉、酸枣仁、远志、木香)。若卫阳不固而自汗,重用黄芪,加防风、浮小麦益气固表敛汗;若气虚湿盛,泄泻或便溏,加泽泻、薏苡仁、炒扁豆;若畏寒肢冷,为气损及阳,加桂枝、干姜;若心悸怔忡、不寐者,加柏子仁,重用酸枣仁;若血虚较甚,面色苍白无华,加熟地黄、阿胶等。

4. 痰浊中阻

证候:视物旋转,头重如蒙,胸闷恶心,呕吐痰涎,脘腹痞满,纳少神疲,苔白腻,脉弦滑。

调护原则:燥湿祛痰,健脾和胃。

调护指导:半夏白术天麻汤加减(陈皮、半夏、茯苓、白术、天麻、甘草、生姜、大枣)。若呕吐频繁,加代赭石、竹茹和胃降逆止呕;若胸闷、纳呆、腹胀,加白蔻仁、砂仁等理气化湿健脾;若肢体沉重,苔腻,加藿香、佩兰等醒脾化湿;若痰浊郁而化热,痰火上犯清窍,眩晕,苔黄腻,脉弦滑,用黄连温胆汤清化痰热;若素体阳虚,痰从寒化,痰饮内停,上犯清窍者,用苓桂术甘汤合泽泻汤温化痰饮。

5. 瘀血阻窍

证候:眩晕时作,头痛如刺,或面色黧黑,口唇紫黯,或肌肤甲错,健忘,心悸失眠,耳鸣耳聋,舌质紫黯,有瘀点或瘀斑,脉弦涩,或细涩。

调护原则:祛瘀生新,通窍活络。

调护指导:通窍活血汤加减(赤芍、川芎、桃仁、红花、麝香、老葱、黄酒、大枣)。若神疲乏力,少气自汗等属气虚证者,加黄芪、党参以补气;若畏寒肢冷,感寒加重,加附子、桂枝温经活血;若天气变化加重,或当风而发,重用川芎,加防风、白芷、荆芥、天麻等以理气祛风;如新跌仆坠损,瘀血阻络所致,加用苏木、血竭等活血化瘀疗伤之品。

【其他调护】

(一)饮食调护

1. 二花龙胆茶　将槐花、菊花各 6g,龙胆草 5g,绿茶 3g 放入保温杯中,用沸水冲泡,加盖焖 10 分钟左右即成。可连续冲泡 3~5 次,代茶频饮。适用于肝阳上亢、肝火上炎所致的眩晕、目胀(《常见病的饮食疗法》)。

2. 猪脑天麻粥　将猪脑 1 个、天麻 10g 放入砂锅内,加入淘洗干净的粳米 250g,加适量清水煮成稀粥,以猪脑熟为度。早晚分 2 次服用。适用于肝肾不足、风阳上扰之眩晕(《中华食物疗法大全》)。

3. 薏米杏仁粥　将薏苡仁 50g 淘洗干净后入锅内加水适量,大火煮沸后改小火,煮至半熟时加入杏仁 10g,再煮 10~15 分钟,粥熟后加入适量白糖调味即成。早晚分 2 次服用。适用于眩晕之痰湿中阻、清阳不升者(《疾病食疗 900 方》)。

4. 茯苓赤小豆粥　将茯苓 15g、赤小豆 30g、粳米 60g 清洗干净后一同放入锅中,加水适量,大火煮沸后改用小火煮成粥即成。早晚分 2 次服用。适用于眩晕之脾虚痰湿偏盛者(《疾病的食疗与验方》)。

5. 杞豆汤　将黑大豆 30g 洗净后放入砂锅中,加水适量,煨炖,豆熟后,加入枸杞子 15g,续炖 5~6 分钟即可。每日晚上空腹服用 1 次,连服半个月以上。适用于眩晕之肝肾不足者(《中华药膳宝典》)。

(二)针灸调护

1. 毫针法　取百会、风池、头维、足三里、太冲、悬钟,毫针刺,实证用泻法,虚证用补法,寒者加灸。酌情进行辨证加减取穴。每日 1 次,留针 20~30 分钟。

2. 耳针法　取肾、神门、肾上腺、皮质下、内耳,毫针刺用中等刺激。每日 1 次,每次留针 30 分钟,10 次为一个疗程。也可用王不留行籽贴压。

3. 头针法　取顶中线、颞后线。沿头皮刺入,快速捻转。每日 1 次,每次留针 20~30 分钟,5~10 次为一个疗程。

4. 穴位注射法　在针灸处方中选 2~3 穴,用维生素 B_1、维生素 B_{12} 注射液或 5% 葡萄糖注射液,每穴注入 0.5ml,隔日 1 次。

（三）推拿调护

1. 头面及颈部操作 揉按睛明、攒竹、太阳、鱼腰、四白,每穴 1~2 分钟;推印堂至发际,分推额部、眼眶部,抹太阳至颞侧 5~8 次,抹督脉(项部),拿风池、风府,各 3~5 分钟。

2. 腰背部操作 横擦五脏俞及膈俞,以透热为度。直推背部膀胱经 5~10 次。

3. 四肢部操作 按揉曲池、神门、阳陵泉,操作 8~10 分钟。拿上肢,屈侧力量重,伸侧宜轻。按揉下肢内侧 3~5 分钟。

病案分析

张某,女,47 岁,干部。因头晕目眩 3 小时于 1999 年就诊。

患者 3 小时前起床时突觉头晕,头胀痛,视物旋转,不能睁眼,恶心呕吐,平素性情急躁,耳鸣口苦,少寐多梦,舌红苔黄腻,脉弦数。

请分析:患者的中医诊断(病名和证型)、辨证分析如何? 给予哪些调护方法和调护指导?

【按语】

1. 眩晕患者在调护时应分辨标本缓急,急则调标,缓则调本。应注意原发病的调护。

2. 平时要保证充足的睡眠,注意劳逸结合。保持心情愉悦,增强战胜疾病的信心。饮食以清淡易消化为宜,多吃蔬菜、水果,忌烟酒、油腻、辛辣之品,少食海腥发物。虚证眩晕者应适当增加营养。发作时应卧床休息,闭目养神,少做或不做旋转、弯腰等动作,以免诱发或加重病情。

3. 室内保持安静、舒适,避免噪声,室内光线以柔和为宜,不要太强。对重症患者要密切注意血压、呼吸、神志、脉搏等情况,发现异常,要及时处理。

复习思考题

1. 眩晕应与哪些病证相鉴别?
2. 眩晕对美容有何影响?

第十三节 胸 痹

胸痹是由多种原因导致的心脉痹阻,以胸部闷痛,甚则胸痛彻背,喘息不得平卧为主症的一种疾病。轻者仅感胸闷如窒,呼吸欠畅,重者则有胸痛,严重者心痛彻背,背痛彻心。多见于中、老年人。

胸痹与美容的关系:心主血脉,主神明。胸痹主要表现为心血脉运行失常,心脉痹阻。对面容的影响主要有面无光泽、黯淡,唇色发绀,舌质紫黯或有瘀点、瘀斑;心脉痹阻甚者会出现汗出、肢冷、唇甲淡白等变化。

西医学的冠状动脉粥样硬化性心脏病(心绞痛、心肌梗死)、慢性气管炎、肺气肿等临床表现与本病相符合时,均可参考本节辨证调护。

【病因病机】

胸痹主要是年老体虚、饮食不当、情志失调、寒邪内侵所致,其关键病机是心脉痹阻。

1. 寒邪内侵　素体阳虚,胸阳已属不足,加之工作劳累,终日少动,致使胸阳不展,阴寒之邪易乘虚而入;或气候突变,寒凝气滞,致使胸阳痹阻,气机不畅,心脉挛急或闭塞发为本病。

2. 饮食不节　过饮酒浆、饮料之类,易伤脾阴,脾阳独亢,升降受阻,化热灼津为痰;或过食肥甘厚味,湿热蕴积,脾气被伤,健运失常,郁结中焦,热邪灼津为痰。久之脾运呆滞,痰浊内生,脉道壅滞,气机不畅,心脉挛急或闭塞,而成胸痹。

3. 情志内伤　怒为肝志,过怒伤肝,肝气内郁,失于疏泄而气滞,久之则气滞血瘀。甚则气郁化火,灼津成痰;或肝郁横逆犯脾,脾土受抑,升降受阻,运化呆滞,聚湿生痰。无论气滞、血瘀或痰阻,均使血行失畅,脉道壅滞,使胸阳痹阻,气机不畅,心脉挛急或闭塞而发本病。

4. 寒邪内阻　素体阳虚,胸阳不振,阴寒之邪乘虚而入,寒凝气滞,痹阻胸阳,血行不畅,心脉痹阻,而成胸痹。

本病的基本病机为心脉痹阻。发作期以实证为主,主要为气滞、寒凝、痰浊、瘀血痹阻心脉;缓解期以虚证为主,主要为气血阴阳亏虚,血脉失于滋养、温煦,鼓动无力而痹阻不通。其病位以心为主,但其发病与肝、脾、肾三脏功能失调有关,如肾虚、肝郁、脾失健运等。

【诊断要点】

1. 病史　多见于中年以上,常因情志波动、暴饮暴食、感受寒冷、过度劳累而诱发。

2. 临床特征　膻中或左侧胸膺处突发憋闷疼痛,疼痛可窜及肩背、咽喉、胃脘部、左上臂内侧等部位,疼痛性质可为隐痛、胀痛、刺痛、绞痛、灼痛等,呈反复发作性或持续不解,常可伴有心悸、气短、自汗,甚至喘息不得平卧。一般持续时间为几秒至数十分钟,经休息或服药后可迅速缓解。严重者出现剧痛持续不解,汗出肢冷,面色苍白,唇甲青紫,可发生心脱、心衰、猝死等危候。

知识链接

心绞痛的发作时间

心绞痛发作性胸痛的持续时间特点为 3~5 分钟,不少于 1 分钟、不超过 15 分钟。休息或含服硝酸甘油 1~2 分钟后缓解。

---

3. 辅助检查　心电图为常规必备检查项目,动态心电图、标测心电图和心功能测定、心电图运动负荷试验等检查均有助于诊断。

【辨证调护】

(一)调护原则

胸痹的调护要分清标本,即标要分清阴寒、痰浊、血瘀、气滞,本要分清气、血、阴、阳亏虚。祛邪常以芳香温通、通阳、活血化瘀、宣痹涤痰为主;扶正固本常以益气养阴、温阳补气、养血滋阴、补益肝肾等为法。总的原则不外"补""通"二义。

（二）分型调护

1. 心血瘀阻

证候：胸部刺痛剧烈，痛有定处，入夜加重，甚则心痛彻背，背痛彻心。伴有胸闷、心悸，时作时止，日久不愈，或眩晕，或因恼怒而致心胸剧痛，舌质紫黯，或有瘀斑，苔薄白或白腻或黄腻，脉沉涩或弦涩或结、代。

调护原则：活血化瘀，通脉止痛。

调护指导：血府逐瘀汤加减（当归、赤芍、川芎、桃仁、红花、牛膝、柴胡、桔梗、枳壳、生地黄）。若舌苔白腻，为痰瘀互结，加涤痰汤等化瘀涤痰；若舌苔黄腻，为痰瘀热互结，加温胆汤或小陷胸汤化裁。

2. 痰浊内阻

证候：胸闷痛如窒，痛引肩背，疲乏，气短，肢体沉重，痰多，或时有胸闷刺痛、灼痛，舌质淡或紫黯，苔厚腻或黄腻，脉滑或弦滑或滑数。

调护原则：通阳泄浊，豁痰开结。

调护指导：瓜蒌薤白汤加减（瓜蒌、薤白、半夏）。若痰浊较重，舌质淡，苔白腻，脉滑，加重健脾化痰之力，可合用二陈汤；若痰瘀互结，舌质紫黯，苔白腻，加入活血化瘀之品，如桃仁、红花、川芎、丹参、郁金等；若痰热互结，舌质红，苔黄腻，脉滑数，合黄连温胆汤以清化痰热。

3. 寒凝心脉

证候：胸痛如绞，时作时止，感寒痛甚，胸闷，气短，心悸，面色苍白，四肢不温，或心痛彻背，背痛彻心，舌质淡红，苔白，脉沉细或沉紧。

调护原则：辛温通阳，开痹散寒。

调护指导：瓜蒌薤白白酒汤（薤白、瓜蒌、白酒）加枳实、桂枝、附子、丹参、檀香。若心痛彻背，背痛彻心，时发绞痛，身寒肢冷，喘息不得卧，为阴寒极盛，心痛之重症，用乌头赤石脂丸改汤剂送服苏合香丸，宣痹温阳，芳香温通止痛。

4. 气阴两虚

证候：胸闷隐痛，时作时止，心悸心烦，疲乏，气短，头晕，或手足心热，或肢体沉重，肥胖，胸憋闷而刺痛，舌质嫩红或有齿痕，苔少或薄白，或舌质淡青有瘀斑，苔厚腻或黄腻，脉细弱无力，或结代，或细数，或细缓，或沉缓而涩，或沉缓而滑，或沉滑而数。

调护原则：益气养阴，活血通络。

调护指导：生脉散合人参养营汤加减（人参、黄芪、白术、茯苓、甘草、地黄、麦冬、当归、白芍、远志、五味子）。若偏于气虚，用生脉散合保元汤，加强健脾益气之功，以补养心气，鼓动心脉；若偏于阴虚，用生脉散合炙甘草汤以滋阴养血，益气复脉而止悸；若兼有瘀，用生脉散合丹参饮，以益气养阴，活血通络止痛；若痰热互结，用生脉散合温胆汤，益气养阴，清化痰热以止痛。

5. 心肾阴虚

证候：胸闷痛或灼痛，心悸心烦，失眠，盗汗，腰膝酸软，耳鸣，或头晕目眩，或胸憋闷刺痛，或面部烘热，汗多，善太息，胁肋胀痛，舌质红绛或有瘀斑，苔少或白，脉细数或促。

调护原则：滋阴益肾，养心安神。

调护指导:左归饮加减(熟地黄、山茱萸、枸杞子、山药、茯苓、山药、甘草)。若汗多,重用山茱萸,加强收涩止汗之力;若心悸心烦不寐,加麦冬、五味子、酸枣仁、夜交藤以养心安神;若胸闷且痛,加当归、丹参、郁金以养血通络止痛;若肝肾阴虚,肝气郁结,合柴胡疏肝汤以滋肾疏肝,可获良效。

6. 心肾阳虚

证候:胸闷痛气短,遇寒加重,心悸,汗出,腰酸乏力,畏寒肢冷,唇甲淡白,或胸痛彻背,四肢厥冷,或动则气喘,不能平卧,面浮足肿,唇色紫黯,脉微欲绝,舌质淡或紫黯,苔白,脉沉细,或脉微欲绝,或沉细迟,或结代。

调护原则:益气壮阳,温络止痛。

调护指导:参附汤合右归饮加减(人参、附子、桂枝、熟地黄、山茱萸、枸杞子、杜仲)。若胸痛彻背,四肢厥冷,唇色紫黯,脉微欲绝,重用人参、附子,并加用龙骨、牡蛎以回阳救逆,同时送服冠心苏合丸,芳香温通止痛;若心肾阳虚水饮凌心射肺,用真武汤加桂枝、防己、车前子以温阳利水。

【其他调护】

(一)饮食调护

1. 薤白粥 将薤白 10g、葱白 2 根切成小段,同粳米 100g 一起放入砂锅中,加水,用小火煮,粥熟后加入切碎的香菜即成。每日 2 次,温热服之。适用于寒凝心脉的胸痹心痛、心悸之症(《养生粥谱》)。

2. 姜葱粥 将干姜、高良姜各 30g 放入纱布药袋中,与大米 100g 一同煮粥,粥熟后去药袋,加入葱白 50g,煮沸即成。每日 1 剂,分 2 次服用。适用于寒凝心脉之胸痹心痛(《临床食疗配方》)。

3. 丹参绿茶 将丹参 9g 研成粉末状,加入绿茶 3g,放热水瓶中,冲入半瓶开水,盖紧盖子,焖 10~15 分钟后即可。适用于心血瘀阻之胸痹心神不宁者(《中国药茶》)。

4. 三七红枣鲫鱼汤 将去内脏的鲫鱼 1 条(约150g)、去核红枣 15 枚、陈皮 5g 与切碎的三七 10g 同入锅中,加水适量,煮 30 分钟左右,待鱼熟时加入精盐适量,再煮两沸,淋入香油即成。适用于心脉瘀阻之胸痹心痛(《中华养生药膳大典》)。

5. 佛手柑粥 将佛手柑 15g 洗净放入锅中加水适量,煎煮 2 分钟,去渣取汁,再加入淘洗干净的粳米 100g、冰糖煮成粥,早晚分 2 次服用。适用于胸痹之肝郁气滞者(《心脑病药膳良方》)。

6. 茯苓米粉糊 将茯苓细粉、山楂细末、槟榔细末、米粉、白糖各 20g 放入盆中,加水适量,调成糊状,蒸熟即成。早晚分 2 次服。适用于胸痹痰浊痹阻证(《家庭药膳全书》)。

7. 薏陈茶 将洗净的薏苡仁 30g 放锅内用小火炒至微黄色,取出放凉,备用;干陈皮 10g 亦放入锅内炒至微黄。将上药与茶 3g 一同入锅,加水适量,大火煮沸后,文火煎煮 30 分钟,去渣取汁,代茶饮用。适用于痰浊痹阻心胸之胸闷、气短、痰多等症(《经验方》)。

8. 人参银耳汤 将银耳 10g 用温水泡发,人参 5g 切成片,与冰糖 10g 一同放入锅中,加水适量,用小火煎煮 2 小时以上。早晚分 2 次空腹服用。适用于胸痹气阴两虚证(《中国药膳辨证治疗学》)。

9. 人参粳米粥　将粳米 60g 洗干净后放入锅中,加水适量,大火煮熟后改小火煮成粥,加入白参末 3g 或党参末 10g,煮 3 分钟左右即成。早晚分 2 次服用。适用于胸痹之气阴不足、肺脾虚者(《老年人饮食指南》)。

10. 人参薤白粥　将人参 10g 单煮,取汁备用;粳米 100g 用常法煮粥,粥熟时放入搅匀的鸡蛋 1 个、薤白 6g、人参汁,再煮 2~3 分钟即成。每日 1 次。适用于心肾阳虚之胸痹(《圣济总录》)。

(二)中成药调护

1. 速效救心丸　每次 4~6 粒,每日 3 次,含服,急性发作时每次 10~15 粒。功能:理气活血,增加冠脉血流量,缓解心绞痛,用于冠心病胸前区憋闷、疼痛。

2. 冠心苏和丸　每次 1 丸(3g),每日 3 次。功效:芳香开窍,理气止痛。适用于气滞寒凝之胸痹心痛,亦可用于真心痛。

3. 苏和香丸　每次 1~4 丸,疼痛时服用。功效:芳香温通,理气止痛。用于寒凝气滞型胸痹心痛。

4. 苏冰滴丸　每次 2~4 粒,每日 3 次,含服。功效:芳香开窍,理气止痛。治疗寒凝气滞型胸痹心痛、真心痛。

5. 补心气口服液　每次 10ml,每日 2 次。功效:补养心气。用于气虚之胸痹心痛。

6. 滋心阴口服液　每次 10ml,每日 2 次。功效:养阴和血。用于阴虚之胸痹心痛。

(三)针灸调护

1. 毫针法　取内关、通里、心俞、厥阴俞、巨阙,毫针刺,补虚泻实,可灸。寒凝气滞配关元、气海;痰浊内阻配丰隆、太渊;气滞血瘀配膈俞、郄门;阳气虚弱配命门、关元、足三里。

2. 耳针法　取心、小肠、交感、皮质下为主,辅以缘中、肺、肝、胸、降压沟、枕。每次选 3~5 穴,强刺激,留针 1 小时,隔日 1 次,10 次为一个疗程。或用王不留行籽贴压,每 5~7 日更换 1 次。

3. 穴位注射法　取内关、心俞、厥阴俞,用丹参注射液或毛冬青注射液,每次选穴 1~2 个,每穴注射 0.5~1ml,每日或隔日 1 次,10 次为一个疗程。

4. 拔罐法　取背部阿是穴、厥阴俞、至阳、天池等。以火罐或吸罐,留罐 15 分钟,隔日 1 次,14 日为一个疗程。

(四)推拿调护

可取心前区阿是穴、膻中、心俞、厥阴俞、膈俞、内关、足三里等,各穴依次揉按 3~5 分钟,每日 1 次,15 次为一个疗程。2~3 日后,可进行第二疗程。

(五)刮痧调护

取头颈部风池、肩井,再至膀胱经、督脉,重点选择大椎、心俞、厥阴俞;前胸部天突至气海,重点选膻中、气海。刮痧方法:刮板和身体成 45°角,用力均匀,刮面拉长,手法轻柔,隔日 1 次,7 次为一个疗程。

(六)物理调护

可以采用日光浴、热水浴、矿泉浴等,一般以矿泉浴为主,如硫酸盐矿泉浴,水温 38~39℃,每日 1 次,每次 10~15 分钟,15~20 次为一个疗程。另外还有硫化氢泉、碘泉等可供选用。

李某,男,60岁。

左胸发作性闷痛3年,加重2日,患者有冠心病史3年,每逢春季多发。近2日来,气候潮湿多雨,患者自觉左胸部发作性憋闷刺痛,放射至左前臂、小指,一日发作2~3次,每次持续3~5分钟,休息2~3分钟后能缓解,伴头晕、心悸、恶心欲呕、气短乏力、纳呆便溏,舌淡黯,苔白厚腻,脉滑。患者形体肥胖,平素喜吃肥甘厚味。心电图示"心肌缺血"。

请分析:患者的中医诊断(病名和证型)是什么? 应给予哪些调护方法与调护指导?

【按语】

1. 胸痹属急重症,但只要及时正确诊治,患者配合,一般能控制或缓解。若失治、误治,或失于调摄,病情进展,瘀血闭阻心脉,心胸猝然大痛,出现真心痛危候,预后不佳,甚则"旦发夕死,夕发旦死";若心阳阻遏,心气不足,鼓动无力,可见心动悸,脉结代,尤其在真心痛时,如不及时救治,甚则可致晕厥或猝死;若心肾阳衰,水饮凌心射肺,为重症并发症。

2. 本病常因饮食过饱、寒冷刺激、情绪激动、劳累过度而诱发。因此,应注意饮食调节,避免膏粱厚味,饮食宜清淡,少食多餐,晚餐不宜过饱;应注意天气变化,特别是天气突然转寒,应及时增加衣物,避免外寒侵袭;注意精神调摄,避免情绪激动,保持乐观,不宜大怒、大喜、大悲;注意劳逸结合,适当体育活动,避免过劳。

复习思考题

1. 试述胸痹的诊断要点。

第十四节　心　悸

心悸是指气血阴阳亏虚,或痰饮瘀血阻滞,致心失所养,或邪扰心神,导致自觉心中悸动,惊惕不安,甚至不能自主为主要表现的病证。临床常兼见胸闷气短,神疲乏力,头晕喘促,甚至不能平卧,严重者出现晕厥。其脉象表现或数或迟,或乍疏乍数。心悸包括惊悸和怔忡,病情轻者为惊悸,病情较重者为怔忡。

心悸与美容的关系:心悸的病位主要在心。心主血脉,藏神,其华在面。心悸的病因多为气血阴阳亏虚,心神失养,或为痰、火、瘀血阻滞导致心神不宁。气血阴阳亏虚,心脉鼓动无力,血脉不能上荣于面,心神失养,则可见面色黯淡无华,或面色㿠白无神;痰火瘀血阻滞,气血运行不畅则可见面红或紫黯等。在面部表情上,因心中悸动则会有神情惊恐,行为上可表现为坐卧不安、烦躁或虚弱乏力、四肢倦怠等,从而影响整体形象美。

西医学各种原因引起的心律失常,如心动过速、心动过缓、期前收缩、心房颤动或扑动、房室传导阻滞、病态窦房结综合征、预激综合征及心功能不全、神经症等,具有心悸临床表现者均可参考本节辨证调护。

什么是心律失常

心脏的冲动有固定的起源点和特殊的传导系统。所谓心律失常是指心脏冲动的频率、节律、起源部位、传导速度与激动顺序的异常。

【病因病机】

心悸是由多种因素导致气、血、阴、阳亏虚造成心神失养,或痰、火、瘀血阻滞导致心神不宁的病证。

1. 体虚劳倦　禀赋不足,素体虚弱,或久病失养,劳欲过度,气血阴阳亏虚,以致心失所养,发为心悸。

2. 饮食不节　嗜食膏粱厚味,煎炸炙煿,蕴热化火生痰,痰火扰心而致心悸。

3. 七情所伤　平素心虚胆怯,突遇惊恐,忤犯心神,心神动摇,不能自主而心悸;或长期忧思不解,心气郁结,化火生痰,痰火扰心,心神不宁而心悸;或心阴暗耗,心神失养而心悸。此外如大怒伤肝、大恐伤肾,怒则气逆,恐则精却,阴虚于下,火逆于上,动撼心神而发惊悸。

4. 感受外邪　痹病日久,复感外邪,内舍于心,痹阻心脉,心血运行受阻,发为心悸;或风寒湿热之邪,内侵于心,耗伤心气心阴,亦可引起心悸。

5. 药物中毒　某些药物过量或使用不当,损及于心,耗伤心气,损伤心阴,引起心悸。如中药的附子、乌头等,西药的锑剂、洋地黄等。

心悸的基本病机是气血阴阳亏虚,心失所养,或痰浊瘀血阻滞心脉,邪扰心神,心神不宁。其病位主要在心,但其发病与脾、肾、肺、肝四脏功能失调相关。

【诊断要点】

1. 病史　中老年常见,发作常由情志刺激、惊恐、紧张、劳倦过度、饮酒饱食等因素而诱发。

2. 临床特征　自觉心慌不安,心跳异常,不能自主,心搏或快或慢,或忽跳忽止,呈阵发性或持续不止;伴有胸闷不适、心烦、乏力、头晕等,甚至喘促,唇甲青紫,肢冷汗出,晕厥;脉象可见数、疾、促、结、代、沉、迟等变化。

3. 辅助检查　测血压、X线胸部摄片及心电图、心脏彩超、动态心电图等检查有助于诊断。

【辨证调护】

（一）调护原则

心悸由脏腑气血阴阳亏虚、心神失养所致,当补益气血,调理阴阳,以求气血调畅,阴平阳秘,配用养心安神之品,促进脏腑功能的恢复。心悸因痰饮、瘀血等邪实所致者,当化痰涤饮,活血化瘀,配合应用重镇安神之品,以求邪去正安,心神得宁。心悸表现为虚实夹杂时,当根据虚实轻重之多少,灵活应用益气养血,滋阴温阳,化痰涤饮,行气化瘀,养心安神,重镇安神之法。

（二）分型调护

1. 心虚胆怯

证候:心悸不宁,善惊易恐,坐卧不安,少寐多梦而易惊醒,恶闻声响,苔薄白,脉细略数或细弦。

调护原则:镇惊定志,养心安神。

调护指导:安神定志丸加减(党参、龙齿、茯苓、茯神、菖蒲、远志、朱砂)。若肝气郁结,心悸烦闷,精神抑郁,胸胁时痛,加柴胡、郁金、合欢皮、绿萼梅;若心悸而烦,善惊痰多,食少泛恶,舌苔黄腻,脉滑数,用黄连温胆汤以清痰热,痰热清则心自安宁。

2. 心血不足

证候:心悸气短,头晕目眩,面色无华,神疲乏力,少寐多梦,健忘,舌淡红,脉细弱。

调护原则:补血养心,益气安神。

调护指导:归脾汤加减(当归、龙眼肉、黄芪、人参、白术、炙甘草、茯神、远志、酸枣仁、生姜、大枣、木香)。若心悸气短,神疲乏力,心烦失眠,五心烦热,自汗盗汗等证属气阴两虚者,用炙甘草汤加减益气养阴,养血安神;若神疲乏力,气短,重用人参、黄芪、白术、炙甘草,少佐肉桂,取少火生气之意;若失眠多梦,加合欢皮、夜交藤、五味子、柏子仁、莲子心等;若心烦、口干、舌红,属心阴不足,加麦冬、玉竹、北沙参、五味子;若热病后期,损及心阴而致心悸,用生脉散加减以益气养阴。

3. 阴虚火旺

证候:心悸易惊,失眠多梦,五心烦热,口干,盗汗,耳鸣,腰酸,头晕目眩,舌红少津,苔少或无苔,脉细数。

调护原则:滋阴清火,养心安神。

调护指导:天王补心丹加减(生地黄、玄参、麦冬、天冬、当归、丹参、茯苓、党参),或朱砂安神丸加减(朱砂、远志、酸枣仁、柏子仁、五味子、桔梗、生地黄、当归、黄连)。若心肾不交,合用黄连阿胶汤以交通心肾,滋阴补肾,清心降火;若阴虚夹有瘀热,加丹参、赤芍、牡丹皮等,清热凉血,活血化瘀;若夹有痰热,加用黄连温胆汤。

4. 心阳不振

证候:心悸不安,胸闷气短,动则尤甚,面色苍白,形寒肢冷,舌淡苔白,脉虚弱,或沉细无力。

调护原则:温补心阳,安神定悸。

调护指导:桂枝甘草龙骨牡蛎汤合参附汤加减(桂枝、炙甘草、龙骨、牡蛎、人参、附子)。若形寒肢冷,加黄芪,重用人参;若大汗出,重用人参、龙骨、牡蛎,加黄芪、山茱萸;若兼见水饮内停者,加葶苈子、车前子、五加皮、泽泻;若夹有瘀血,加丹参、红花、桃仁等;若兼见阴伤,加麦冬、玉竹、五味子;若心阳不振,以致心动过缓,酌加炙麻黄、补骨脂、附子,重用桂枝以温通心阳。

5. 水饮凌心

证候:心悸,胸闷痞满,渴不欲饮,小便短少,下肢浮肿,形寒肢冷,眩晕,恶心呕吐,流涎,舌淡苔白滑,脉弦滑或沉细而滑。

调护原则:振奋心阳,化气利水。

调护指导:苓桂术甘汤加减(茯苓、桂枝、炙甘草、白术)。若兼恶心呕吐,加半夏、陈皮;若尿少肢肿,加泽泻、猪苓、茯苓;若肺气不宣咳喘,加杏仁、前胡、葶苈子以宣肺利水;若瘀血,加当归、川芎、泽兰叶、益母草;若肾阳虚衰,不能制水,水气凌心,症见心悸、咳喘,不能平卧,尿少浮肿,可用真武汤。

6. 心血瘀阻

证候:心悸,胸闷不适,心痛时作,痛如针刺,唇甲青紫,舌质紫黯或有瘀斑,脉涩或结或代。

调护原则:活血化瘀,理气通络。

调护指导:桃仁红花煎加减(桃仁、红花、丹参、赤芍、川芎、延胡索、香附、青皮、生地黄、当归)。可加桂枝、炙甘草通阳气,龙骨、牡蛎镇心神。

7. 痰火扰心

证候:心悸时发时止,受惊易作,胸闷烦躁,失眠多梦,口干苦,大便秘结,小便短赤,舌质红,苔黄腻,脉弦滑。

调护原则:清热化痰,宁心安神。

调护指导:黄连温胆汤加减(黄连、半夏、陈皮、生姜、竹茹、枳实、甘草、大枣)。可加栀子、黄芩、瓜蒌,以加强清火化痰之功;若痰火互结,大便秘结,加生大黄;若心悸重,加远志、菖蒲、珍珠母、石决明;若火郁伤阴,加北沙参、麦冬、生地黄。

【其他调护】

(一) 饮食调护

1. 茯苓奶饮　将茯苓粉10g用少量凉开水化开,再将煮沸的牛奶200g冲入即成。主治心脾两虚、心神不宁之证(《中华药膳防治心脏疾病》)。

2. 龙眼肉粥　将龙眼肉10g用温水浸泡片刻,再将粳米50g放入砂锅内,加水适量,用小火煮熟后加入适量的红糖,焖5分钟即成。分次服之。适用于心脾虚损之心悸失眠、贫血健忘等症。不宜与茶同饮(《食物疗法》)。

3. 桑椹红枣粥　将桑椹30g、红枣10枚、百合30g放入砂锅中,加水煎取汁液,去渣后与粳米100g一同小火煮熟,加入少量冰糖即成。早晚分服,连服数日。适用于肝肾阴亏之心悸失眠、心神不宁等症,气虚阳微者不宜服之(《家常药膳保健食谱》)。

4. 核桃仁五味子糊　将核桃仁10g、五味子3g研粉,放入杯中与蜂蜜一齐搅成糊状即成。上、下午分食。适用于肝肾不足所致的心悸、失眠、健忘等症。大便溏薄者不宜食用本品(《饮食疗法》)。

5. 丹参粥　将丹参30g煎水取汁,去渣,放入糯米50g、红枣3枚、适量红糖,加适量清水,如常法煮成稠粥即可。每日2次,温热服食。10日为一个疗程,隔3日再服。适用于血瘀气滞所致之心悸失眠等症(《中华药膳防治心脏疾病》)。

6. 绞股蓝茶　将绞股蓝2g洗净,放入茶杯中,用开水冲泡,盖好杯盖,焖10分钟,加适量白糖即成。代茶频频饮服(《大众医学》)。

7. 莲心远志茶　将莲子心3g、远志6g、绿茶2g一同放入茶杯中,用开水冲泡后加盖焖10分钟即成。代茶频频饮服。适用于痰热内扰引起的心悸、烦躁、神志不宁等症(《心脏病药膳良方》)。

(二) 针灸调护

1. 针灸法　取郄门、神门、心俞、巨阙,毫针平补平泻。心血不足加膈俞、脾俞、足三里;痰火内动配尺泽、内关、丰隆;水饮内停则加脾俞、胃俞、三焦俞。

2. 穴位注射　取内关、郄门、心俞、厥阴俞。选用丹参注射液穴位注射,每次取1~2穴,每穴注射0.3~0.5ml,每日或隔日1次,10次为一个疗程。本法适用于心悸、胸闷和心绞痛等。

3. 耳针法　取心、脑、神门、小肠、交感。用0.5~1寸毫针,按耳穴毫针刺法,留针30分钟,间歇运针。

（三）推拿调护

1. **基本治法**　①头面部操作：推印堂、眉弓5~10次。自上而下推桥弓，先推左侧，每侧约1分钟，然后按揉百会、风池2~3分钟。同时测脉搏，以脉搏90次/min为度。②胸背部操作：一指禅推法推心俞、肺俞、膈俞，揉膻中，摩中府、云门，操作时间约10分钟。③上肢部操作：按揉双侧内关、神门，拿双上肢，操作时间约6分钟。

2. **辨证加减**　①心虚胆怯：延长按揉神门的时间，加按巨阙，拿风池、玉枕。用小鱼际沿胸骨正中分别向左右腋中线推运至两胁部3~5分钟，以心悸减轻为度。②心血不足：加揉中脘，拿血海、足三里，延长推脾俞、胃俞的时间。双手掌重叠按揉或一指禅推法，施术于心俞、华佗夹脊穴5分钟。③阴虚火旺：加推肾俞，拿太冲、行间，推太阳、听宫、听会、耳门。按揉翳风，拿风池，按哑门。④水饮凌心：加按揉章门、期门，搓两胁。用梳法梳胸部中府、膻中两穴各2分钟，运腹部约5分钟。⑤阳气衰微：摩小腹，按中极，推关元、气海、中极。揉八髎、肾俞、命门，拿三阴交。⑥心血瘀阻：按揉大包、京门、膈俞、三阴交，以透热为度。用右手掌或右手拇指、示指按摩头顶部及背部膀胱经第1侧线，操作3~5分钟。

病案分析

邓某，女，40岁。

心悸反复发作5年。近来因过度劳累自觉心悸不安，胸闷气短，头晕目眩，神疲乏力，失眠健忘，盗汗，五心烦热，不思饮食，面色无华，大便溏薄，舌淡黯少津，苔少，脉结代。血压为130/95mmHg，心率为72次/min，律不齐，心电图示：频发房性早搏，偶发室性早搏。

张医生诊为"胸痹（心阳不足）"，提出用参附汤合桂枝甘草汤治疗以温振心阳。李医生诊为"心悸（心脾两虚）"，提出用归脾汤治疗以补血养心，益气安神。

请分析：①两位医生的诊治是否正确？

②请发表自己的看法，拟出方药，并给予调护指导。

【按语】

1. 心悸如为偶发、短暂者，一般易治；反复发作或长时间持续发作者，较为难治，其预后转归主要取决于本虚标实的程度。

2. 平时应保持精神乐观，情绪稳定，坚持治疗，坚定信心，避免惊恐刺激及忧思恼怒等。轻症可从事适当体力活动，以不觉劳累、不加重症状为度，避免剧烈活动。对重症心悸者，应嘱其卧床休息，保持一定生活规律。

3. 心悸患者宜选择营养丰富而易消化吸收的食物，忌过饥、过饱、烟酒、浓茶，宜低脂、低盐饮食。心阳虚者忌过食生冷，心阴虚者忌辛辣炙煿，痰浊、瘀血者忌过食肥甘，水饮凌心者宜少食盐。

复习思考题

1. 心悸心血瘀阻证有何特殊的临床表现？

2. 心悸的病因病机有哪些？

第十五节 不寐(附:健忘、多寐)

不寐,又称"失眠""不得卧""不得眠""目不眠"。是由于心神失养或不安引起经常不能获得正常睡眠为特征的一类病证。主要表现为睡眠时间、深度的不足以及不能消除疲劳、恢复体力与精力,轻者入睡困难,或寐而不酣,时寐时醒,或醒后不能再寐,重则彻夜不寐。由于睡眠时间的不足或睡眠质量不佳,醒后常见神疲乏力、头晕头痛、心悸健忘及心神不宁等。

不寐与美容的关系:人的精神状态与皮肤健美密切相关,良好的睡眠有助于消除疲劳、促进健康、护养皮肤,展示充满青春活力的美好容颜。如果失眠则会出现面色晦暗、眼睛周围浮肿、面部皱纹增加、双侧面颊不对称等,长期失眠还会导致内分泌系统异常,进而出现黑眼圈、青春痘、黑斑、雀斑、皮肤粗糙等损美现象。

西医学的神经症、神经衰弱、更年期综合征、贫血等以不寐为主要临床表现者,可参考本节调护。

知识链接

失眠相关知识

失眠是临床常见症状之一,虽不属于危重疾病,但常影响人们的正常生活、工作、学习和健康,并能加重或诱发心悸、胸痹、眩晕、头痛、中风等病证。顽固性失眠给患者带来长期的痛苦,甚至形成对安眠药的依赖,长期服用安眠药物可引起医源性疾病。中医药通过调整人体气血功能,常能明显改善睡眠状况,且不引起药物依赖,更不会引起医源性疾病,因而受到患者的欢迎。

【病因病机】

1. **情志所伤** 情志不遂,肝气郁结,日久化火,扰动心神,心神不安而不寐。或因五志太过,心火内炽,心神被扰而不寐。或思虑过极,心脾损伤,暗耗心血,神不守舍,脾虚生化乏源,营血亏虚,不能奉养心神而不寐。

2. **饮食不节** 宿食停滞,脾胃受损,酿生痰热,壅遏中焦,胃气失和,阳气浮越于外而寐不安。

3. **病后、年迈** 久病体虚,产后失血,年迈血少,引起心血不足,心失所养,心神不安而不寐。

4. **禀赋不足,心虚胆怯** 素体阴虚,兼因房劳过度,肾阴耗伤,肾水不能上济于心,水火不济,心火独亢;或肝肾阴虚,肝阳偏亢,火盛神动,心肾不交而神志不宁。

不寐的主要病机为阴阳失调,气血失和,阳不入阴,以致心神失养或心神不宁。病位在心,与肝、胆、脾、肾关系密切。

【诊断要点】

1. **病史** 多数患者有不寐病史,常因精神紧张、情绪波动而诱发或加重。

2. **临床特征** 轻者表现为入睡困难,或寐而不酣,时寐时醒,或过早觉醒、醒后不能再寐;严重者可见彻夜难寐,常伴有头昏头痛、心悸健忘、神疲乏力、多梦等。

3. **辅助检查** 各系统检查未见有妨碍睡眠的其他器质性病变。

【辨证调护】

（一）调护原则

不寐的调护以补虚泻实、调整阴阳为原则,实证则泻其有余,如疏肝解郁、降火涤痰、消导和中,虚证则补其不足,如益气养血、健脾补肝益肾。在补虚泻实的基础上安神定志,如养血安神、镇惊安神、清心安神,配合精神护理,消除紧张焦虑,保持精神舒畅。

（二）分型调护

1. 肝郁化火

证候:性情急躁易怒,不寐多梦,甚至彻夜不眠,伴有胸闷胁痛,口苦口干,目赤耳鸣,小便黄赤,大便秘结,舌红苔黄,脉弦而数。

调护原则:疏肝泻热,宁心安神。

调护指导:龙胆泻肝汤加减(龙胆草、泽泻、木通、车前子、当归、柴胡、生地黄)。若大便秘结,加大黄;如胸闷胁胀,善太息者,加郁金、香附。

2. 痰热内扰

证候:不寐头重,痰多胸闷,吞酸恶心,心烦口苦,头重目眩,舌红苔腻而黄,脉滑数。

调护原则:清热化痰,和胃安神。

调护指导:温胆汤加减(半夏、陈皮、甘草、枳实、竹茹、生姜、茯苓等)。若热重,心烦口苦,舌质红,苔黄腻,脉滑数者,加黄连、栀子;若食滞,腹胀闷不适,苔厚腻者,加神曲、山楂、莱菔子;若痰热重而大便不通,用礞石滚痰丸。

3. 阴虚火旺

证候:心烦不寐,心悸不安,头晕,耳鸣,五心烦热,健忘,腰酸梦遗,口干津少,舌红,脉细数。

调护原则:滋阴降火,养心安神。

调护指导:黄连阿胶汤加减(黄连、阿胶、黄芩、鸡子黄、芍药);或朱砂安神丸加减(黄连、朱砂、生地黄、当归身、炙甘草)。若阴虚阳亢,心烦不安,头昏,耳鸣,加珍珠母、龙齿;若心肾不交,虚阳上越,头面烘热,舌尖红,足冷,加肉桂引火归原;若肝血不足,阴虚内热,虚烦不眠,头晕目眩,咽干口燥,脉弦细数者,合酸枣仁汤清热除烦。

4. 心脾两虚

证候:梦多易醒,心悸健忘,头晕目眩,神疲肢倦,饮食无味,面色少华,舌淡,苔薄,脉细弱。

调护原则:补养心脾,以生气血。

调护指导:归脾汤加减(党参、黄芪、白术、茯神、酸枣仁、龙眼、炙甘草、当归、远志、生姜、大枣)。若心血不足,加阿胶、熟地黄、白芍以养心血;若兼见脘闷纳呆、苔滑腻,加半夏、陈皮、茯苓、厚朴等。心胆虚怯,梦多易惊,胆怯心悸者,合安神定志丸。

【其他调护】

（一）饮食调护

1. 双花枯草茶　菊花 18g、素馨花 12g、夏枯草 15g 水煎加冰糖调味,作茶饮。适用于肝郁化火证。

2. 半夏薏仁汤　法半夏、薏苡仁各 60g，黄连 15g，水煎服。适用于痰热内扰证。

3. 百合鸡蛋糖水　百合 30~50g、鸡蛋 1 个、白糖适量。先将百合煲至烂熟，打入鸡蛋煮熟，再加白糖调味服食。适用于阴虚火旺证。

4. 党参桂圆肉炖猪心　党参 15g、龙眼肉 12g、猪心 1 个（洗净），共放炖盅内，加水适量，隔水炖熟，盐调味服食。适用于心脾两虚证。

（二）针灸调护

1. 毫针法　取神门、心俞、三阴交、安眠。肝郁化火者加肝俞、太冲、行间；痰热内扰者加丰隆、内庭、中脘；阴虚火旺者加肾俞、太溪、大陵；心脾两虚者加膈俞、脾俞、足三里；眩晕加风池；耳鸣加听宫、翳风；呕恶加内关；多梦加魄户；遗精加志室；健忘加志室、百会。每次选 3~5 穴，补虚泻实，轻刺激，心脾两虚可加灸，阴虚火旺补泻并施，背部腧穴不宜直刺、深刺。每日 1 次，留针 20~30 分钟，10 次为一个疗程。

2. 耳针法　取皮质下、交感、心、脾、神门、脑、肾。每次选 3~4 穴，轻刺激，留针 30 分钟，每日 1 次，10 次为一个疗程，亦可用埋针法或压丸法，每晚睡前自行按压 1~2 分钟，5~7 日更换 1 次，5 次为一个疗程。

3. 皮肤针法　取头、背、腰部督脉及足太阳膀胱经第一侧线、头部颞区、四神聪。用皮肤针轻轻叩刺，至局部皮肤潮红或微微渗血为度，每日 1 次。

4. 灸法　取百会、印堂、神门、三阴交为主穴，并根据辨证选用辅助穴。每次选取 3~4 穴，于临睡前 30~60 分钟用艾条温和灸，每日 1 次，每次施灸 5~15 分钟。

（三）推拿调护

推拿调护可按照如下六步进行：①抹额：以两手指屈成弓状，第二指节的内侧面紧贴印堂，由眉间向前额两侧抹，约 40 次；②按揉脑后：以两手拇指螺纹面紧按风池，用力旋转按揉，随后按揉脑后，约 30 次，以酸胀为宜；③搓手浴面：先将两手搓热，随后掌心紧贴前额，用力向下擦到下颌，连续 10 次；④按摩耳廓：人体躯干和内脏均在耳廓有一定反应部位，按摩它有助于调节全身功能；⑤拍打足三里：该穴位在髌骨外侧 10cm 处（即胫骨与腓骨间），拍打至有酸麻胀感即可；⑥泡足踏石：取一些小鹅卵石铺于水盆底，倒入开水，待水温热时，置双足于盆中，泡足踏石 20 分钟，每晚睡前做 1 次。

（四）刮痧调护

1. 刮拭部位　以督脉、足太阳膀胱经为主，穴位取百会、风池、大椎、肩井、心俞、肾俞、内关、足三里、神门等。

2. 刮拭方法　首先循督脉、足太阳膀胱经、足少阳胆经，重点刮拭百会、风池、风府（头部可直接隔着头发刮拭）。然后刮颈侧至肩井一带，重点刮拭肩井穴。最后沿脊柱及脊椎旁开 3 寸，从风池、哑门至腰阳关、大肠俞刮拭。

3. 辨证加减　肝郁化火加刮行间、太冲、三阴交；痰热内扰加刮丰隆、足三里；阴虚火旺加刮三阴交、涌泉，加强刮肾俞、命门；心脾两虚加刮神门、内关，加强刮心俞、脾俞；心胆气虚加刮神门、内关、阳陵泉，加强刮胆俞、肝俞、心俞。7 日治疗 1 次，4 次为一个疗程，连续 2 个疗程观察疗效。

病案分析

刘某,男,52 岁。

不寐 1 个月,其血压常年偏高,遇事急躁。1 个月以来,因和邻居纠纷而心情不快,入寐困难。入寐后纷梦不断,严重时彻夜不眠。常发胁下疼痛,头晕头胀,口干而苦,便秘溲赤,舌红苔黄,脉弦数有力。

请分析:该患者的中医诊断(病名证型)和辨证分析;调护方法及调护指导。

【按语】

1. 精神调摄　不寐属心神病变,重视精神调摄和讲究睡眠卫生具有实际的预防意义。《素问·上古天真论》云:"恬淡虚无,真气从之,精神内守,病安从来?"积极进行心理情志调整,克服过度的紧张、兴奋、焦虑、抑郁、惊恐、愤怒等不良情绪,做到喜怒有节,保持精神舒畅,尽量以放松的、顺其自然的心态对待睡眠,反而能较好地入睡。

2. 睡眠卫生教育　着重帮助患者认识不良习惯在失眠的发生与发展中的影响和地位,分析与寻找其产生的原因,并进行纠正,建立良好的睡眠卫生习惯。如定时休息、注意保持睡眠环境的安静以及适当的光线和温度、不在睡前吃得过饱、饮浓茶或咖啡及酒,或看恐怖刺激的影视、小说等;女士入睡前,应充分清洁面部。

复习思考题

1. 简述不寐的诊断要点。
2. 不寐主要病机是什么?

附:健忘

健忘是由于脑力衰弱,记忆减退,遇事善忘的一种病证。在医籍中亦称"喜忘"或"善忘",它与生性迟钝、天资不足者不同。

【病因病机】

健忘以虚证居多,如思虑过度,劳伤心脾,阴血损耗,化生乏源,脑失濡养,或房劳、久病、损伤精血,年迈气血精液亏虚,致肾精亏虚,导致健忘。实证则由七情所伤,年迈体虚,久病入络,致瘀血内停,痰浊上蒙所致。临床为本虚标实,虚多实少,而以虚实兼杂证者多见。

【辨证调护】

1. 心脾两虚

证候:健忘失眠,心悸神倦,纳呆气短,脘腹胀满,舌淡,脉细弱。本证主要病机为心脾两虚,神不守舍。

调护原则与指导:补益心脾。归脾汤加减。

2. 肾精亏虚

证候:健忘,形体疲惫,腰酸腿软,头晕耳鸣,遗精早泄,五心烦热,舌红,脉细数。

本证主要病机为肾精亏虚,髓海不足。

调护原则与指导:填精补髓。河车大造丸化裁。

3. 痰浊扰心

证候:健忘嗜卧,头晕胸闷,呕恶,咳吐痰涎,苔腻,脉弦滑。本证主要病机为痰浊内阻,上扰心神。

调护原则与指导:化痰宁心。温胆汤加减。

4. 瘀阻脑络

证候:遇事善忘,心悸胸闷,伴言语迟缓,神思欠敏,表现呆钝,面唇暗红,舌质紫黯有瘀点,脉细涩或结代。本证主要病机为瘀血阻络,清窍闭阻。

调护原则与指导:活血化瘀。通窍活血汤化裁。

多寐

多寐指不分昼夜,时时欲睡,呼之即醒,醒后复睡的病证,亦称"嗜睡""多卧""嗜眠""多眠"等。

【病因病机】

多寐的病机关键是湿、浊、痰、瘀,困滞阳气,心神不振,或阳虚气弱,心神失养,病变过程中各种病理机制相互影响,如脾气虚弱,则生化乏源,脾虚运化失司,水津停聚成痰浊,又可致湿盛困脾,痰浊内阻,而痰浊、瘀血内阻,又可进一步耗伤气血,损伤阳气,以致心阳不足,脾气虚弱,虚实夹杂。本病的病位在心、脾,与肾关系密切。多属本虚标实,本虚主要为心脾肾阳气虚弱,心窍失养;标实则为湿邪、痰浊、瘀血等阻滞脉络、蒙闭心窍。

【辨证调护】

1. 痰湿内困

证候:多发于雨湿之季,或久居于雾露潮湿之处,或见于体质肥胖之人,嗜睡身重,乏力,头目昏沉,胸闷纳呆,痰多泛恶,苔白腻,脉濡滑。主要病机为痰湿内困,脾阳不振。

调护原则与指导:健脾化痰。二陈汤合平胃散加减。

2. 脾气不足

证候:进食后困倦多寐,兼见神疲纳差,四肢怠惰,气短懒言,舌体胖嫩而边有齿痕,脉弱无力。主要病机为脾气亏虚,阳气不振。

调护原则与指导:健脾益气。六君子汤加减。

3. 脾肾阳虚

证候:常见于病后或年高之人,昏昏欲寐,神疲食少,懒言易汗,畏寒肢冷,腰酸,饮食不化,大便溏薄,或五更泄泻,小便不利或夜尿频数,舌淡苔白,脉沉细弱。主要病机为脾肾阳虚,神失温养。

调护原则与指导:温补脾肾。肾气丸或理中汤加减。

4. 瘀血阻滞

证候:神倦嗜睡,头痛头晕,病程较久,或有外伤史,脉涩,舌质紫黯或有瘀斑。

调护原则与指导:活血通络。通窍活血汤化裁。

第十六节　郁　　病

郁病是指由于情志不舒、气机郁滞所致,以性情抑郁、胸闷胁胀,或易怒欲哭、多愁善虑、心疑恐惧,或咽中如有异物梗塞、失眠等表现为特征的一类病证。

郁病与美容的关系:郁病与五脏关系密切。《灵枢·本脏》曰:"五脏者,所以藏精神血气魂魄者也。"心藏神,肺藏魄,肝藏魂,脾藏意,肾藏志,郁病主要为人的志意病变,可影响人的形体容貌。

西医学的神经衰弱、情感性精神病、抑郁症、反应性精神病抑郁型、更年期综合征、癔症、咽异感症等属此范畴。凡具有郁病之临床表现者,又有郁病的病因和病机变化者,均可按本病调护。

知识链接

抑郁症的严重性

抑郁症又称抑郁障碍,以显著而持久的心境低落为主要临床特征,是心境障碍的主要类型。临床可见心境低落与其所处境不相称,情绪的消沉可以从闷闷不乐到悲痛欲绝,自卑抑郁,甚至悲观厌世,可有自杀企图或行为;甚至发生木僵;部分病例有明显的焦虑和运动性激越;严重者可出现幻觉、妄想等精神病性症状。每次发作持续至少2周以上,长者甚或数年,多数病例有反复发作的倾向,每次发作大多数可以缓解,部分可有残留症状或转为慢性。

【病因病机】

1. 忧思郁怒,肝气郁结　肝主疏泄,性喜条达。忧思郁虑、愤懑恼怒等精神刺激,使肝失条达,气机不畅,致肝气郁结而成气郁。

2. 忧愁思虑,脾失健运　由于忧愁思虑,精神紧张,或长期伏案思索,使脾气郁结。或肝气郁结之后横逆乘脾,均可导致脾失健运,使脾的运化功能受损,水谷不能分消以致食积则形成食郁;水湿不化以致内停,则形成湿郁;若水湿内聚,凝为痰浊,则成痰郁。久郁伤脾,饮食减少,气血生化乏源,则可导致心脾两虚。

3. 情志过极,心失所养　由于所愿不遂、精神紧张、家庭不睦、遭遇不幸、忧愁悲哀等精神因素,损伤心神,心失所养而发生一系列的病变。若损伤心气,以致心气不足,则心悸、短气、自汗;耗伤营阴以致心血亏虚,则心悸、失眠、健忘;耗伤心阴以致心阴亏虚,心火亢盛,则心烦、低热、面潮红、脉细数;心神失守以致心神惑乱,则见悲伤哭泣、哭笑无常等多种症状。心的病变还会进一步影响到其他脏腑。

郁病的基本病机主要为肝气郁结,脾失健运,心失所养,脏腑阴阳气血失调。病位主要在肝,但与心、脾、肾关系密切。

【诊断要点】

1. 病史　大多数患者有悲哀、忧愁、恐惧、焦虑、愤懑等情志内伤病史,常见中青年女性,且病情反复,常与情志因素密切相关。

2. 临床特征　精神抑郁,情绪不宁,胸胁胀满,或易怒易哭,或咽中如有异物梗塞为其主要表现。

3. 辅助检查　各系统体格检查、实验室检查和其他辅助检查均无明显异常,除外器质性疾病。根据以上几点可诊断为郁病。

【辨证调护】

（一）调护原则

郁病一般病程较长，用药不宜峻猛。在实证的调治中，忌破气、耗气、败胃、过燥、过腻之品，应注意理气而不耗气，活血而不破血，清热而不败胃，祛痰而不伤正。

（二）分型调护

1. 肝气郁结

证候：精神抑郁，情绪不宁，善太息，胸部满闷，胁肋胀痛，痛无定处，脘闷嗳气，不思饮食，大便不调，女子月事不调，苔薄腻，脉弦。

调护原则：疏肝解郁，理气畅中。

调护指导：柴胡疏肝散加减（柴胡、枳壳、生白芍、甘草、川芎、制香附、陈皮）。若胁肋胀满疼痛较甚，加郁金、素馨花、青皮、佛手；若肝气犯胃、胃失和降，嗳气频作，脘闷不舒，加代赭石、旋覆花、法半夏、厚朴、春砂仁、苏梗和胃降逆；若兼有食滞腹胀，加神曲、山楂、鸡内金、麦芽消食导滞；若肝气乘脾而见腹胀、腹痛、腹泻者，加苍术、茯苓、乌药、白豆蔻健脾除湿，温经止痛；若兼有血瘀而见胸胁刺痛，舌有瘀点、瘀斑，或舌黯，加延胡索、川楝子、桃仁、当归须、旋覆花、郁金、降香、赤芍、红花、制没药、红花以活血通络止痛。若女子月经不调或胸胁乳房胀痛，加当归、丹参、桃仁、川芎、牡丹皮、红花、益母草等活血调经。

2. 气郁化火

证候：性情急躁易怒，胸胁胀满，口苦而干，或头痛、目赤、耳鸣，或嘈杂吞酸，大便秘结，舌质红，苔黄，脉弦数。

调护原则：疏肝解郁，清肝泻火。

调护指导：丹栀逍遥散加减（柴胡、生白芍、白术、茯苓、当归、薄荷、生甘草、生姜、牡丹皮、栀子）。若泛酸嘈杂明显，加左金丸、瓦楞子、生牡蛎；若肝火明显，加夏枯草、龙胆草、黄芩清肝泻火；若热势较甚，口苦、大便秘结，加龙胆草、大黄泻热通腑；若热盛伤阴，舌红少苔，脉细数，或伤于温燥之品，加生地黄、麦冬、山药以滋阴健脾。

3. 血行郁滞

证候：精神抑郁，性情急躁，头痛、失眠、健忘，或胸胁疼痛，或身体某部有发冷或发热感，舌质紫黯，或有瘀点，脉弦或涩。

调护原则：活血化瘀，理气解郁。

调护指导：血府逐瘀汤加减（桃仁、川红花、当归、生地黄、川芎、赤芍、川牛膝、桔梗、柴胡）。若胁痛明显，加香附、青皮、郁金；若纳差脘胀，加山楂、神曲、陈皮；若略有寒象，加乌药、木香，亦可用通瘀煎；若兼有热象，加牡丹皮、栀子；若血瘀征象明显，胸胁刺痛，胃纳较差，脉弦涩，用血郁汤。

4. 痰气郁结

证候：精神抑郁，胸部闷塞，咽中不适如有物梗塞，吞之不下，咯吐不出，苔白腻，脉弦滑。

调护原则：行气开郁，化痰散结。

调护指导：半夏厚朴汤加减（法半夏、厚朴、茯苓、生姜、紫苏）。若湿郁气滞而兼胸脘痞满、嗳气、苔腻，加香附、佛手片、苍术理气除湿；若痰郁化热，烦躁、舌红、苔黄，加竹茹、瓜蒌、黄芩、黄连清化痰热;若病久入络有瘀血征象,胸胁刺痛,舌质紫黯或有瘀点、瘀斑,脉涩,加郁金、丹参、降香、姜黄活血化瘀。

5. 心神惑乱

证候:心神不宁,精神恍惚,悲伤欲哭,意志不定,多疑易惊,喜怒无常,或时时欠伸,或心烦不得卧,心悸,坐卧不安,或手舞足蹈,骂詈叫号等,舌质淡,脉弦。

调护原则:甘润缓急,养心安神。

调护指导:甘麦大枣汤合百合地黄汤加减(甘草、小麦、大枣、百合、生地黄)。若血虚生风,手足蠕动或抽搐,加当归、珍珠母、钩藤养血息风;若躁扰、失眠,加酸枣仁、柏子仁、茯神、制何首乌养心安神;若大便干结,血少津亏,加黑芝麻、生何首乌润燥通便;若喘促气逆,合五磨饮子理气降逆。

6. 心阴亏虚

证候:情绪不宁,心悸健忘,失眠多梦,五心烦热,盗汗,口咽干燥,舌红少津,脉细数。

调护原则:滋阴养血,补心安神。

调护指导:天王补心丹加减(生地黄、五味子、当归、天冬、麦冬、柏子仁、酸枣仁、人参、玄参、丹参、茯苓、远志)。若心肾不交,心烦失眠,多梦遗精,合交泰丸(黄连、肉桂)交通心肾;若遗精较频,加芡实、莲须、金樱子补肾固涩;若心阴亏虚,心火偏旺,心悸,失眠,多梦,五心烦热,口咽干燥,舌红少津,脉细数,改用二阴煎以增清泻之力。

7. 肝阴亏虚

证候:情绪不宁,急躁易怒,眩晕,耳鸣,目干畏光,视物不明,或头痛目胀,面红目赤,舌干红,脉弦细或数。

调护原则:滋养阴精,补益肝肾。

调护指导:滋水清肝饮加减(生地黄、山茱萸、山药、茯苓、泽泻、牡丹皮、栀子、柴胡、白芍、当归)或杞菊地黄丸加减(枸杞子、杭菊、熟地黄、山茱萸、山药、泽泻、牡丹皮、茯苓)。若肝阳偏亢,肝风上扰以致头痛眩晕、面时潮红,或筋惕肉瞤者,加刺蒺藜、决明子、钩藤、石决明平肝潜阳,柔肝息风;若虚火较甚,低热、手足心热,加银柴胡、白薇、麦冬以清虚热;若月经不调,加香附、泽兰、益母草理气开郁,活血调经。

8. 心脾两虚

证候:多思善疑,头晕神疲,心悸胆怯,失眠,健忘,纳差,面色不华,舌质淡,苔薄白,脉细。

调护原则:健脾养心,补益气血。

调护指导:归脾汤加减(白术、茯苓、党参、炙黄芪、龙眼肉、酸枣仁、木香、当归、远志、甘草)。若心胸郁闷,精神不舒,加郁金、佛手以理气开郁;若头痛,加川芎、白芷活血祛风止痛;若纳呆腹胀,兼用香砂六君子汤;若心悸失眠,少气懒言,自汗,面色萎黄等症明显,选用八珍汤或人参养荣汤。

【其他调护】

(一)饮食调护

1. 百合 100～200g,白糖适量,煮水服用,早晚各 1 次,2 周为一个疗程。适于脏躁证。

2. 蛴螬 2 条(阴干)、金银花 10g,煎水适量,早晚各服用 1 次,2 周为一个疗程。

用治阴虚内热证。

3. 吴茱萸 9g 研末,米醋适量,调成糊状,敷于两足涌泉穴,每日 2 次。用于心肾不交证。

4. 安神达郁汤　炒酸枣仁 30g,合欢花 15g,龙骨、牡蛎各 20g,炒栀子 15g,郁金 12g,夏枯草 10g,柴胡 10g,佛手柑 10g,炒白芍 12g,川芎 10g,甘草 6g。用治各型郁病(姚子扬方)。

5. 百麦安神饮　百合 30g、淮小麦 30g、莲子肉 15g、夜交藤 15g、大枣 10g、甘草 6g。用治郁病心阴不足证或心神失养证(路志正方)。

6. 潜阳宁神汤　夜交藤 30g、熟枣仁 20g、远志 15g、茯苓 15g、柏子仁 20g、生地黄 20g、玄参 20g、生牡蛎 25g、生赭石(研) 30g、川黄连 10g、生龙骨 20g。用治心阴不足、心火亢盛之郁病(张琪方)。

（二）针灸调护

1. 毫针法　取水沟、内关、太冲、神门、通里,毫针用平补平泻法,或随证而施,或补或泻,针灸并施。肝气郁结配神门、阳陵泉;心脾两虚配三阴交、心俞、脾俞;肝肾阴虚配太溪、心俞、肾俞。失语配哑门;失明配睛明;痰盛配丰隆。

2. 耳针法　取心、肝、肾、神门、交感、皮质下、内分泌。每次选 3~4 穴,交替使用,每日 1 次,每次留针 30 分钟,10 次为一个疗程,或用王不留行籽贴压,每 3~5 日更换 1 次。

3. 电针法　取百会、水沟、内关、太冲、神门、通里、足三里、阳陵泉、三阴交、太溪。每次选穴 2~4 对,针刺得气后,接通电针机,采用疏密波,每次 20 分钟,每日 1 次,10 次为一个疗程。

4. 水针法　取心俞、肝俞、脾俞、间使、足三里等穴,每次选 2~4 穴,每穴注入维生素 B_1 与维生素 B_{12} 混合液 0.1~0.5ml,隔日 1 次,10 次为一个疗程。适于各型郁病。

5. 灸法　取哑门、内关、太冲、百合、神门、三阴交等穴,根据不同证型辨证配穴灸之。

（三）推拿调护

1. 基本治法　①背腰部操作:患者俯卧位,术者用㨰法在背腰部脊柱两侧膀胱经施行手法操作,时间约 5 分钟。用一指禅推法或指按揉法在肝俞、脾俞、胃俞施术,每穴约 2 分钟。②胁腹部操作:患者取仰卧位,术者用指按揉法按揉章门、期门各 1 分钟左右。用指摩法摩胁肋、掌摩法摩腹部各约 3 分钟。

2. 辨证加减　①肝郁气滞:用点法或按法在太冲、行间处施术,每穴约 2 分钟。搓胁肋 1 分钟左右。②气郁化火:用点法或按法在胆俞、三焦俞处施术,每穴约 2 分钟。用拿法拿大腿内侧肌肉 5 分钟左右。③气滞痰郁:用点法或按法在肺俞、胆俞、天突处施术,每穴约 2 分钟。掌揉中脘穴 3 分钟左右。④忧郁伤神:指按揉心俞、足三里,每穴约 2 分钟。用拿法拿下肢内侧和前侧的肌肉,约 5 分钟。⑤心脾两虚:指按揉心俞、内关、外关、足三里,每穴约 1 分钟。掌按中脘穴约 5 分钟。⑥阴虚火旺:指按揉肾俞、气海、关元、三阴交,每穴 2 分钟左右。擦涌泉穴,以透热为度。

（四）刮痧

患者坐位,术者以光滑圆润的瓷勺或水牛角板,以食油或水为介质,刮治风池、心俞、脾俞、足三里、三阴交,至出现痧痕为止,每日 1 次,同时辨证配穴。

陈某,女,48岁。

因工作压力大、精神紧张而病,已有4年,且嫉妒,忧郁善哭,甚至多疑善怒,记忆力逐渐减退加重,夜间难以入寐,有时精神恍惚,难以坚持正常的工作。舌淡,苔白腻,脉弦细。心电图及实验室检查未见异常。

请分析:本案患者的中医诊断、辨证分析、调护方法、主方;给予何种调护指导。

【按语】

1. 郁病各证候之间有一定联系。肝气郁结等实证者,病久失调可损伤心脾,气血不足而转化为虚证。而虚证既可由实证转化而来,亦可由忧思郁怒、情志过极耗伤脏腑气血阴阳在发病初起即出现较明显的虚证。病程长者可虚实夹杂。

2. 避免情志过极,防止不良精神刺激是预防郁病的重要措施,正确对待各种事物,修身养性、平心静气、心胸豁达、待人宽厚,可以防止情志内伤。

3. 适当体力劳动和体育锻炼不但可以放松身心,增强体质,同时可增加抗病能力。饮食起居调护应注意预防感冒,改善环境,增加营养,饮食有度,起居有节。以蔬菜和营养丰富的鸡、鱼、瘦肉等为宜,忌食辛辣、烟酒及肥甘厚腻之品。对病情较重者,应防止意外伤害。

复习思考题

1. 郁病与美容的关系有哪些?
2. 郁病的调护原则是什么?

第十七节　头　痛

头痛是指因外感或内伤杂病所致,以头颅的上半部发生疼痛为主要临床表现的一种自觉症状,又称"头风",可见于多种急、慢性疾病之中。若属某一种疾病过程中所出现的兼证,不列入本节讨论范围。

头痛与美容的关系:外感头痛,起病急,病程短,发病短暂,祛除外邪后病情会迅速好转;内伤头痛临床上所见较多,病程较久,给患者带来长期不适,多由情绪失调、肝肾不足、气血亏虚,痰浊上蒙、瘀血阻窍等导致。常见气短乏力、面色欠佳、精神萎靡、心烦易怒,失眠多梦等,有时严重影响体力和精力的恢复,导致精神状态和面色欠佳。

西医学的血管性头痛、紧张性头痛、三叉神经痛、外伤后头痛、神经症及某些感染性疾病、五官科疾病的头痛等,均可参照本节内容辨证调护。

【病因病机】

头痛之病因不外乎外感和内伤两大类。头为"诸阳之会""清阳之府",又为髓海,居于人体之最高位,五脏精华之血、六腑清阳之气皆上注于头,手足三阳经亦上会于头。外感六淫之邪上犯清窍,阻遏清阳,或内伤痰浊、瘀血痹阻经络,塞遏经气,或肝阴不足,肝阳偏亢,或气虚清阳不升,或血虚头窍失养,或肾精不足,髓海空虚,均可导致头痛的发生。

1. **感受外邪**　起居不慎,坐卧当风,感受风、寒、湿、热外邪,而以风邪为主。外邪由表侵袭经络,上犯巅顶,清阳之气受阻,气血瘀滞,阻遏络道,而致头痛。风为百病之长,故六淫之中,以风邪为主要病因,多夹时气而发病。若夹寒邪,寒凝血滞,经络受阻,而为头痛;若夹热邪上炎,侵扰清窍,而为头痛;若夹湿邪,湿蒙清窍,清阳不展,而致头痛。

2. **情志失调**　情志不遂,忧郁恼怒,肝失疏泄,郁而化火,上扰清窍,而为头痛。或气郁化火伤阴血,肝肾亏虚,精血不能上荣,清窍失养,发为头痛。

3. **先天不足或房事不节**　先天不足,或房劳过度,致使肾精亏虚。肾主骨生髓,脑髓有赖于肾精的滋养而不断化生;若肾精久亏,脑髓空虚,则会发生头痛;若阴损及阳,肾阳虚弱,清阳不展,亦可发为头痛。

4. **饮食劳倦及体虚久病**　饮食所伤,劳逸失度,脾失健运,痰湿内生,致使清阳不升,浊阴不降,上蒙清窍而为痰浊头痛。又脾胃为后天之本,气血生化之源;若脾胃虚弱,气血化源不足,或病后正气受损,营血亏虚,不能上荣于脑髓脉络,可致头痛的发生。

5. **头部外伤或久病入络**　头部外伤,气血瘀滞,或久病入络,气血滞涩,瘀血阻于脑络,不通则痛,发为头痛。

外感头痛的病机为风寒湿热之邪外袭,上扰清窍,清窍不利;内伤头痛的病机为肝脾肾功能失调,风、火、痰、瘀上扰清窍,气血阴精亏损,清窍失养。其病位在头,且与肝、脾、肾三脏关系密切。

知识链接

头痛相关知识

头痛为临床常见的症状,常将头颅上半部,包括眉弓、耳轮上缘和枕外隆突连线以上部位的疼痛统称头痛。其病因繁多,神经痛、颅内感染、颅内占位病变、脑血管疾病、颅外头面部疾病及全身疾病如急性感染、中毒等均可导致头痛。常见于青年、中年和老年。

【**诊断要点**】

1. **病史**　多有起居不慎、感受外邪的病史;或有饮食、劳倦、情绪刺激、房室不节、病后体虚等病史。

2. **临床特征**　以头痛为主症。头痛部位可发生在前额、两颞、巅顶、枕项或全头部。疼痛性质可为跳痛、刺痛、胀痛、灼痛、重痛、空痛、昏痛、隐痛等。头痛发作形式可为突然发作,也可缓慢起病,或反复发作,时痛时止。疼痛的持续时间也可长可短,可数分钟、数小时或数日、数周,甚则长期疼痛不已。外感头痛多伴有外感表证。

3. **辅助检查**　检查检查血常规、测血压,必要时做脑脊液、脑电图检查,亦可做经颅多普勒超声、颅脑 CT 和 MRI 以明确诊断。

【**辨证调护**】

(一) 调护原则

外感头痛属实证,以风邪为主,故调护主以疏风,兼以散寒、清热、祛湿。内伤头痛多属虚证或虚实夹杂证,虚者以滋阴养血、益肾填精为主;实证当平肝、化痰、行瘀;虚实夹杂者,酌情兼顾并治。头痛的调护应根据头痛的部位选用不同的引经药,如太阳头痛选羌活、防风;阳明头痛选白芷、葛根;少阳头痛选用川芎、柴胡;太阴头痛选用苍术;少阴头痛选用细辛;厥阴头痛选用吴茱萸、藁本等。

(二)分型调护

1. 外感头痛

(1)风寒头痛

证候:头痛,痛连项背,常有拘急收束感,或伴恶风畏寒,遇风尤剧,头痛喜裹,口不渴,苔薄白,脉浮。

调护原则:疏风散寒止痛。

调护指导:川芎茶调散加减(川芎、薄荷、羌活、防风、白芷、防风、细辛、甘草、茶)。

(2)风热头痛

证候:头痛而胀,甚则头痛如裂,发热或恶风,面红目赤,口渴喜饮,大便秘结,小便黄,舌质红,苔黄,脉浮数。

调护原则:疏风清热。

调护指导:芎芷石膏汤加减(川芎、白芷、菊花、羌活、生石膏、藁本)。若热盛,可改用黄芩、薄荷、栀子等辛凉清解;若烦热口渴,舌红少津,可重用石膏,配知母、天花粉清热生津;若大便秘结,口舌生疮,腑气不通,合用黄连上清丸苦寒降火,通腑泻热。

(3)风湿头痛

证候:头痛如裹,肢体困重,纳呆胸闷,小便不利,大便或溏,苔白腻,脉濡。

调护原则:祛风胜湿。

调护指导:羌活胜湿汤加减(羌活、独活、防风、藁本、川芎、蔓荆子、甘草)。若湿浊甚,脾运碍滞,泛恶呕吐,合平胃散、姜半夏燥湿降腻;若夏季暑湿甚,头昏胀痛,身热恶寒,汗出不畅,合黄连香薷饮加藿香化裁。

2. 内伤头痛

(1)肝阳头痛

证候:头胀痛而眩,头昏,心烦易怒,夜眠不宁,或兼胁痛,面红口苦,苔薄黄,脉弦有力。

调护原则:平肝潜阳。

调护指导:天麻钩藤饮加减(天麻、钩藤、石决明、黄芩、栀子、牛膝、杜仲、桑寄生、夜交藤、茯神、益母草)。若因肝郁化火,肝火上炎而头痛剧烈,目赤口苦,急躁,便秘,溺黄,加夏枯草、龙胆草、大黄以清肝泻火;若兼肝肾亏虚,水不涵木,头晕目涩,视物不明者,加枸杞子、白芍、山茱萸、生地黄、女贞子以养阴。

(2)痰浊头痛

证候:头痛昏蒙沉重,胸脘满闷,呕恶痰涎,苔白腻,脉滑或弦滑。

调护原则:健脾化痰,降逆止痛。

调护指导:半夏白术天麻汤加减(半夏、生白术、茯苓、陈皮、生姜、大枣、天麻)。可酌加白蒺藜、姜黄、白芷以增化痰定痛之功。若痰郁化热显著,加竹茹、枳实、黄芩、胆南星以清化痰热。

（3）瘀血头痛

证候：头痛，痛如针刺，痛处固定不移，或有头部外伤史，或头痛经久不愈，舌质紫黯，苔薄白，脉细或细涩。

调护原则：通窍活络化瘀。

调护指导：通窍活血汤加减（桃仁、红花、川芎、赤芍、麝香、老葱、生姜、黄酒、大枣）。兼有风寒，加白芷、细辛以辛散通窍止痛；若头痛甚，加全蝎、蜈蚣、僵蚕、地龙等搜风通络之品；若久病气血不足，加黄芪、党参、当归补气血以助血行。

（4）肾虚头痛

证候：头痛且空，兼有眩晕耳鸣，腰膝酸软，神疲乏力，遗精带下，耳鸣少寐，舌红少苔，脉细无力。

调护原则：补肾填精。

调护指导：大补元煎加减（熟地黄、山茱萸、山药、枸杞子、人参、当归、甘草、杜仲）。若肾阳不足，头痛且畏寒，面白，四肢不温，舌淡，脉沉细而缓，用右归丸温补肾阳，填补精血；若肾阴亏虚，虚火上炎，头痛兼有头面烘热，面颊红赤，用知柏地黄丸加减。

（5）血虚头痛

证候：头痛头晕，心悸，神疲乏力，面色少华，舌质淡，苔薄白，脉细弱。

调护原则：滋阴养血。

调护指导：加味四物汤加减（当归、白芍、生地黄、川芎、甘草、菊花、蔓荆子、黄芩、甘草）。若血虚气弱，兼见乏力气短，神疲懒言，汗出恶风等，加党参、黄芪、白术；若阴血亏虚，阴不敛阳，肝阳上扰，加天麻、钩藤、菊花等；若心悸重，酌加酸枣仁、龙骨、牡蛎以镇心安神。

【其他调护】

（一）饮食调护

1. 川菊蜜饮　将川芎20g、白菊15g分别洗净，川芎切成薄片，与白菊同入砂锅中，加适量水煎煮20分钟，滤汁除渣，趁温调入蜂蜜20g，搅匀即成。每日分2次服用。适用于风热头痛（《百病食疗》）。

2. 川芎白芷鱼头汤　将川芎6g、白芷6g洗净后放入砂锅中，加适量水煎煮25分钟，去渣取汁，与鱼头250g同煮，鱼熟后加入生姜片6g再煮5分钟左右即可。每日1次，连服1周。适用于风寒头痛（《常见病症的辨证与食疗》）。

3. 天麻猪脑羹　将天麻10g切成薄片，与石决明15g、猪脑1个一同放入砂锅中，加适量水，以小火炖煮1小时，成稠厚羹汤后，捞取出药渣即可。每日分2~3次服用，可常服。此方适用于肝阳头痛（《中国药膳辨证治疗学》）。

4. 菊桂决明饮　将菊花10g、山楂15g、决明子15g（捣破）三味药放入保温瓶中，用沸水冲泡30分钟后加入冰糖适量即可。可冲泡2~3次，代茶频饮，每日数次，可以长期服用。适用于肝阳上亢之头痛、目赤等（《中国药膳辨证治疗学》）。

5. 川芎半夏炖猪肉　将半夏10g、川芎10g、扁豆20g放入砂锅内，加水适量，煎煮40分钟左右，去渣取汁，加入瘦肉60g炖熟，再放入油、盐调味即成。食肉喝汤，每日1次，可经常食用。适用于痰浊上扰之头痛（《临床食疗配方》）。

6. 半夏山药粥　将山药30g研末，先煮半夏6g，熬汁一大碗，去渣，调入山药末，再煮数沸,加适量白糖,和匀即成。分 2 次空腹食用,可连服 1 周。适用于脾肺不足、痰浊上扰之头痛、呕恶(《中国药膳辨证治疗学》)。

7. 川芎红花茶　将川芎 6g 切成薄片,与红花 3g、茶叶 3g 一同放入保温杯中,用沸水冲泡,加盖焖 15~20 分钟即成。可连续冲泡 2~3 次,代茶频饮。适用于瘀血阻滞,经久不愈之头痛(《中国药膳辨证治疗学》)。

(二) 针灸调护

1. 毫针法　外感头痛取百会、太阳、风池、合谷、阿是穴,毫针刺用泻法。风寒加灸;风热加曲池、合谷、大椎;风湿加风池、三阴交、阴陵泉。内伤头痛气血不足者加血海、足三里、脾俞;肾精不足者加肾俞、悬钟、太溪;痰浊上扰者加丰隆、足三里、中脘;气滞血瘀者加阿是穴、膈俞、血海;肝阳上亢者加太冲、太溪、侠溪。

2. 耳针法　取肝、脑、枕、额、颞、皮质下、神门。每次取一侧或双侧 2~3 穴,毫针强刺激,每日 1 次,留针 20~30 分钟,间隔 5 分钟左右捻转 1 次。也可用王不留行籽或药丸贴压。

3. 皮肤针法　用皮肤针重叩太阳、印堂、阿是穴,至局部渗血,加拔火罐。适用于实证头痛。

4. 穴位注射法　根据头痛的证型,选取相应的 2~3 个穴位,根据头痛的病因,选用维生素 B_1、维生素 B_{12} 或柴胡注射液等,每穴注射 0.5ml,隔日 1 次。

(三) 推拿调护

1. 头面部操作　患者取坐位或仰卧位,术者用一指禅推法从印堂开始向上沿发际至头维、太阳,往返 5~6 次,再用拇指分推法从印堂开始经鱼腰、太阳至耳前,反复分推 3~5 次,然后指按揉印堂、攒竹、鱼腰、阳白、太阳、百会、四神聪,每穴约 1 分钟。用指尖击法从前额部向后颈部反复叩击 1~2 分钟。用五指拿法从前额发际处拿至风池穴处,反复操作 3 分钟左右。用梳法从前额发际处至后颈发际处,反复操作约 1 分钟。

2. 颈肩部操作　用拿法从风池穴拿至大椎穴两侧,反复操作 3 分钟左右。用一指禅推法沿颈部两侧膀胱经、督脉上下往返 3 分钟左右。用拿法拿风池穴、肩井穴各约 1 分钟。

病案分析

齐某,女,46 岁。

头胀痛 1 个月,5 年前确诊高血压,经中西医治疗,头痛仍反复发作。近 1 个月来,头胀痛而眩,头昏,心烦易怒,夜眠不宁,胁痛,面红口苦,苔薄黄,脉弦有力。

请分析:患者的中医诊断,证型及证候分析,调治方法,主方,并给予生活调护指导。

【按语】

1. 外感头痛之病性属表属实,病因是以风邪为主的六淫邪气,一般病程较短,预后较好,经祛邪治疗后,多数向愈。若头痛进行性加重,伴颈项强直、呕吐,甚则神昏、抽搐者,病情危急凶险。内伤头痛大多起病较缓,病程较长,常反复发作,病情较为复杂,大多经治疗后,可逐渐好转,甚至痊愈。

2. 头痛患者应保持情绪舒畅,避免外邪侵袭,饮食适度,劳逸结合,有助于本病预防。平时当顺应四时变化,寒温适宜,起居定时,抵御外邪侵袭。

3. 在调护期间,应给予患者精神上的安慰,并注意戒烟酒,调畅情志,参加体育锻炼,注意休息。

复习思考题

1. 外感头痛的病机是什么?
2. 头痛的调护原则是什么?

第十八节 面瘫(附:面肌痉挛)

面瘫是以口、眼向一侧歪斜为主要表现的病证,又称为"口眼歪斜"。本病可发生于任何年龄,无明显的季节性。本病发病突然,多见一侧面颊筋肉弛缓,无神志不清及半身不遂之症。

面瘫与美容的关系:面瘫以口眼歪斜为主要特点,严重影响面容的美观,出现额纹消失,眼裂变大,露睛流泪,鼻唇沟变浅,患侧口角下垂,甚则出现面肌痉挛,面部扭曲与不对称,视觉丑陋的形态。

西医学的周围性面神经麻痹,或称周围性面瘫,可参考本节辨证调护。

知识链接

面神经麻痹

西医的面神经麻痹又称为面神经炎、贝尔氏麻痹、亨特综合征,中医称"面瘫""歪嘴巴""吊线风",是以面部表情肌群运动功能障碍为主要特征的一种常见病、多发病,不受年龄限制。一般有口眼歪斜,伴不能抬眉、闭眼、鼓腮等。

【病因病机】

中医认为本病是人体正气不足,络脉空虚,风寒或风热乘虚而入,侵袭面部经络,导致气血痹阻,经筋失养,筋肉纵缓不收而发病。因手足阳明经均上头面部,故病邪阻滞于面部经络,导致阳明、少阳、太阳经络功能失调,经筋失养而出现面瘫。

1. 风寒外袭 人体正气不足,络脉空虚,贪风露宿或当风而坐,甚则电风扇直接吹风等,使风寒之邪乘虚而入,侵犯面部三阳经络,使经脉失养出现面瘫。

2. 风热中络 发病初期,多继发于感冒发热,由于机体正气不足,肌表不固,腠理疏松,风热之邪乘虚而入,客于面部阳明经络,使气血运行异常,脉络失养而发生面瘫。

【诊断要点】

1. 病史 有面部感受风寒与风热之邪的病史。

2. 临床特征 以口眼歪斜为主要特点。常在睡眠醒来时发现一侧面部肌肉板滞、麻木、瘫痪,额纹消失,眼裂变大,露睛流泪,鼻唇沟变浅,口角下垂歪向健侧,病侧不能皱眉、蹙额、闭目、露齿、鼓颊。部分患者初起时有耳后疼痛,还可出现患侧舌前2/3味觉减退或消失、听觉过敏等症。病程迁延日久,可因瘫痪出现肌肉挛缩,口角反牵向患侧,甚则出现面肌痉挛,形成"倒错"现象。

3. 辅助检查　肌电图检查多表现为单相波或无动作电位,多相波减少,甚至出现正锐波和纤颤波。病理学检查示面神经麻痹的早期病变为面神经水肿和脱髓鞘。

【辨证调护】

（一）调护原则

活血通络、疏经调筋。

（二）分型调护

1. 风痰阻络

证候:突然口眼㖞斜,面肌麻木或抽搐,颜面作胀,或口角流涎,头重如裹,胸膈满闷,呕吐痰涎,舌体胖大,苔白腻,脉弦滑。

调护原则:祛风化痰通络。

调护指导:牵正散加减(白附子、僵蚕、全蝎)。可加荆芥、防风、蜈蚣以加强祛风邪,通经络之功;加桃仁、红花、川芎以活血化瘀。口眼㖞斜者,加天麻、钩藤、石决明以平肝息风。

2. 风寒外袭

证候:见于发病初期,面部有受凉、受风史,突然口眼㖞斜,眼睑闭合不全,或有口角流涎,眼泪外溢,伴恶风寒,头痛鼻塞,面肌发紧,肢体酸痛,舌苔薄白,脉浮紧。

调护原则:疏风通络,和营牵正。

调护指导:葛根汤合牵正散(葛根、桂枝、麻黄、芍药、全蝎、白芥子、僵蚕)。若表虚自汗,去麻黄,加生黄芪;若头痛,加白芷、羌活、川芎;若兼有痰浊、头身困重、胸闷、苔腻,加胆南星、半夏。

3. 风热外袭

证候:见于发病初期,多继发于感冒发热后,骤然起病,口眼㖞斜,眼睑闭合不全,头痛面热,或发热恶风,心烦口渴,耳后疼痛,舌质红,苔薄黄,脉浮数。

调护原则:疏风清热,通络牵正。

调护指导:柴葛解肌汤合牵正散加减(柴胡、葛根、石膏、黄芩、羌活、白芷、桔梗、芍药、生姜、大枣、全蝎、白芥子、僵蚕)。若风热表证明显,加桑叶、蝉蜕;若头晕目赤,加夏枯草、菊花;若咽痛,加玄参、马勃;若发热重,加金银花、连翘;若痰多黏稠、咳嗽,加川贝母、瓜蒌。

4. 气虚血瘀

证候:口眼㖞斜,日久不愈,面肌时有抽搐,面白气短,神疲乏力,舌质紫黯,苔薄白,脉细涩或弦涩。

调护原则:益气活血通络。

调护指导:补阳还五汤加减(黄芪、桃仁、红花、归尾、川芎、赤芍、地龙)。但黄芪甘温,故肝肾不足,兼有痰热或风阳痰火者忌用。若气虚明显,加党参或人参等益气通络;若血瘀甚,加莪术、三棱等破血通络之品,或可加水蛭等力猛之药;若口角流涎,言语不利,加石菖蒲、远志以化痰宣窍。

【其他调护】

（一）针灸调护

1. 毫针法　取太阳、阳白、颊车、地仓、翳风、合谷，毫针刺，平补平泻，可加灸，合谷应刺健侧。每日 1 次，每次留针 30 分钟，10 次为一个疗程。

2. 灸法　取翳风、地仓、颊车、阳白，艾条温和灸，每穴 10 分钟。

3. 皮肤针法　取阳白、攒竹、鱼腰、丝竹空、四白、地仓、颊车、牵正，用重叩法，使轻微出血，再用小火罐吸拔 5~10 分钟，至局部皮肤微紫为度，隔日 1 次。叩刺阳白、颧髎、地仓、颊车，以局部潮红为度。适用于恢复期。

4. 穴位注射法　取阳白、四白、颊车、地仓、太阳、牵正、下关、翳风，用维生素 B_1 或维生素 B_{12} 或加兰他敏，或胞磷胆碱注射液，每穴注射 0.5ml，每次用 3~4 穴，每日或隔日 1 次。

5. 电针法　取太阳、阳白、地仓、颊车。选两穴为一组，得气后接通电针仪，以断续波刺激 10~20 分钟，每日 1 次，10 次为一个疗程，隔日 1 次，在炎症期或后遗面部牵拉有"倒错现象"时，效果较好。

6. 穴位贴敷法　取太阳、阳白、颧髎、地仓、颊车。将马钱子锉成粉末取 0.3~0.6g，撒于胶布上，然后贴于穴位处，5~7 日换药 1 次；或用蓖麻仁捣烂加麝香少许，取绿豆粒大一团，贴敷于穴位上，每隔 3~5 日更换 1 次；或用白附子研细末，加冰片少许做面饼，贴敷穴位，每日 1 次。

（二）推拿调护

取穴：印堂、阳白、睛明、四白、迎香、颧髎、下关、颊车、地仓、风池、合谷、足三里。

操作：大拇指指端螺纹面或偏峰着力于施治部位，沉肩、垂肘、悬腕，运用腕部的摆动灵活带动拇指指间关节屈伸活动，在经络腧穴上产生一种轻重交替、持续不断的作用力。令患者仰卧，术者立于患侧，以患侧颜面为主，健侧颜面为辅，用一指禅手法轻柔地自印堂、阳白、睛明、四白、迎香、颧髎、下关、颊车、地仓各穴位往返治疗 15~20 分钟之后患者改坐位，术者立于后侧以同法施于风池穴及颈项部 5 分钟，最后拿风池、合谷、足三里结束治疗。每日 1 次，10 次为一个疗程。

（三）单验方

1. 蓖麻子（去壳）30g，或加冰片 1g，研成膏敷于患处面部，冬季加干姜、附子各 3g。

2. 鳝鱼血加入麝香少许外涂于患侧面部，单纯鳝鱼血外涂也可。

【按语】

1. 本病发病后若及时治疗，则恢复较快。若在 6 个月以上尚未恢复者，则完全恢复的可能性较小。对少数面神经功能不能恢复者，应考虑手术治疗。周围性面瘫的预后与面神经的损伤程度密切相关，一般而言，由无菌性炎症导致的面瘫预后较好，而由病毒导致的面瘫（如亨氏面瘫）预后较差。

2. 针灸治疗面瘫具有良好的疗效，是目前治疗本病安全有效的首选方法。

3. 本病初起手法不宜过重，刺激量不宜过强。治疗期间避免风吹受寒，注意面部保暖，以便加速恢复。可戴口罩，面部可按摩和热敷。预防眼部感染，可戴眼罩，每日滴眼药水或涂眼膏。当神经功能开始恢复后，嘱患者对镜练习瘫痪面肌的随意运动。

冉某,男,54岁。左侧口眼㖞斜5日。

患者因沐浴后汗出较多,于室外乘凉,入睡前自觉左耳有不适感。次日晨起左耳后跳痛,左口角麻木,漱口流涎,至中午左侧闭目露睛,左侧额纹及鼻唇沟消失,鼓腮漏气。诊为"面瘫"。曾予中药及维生素B_1、维生素B_{12}注射液肌内注射,症状无变化。取风池、翳风、阳白、头维、攒竹、丝竹空、四白、颧髎、下关、地仓透颊车、健侧合谷。治疗10次后,病情明显好转。32次后基本痊愈,巩固治疗1周出院(天津中医学院第一附属医院针灸科.石学敏针灸临证集验.天津:天津科学技术出版社.1990:116.)。

附:面肌痉挛

面肌痉挛是以阵发性、不规则的一侧面部肌肉不自主抽搐为特点的疾病,属于中医学"面风""筋惕肉瞤"等范畴。发病多在中年以后,女性多见。常见为无明显原因的原发性病例,也可以是特发性面神经麻痹的暂时性或永久性后遗症。本病以神经炎症、神经血管压迫等神经损伤为主要原因,但确切的机制尚不清楚。诱发本病的因素有膝状神经节受到病理性刺激、精神紧张、疲劳、面部随意运动、用眼过度等。

面肌痉挛与美容的关系:由于面肌痉挛出现面部肌肉不自主的阵发性抽搐,大多发生在眼轮匝肌、一侧面部、眼睑、口角等部位,严重影响面部美观。

【病因病机】

本病属于面部经筋出现筋急的病变。外邪阻滞经脉,或邪郁化热、壅遏经脉,可使气血运行不畅,筋脉拘急而抽搐;阴虚血少、筋脉失养,导致虚风内动而抽搐。

【诊断要点】

1. 病史　本病大多发生在面瘫之后,以中年女性多见,与膝状神经节受到病理性刺激、精神紧张、疲劳、面部随意运动、用眼过度等因素有关。

2. 临床特征　一侧面部肌肉阵发性抽搐,起初多为眼轮匝肌阵发性痉挛,逐渐扩散到一侧面部、眼睑和口角,痉挛范围不超过面神经支配区。少数患者阵发性痉挛发作时,伴有面部轻微疼痛。后期可出现肌无力、肌萎缩和肌瘫痪。

3. 辅助检查　本病的主要病理改变为面神经损伤,出现异常兴奋,肌肉放电较随意运动时的频率为高,肌电图检查可出现肌纤维震颤和肌束震颤波,有助于诊断。

【调护方法】

1. 针刺法　取风池、翳风、四白、太阳、阳白、印堂、攒竹、地仓、颧髎、合谷、太冲,用泻法或平补平泻。先刺合谷,后刺翳风及面部穴,用捻转泻法;面部穴操作手法不宜重。

2. 皮内针　取面部扳机点,将揿针埋入,胶布固定。3~5日后更换穴位,重新埋针。

3. 三棱针　取颧髎、太阳、颊车,用三棱针点刺出血,或加闪罐法。

4. 耳针　取神门、眼、面颊,针刺或用王不留行籽贴压。

【按语】

1. 针灸治疗面肌痉挛一般可缓解症状,减少发作次数和程度。但对于病程较长而症状较重者疗效差,可作为辅助治疗。

2. 患者应保持心情舒畅,防止精神紧张及急躁。

3. 癫痫小发作也可以引起局限性面肌痉挛,多见于口角部位,常伴有口眼转动,有时可累及肢体,出现抽搐,脑电图有异常放电现象,可作鉴别。

4. 本病应与功能性眼肌痉挛相鉴别。

复习思考题

1. 面瘫对美容有哪些影响?

第十九节　痹　病

痹病是由于风、寒、湿、热等外邪入侵人体,使经络闭阻,影响气血运行,导致以肌肉、筋骨、关节发生酸痛、麻木、重着,屈伸不利,甚或关节肿大灼热为特征的病证。

痹病与美容的关系:痹病为风寒湿邪侵袭经络,肢体、关节出现麻木、肿胀、疼痛等症,关节疼痛,会出现行走不利,影响姿态美;关节红肿、变形,会影响外观美;痹久则痰瘀胶结,骨节僵硬变形,关节附近皮色紫黯,或筋脉拘急,或肝肾亏虚,肌肉筋脉失濡养而萎缩、消瘦,影响形体美;同时痹久入络,血脉瘀滞,外邪侵袭,留滞筋骨,伤及肝肾,也会影响面部的气血运行,加之阴精亏虚,会过早出现皮肤的衰老状态,导致面色无华、黯淡无光、瘀斑增多、皱纹早现等。

西医学中风湿热、风湿性关节炎、类风湿关节炎、痛风、肌纤维炎、强直性脊柱炎、坐骨神经痛、骨质增生性疾病(如颈椎病、增生性脊柱炎、骨刺)等,在其病程中出现类似痹病的临床表现时,均可参考本节辨证调护。

【病因病机】

痹病的病因主要有外因和内因两个方面。痹病的发生,与体质强弱、气候条件、生活环境及饮食等关系密切。正虚卫外不固是发病的内在因素,而感受外邪是发病的外在条件。邪气痹阻经脉为其病机根本,病变多累及肢体筋骨、肌肉、关节,甚则影响五脏。

1. **感受风寒湿邪**　由于居处劳动环境寒冷潮湿,贪凉露宿,涉水冒雨,长期水中作业或常汗后淋浴等,当人体正气不足时,外邪侵入肌腠经络,滞留于关节筋骨,导致气血运行受阻,而发为风寒湿痹。风邪偏盛者为行痹,寒邪偏盛者为痛痹,湿邪偏盛者为着痹。

2. **感受风湿热邪**　久居炎热潮湿之地,感受风湿热邪,袭于肌腠,壅阻经络,痹阻气血经脉,滞留于关节筋骨,而发为风湿热痹。

3. **劳逸不当**　劳倦过度,耗伤正气,机体防御功能低下,或劳后汗出当风,或汗后用温水淋浴,或平时闲逸少动,气血不足,外邪乘虚侵袭。

4. **体虚久病**　多由素体正气不足,先天禀赋不足,或久病体虚,产后气血不足,则外无御邪之能,外邪乘虚而入,内侵于肌肉、筋骨、关节之间,使邪气留恋,气血经脉痹阻而成。

总之,正气不足和风、寒、湿、热之邪乘虚伤人是致病的内外因素。同时恣食肥甘厚味或海腥发物,使脾失健运,湿热痰浊内生;或跌仆外伤损伤肢体筋脉,气血凝滞,脉络痹阻,亦与痹病发生有关。

本病的基本病机为风、寒、湿、热、痰、瘀之邪痹阻肢体筋脉、关节、肌肉,经脉闭阻,气血运行不畅,不通则痛。病位主要在关节、肌肉、经络。因肝主筋、脾主肌肉、肾主骨,故与肝、脾、肾三脏关系密切。

【诊断要点】

1. 病史　本病可发生于任何年龄,寒冷、潮湿、劳累及天气变化常为发作诱因。

2. 临床特征　肢体肌肉或关节疼痛、酸楚、麻木、重着,或关节僵硬,行动障碍,甚则变形等。某些痹病的发生或痛处焮红灼热与饮食不当有关,病变呈渐进性或不规则的发作性。反复发作时,有些患者出现皮下结节或环形红斑。前者多发生于关节的隆突部位,大如麻豆,坚硬不易消散,但无触痛;后者发于四肢内侧和躯干部,为淡红色不规则的环状圈,时隐时现。数量的多少、存在时间的长短与痹病的轻重、进退有关。

3. 辅助检查　如血沉(ESR)增快,或类风湿因子阳性、抗链球菌溶血素 O(ASO)>500U,关节 X 线摄片等见病理改变,常可确诊。

【辨证调护】

（一）调护原则

痹病的基本病机为邪气闭阻经络,气血运行不畅。祛邪通络,缓急止痛是各种痹病的基本治则。又因风、寒、湿、热、痰、瘀是痹阻经络气血的主要因素,故祛风、散寒、除湿、清热、化痰、祛瘀又为痹病常用的祛邪之法。而益气养血、补益肝肾则是痹病最常用的扶正大法。若痹病日久,痰瘀互结,与外邪相合,阻闭经络,深入骨骼,病难愈者,化痰软坚、活血化瘀则为痹病夹痰夹瘀常用的辅助疗法。总之,临证时当辨证求因调护。

（二）分型调护

风寒湿痹

1. 行痹

证候:肢体关节疼痛酸楚,游走不定,屈伸不利,可累及肢体多个关节,或伴恶风发热,舌苔薄白或腻,脉浮。

调护原则:祛风通络,散寒除湿。

调护指导:防风汤加减(防风、秦艽、麻黄、杏仁、葛根、赤茯苓、当归、肉桂、生姜、大枣、甘草、黄芩)。若疼痛以上肢关节为主,加羌活、姜黄、桑枝、川芎等祛风通络止痛;若疼痛以下肢关节为主,加独活、牛膝、防己等通经活络定痛;若疼痛以腰背为主,酌用杜仲、续断、桑寄生、狗脊、巴戟天壮腰补肾;若疼痛日久,可酌选蕲蛇、乌梢蛇、滇三七、乳香、没药等祛风通经活络之品。

2. 痛痹

证候:肢体关节疼痛剧烈,痛有定处,得热痛减,遇寒加剧,日轻夜重,关节屈伸不利,局部有冷感,舌淡,苔白,脉弦紧。

调护原则:温经散寒,祛风除湿。

调护指导:乌头汤加减(川乌、麻黄、黄芪、白芍、甘草)。若痛剧遇寒更甚,加桂枝、细辛、当归温经散寒,通络止痛。对身体各部位疼痛的加减用药,参阅行痹有关内容。

3. 着痹

证候:多见于下肢,肢体关节肌肉疼痛重着,或肿胀,痛有定处,肌肤麻木不仁,活动不便,得热得按可缓解,苔白腻,脉濡缓。

调护原则:除湿健脾,祛风散寒。

调护指导:薏苡仁汤加减(羌活、独活、防风、麻黄、桂枝、制川乌、当归、川芎、薏苡仁、苍术、生姜、甘草)。可加防己、萆薢、乌梢蛇、威灵仙加强祛风胜湿作用。

若风寒湿邪偏胜并不明显,亦可用蠲痹汤。风胜加防风、威灵仙、徐长卿;寒胜加乌头(或附子)、麻黄、细辛;湿胜加薏苡仁、防己;肌肤麻木不仁加海桐皮、豨莶草以祛风通络。

风湿热痹

证候:关节痛剧,局部灼热红肿,得冷则舒,痛不可触,筋脉拘急,不可屈伸,可伴发热、恶风、口渴、纳少、烦躁不安、日轻夜重等,舌红,苔黄燥,脉滑数。

调护原则:清热通络,祛风除湿。

调护指导:白虎加桂枝汤加减或白虎加桂枝汤合宣痹汤加减(白虎汤、桂枝、银花藤、连翘、黄柏、桑枝、威灵仙、姜黄、防己、海桐皮)。若湿热甚,关节疼痛明显,宜合用宣痹汤化裁,以清热利湿,宣痹通经;若皮肤有红斑,改用犀角地黄汤(现以水牛角代犀角)合白虎汤,加紫草、蚕沙、地肤子、赤小豆、广地龙等凉血活血以定痛。

顽痹

1. 痰瘀痹阻

证候:病情较长,反复发作,骨节僵硬变形,关节附近皮色紫黯;痛剧固定,或麻木肿胀,或难以屈伸,或筋脉拘紧,或肌肉萎缩,舌偏紫黯,或有瘀斑,苔白腻,脉细涩。

调护原则:益肾活血,化痰通络。

调护指导:益肾蠲痹丸加减(熟地黄、淫羊藿、肉苁蓉、鸡血藤、鹿衔草、䗪虫、蜣螂、老鹳草、炮山甲、蜂房、蕲蛇、僵蚕、全蝎、蜈蚣、地龙、甘草)。若血瘀症状明显,加桃仁、当归、乳香、没药、红花;若痰浊症状明显,加白芥子、胆南星;若有热象,减方中温热药,酌加清热解毒药,如黄柏等,亦可用补肾祛寒治尪汤加减治疗;若病久见肝肾不足,经脉失养,宜用补血荣筋丸加减,用于滋补肝肾,祛风湿,舒筋通络止痛。

2. 肝肾亏损

证候:痹病日久不愈,关节屈伸不利,肌肉消瘦,腰膝酸软,或畏寒肢冷,阳痿,遗精,或骨蒸劳热,心烦口干,舌质淡红,舌苔薄白或少津,脉沉细弱或细数。

调护原则:培补肝肾,舒筋止痛。

调护指导:补血荣筋丸加减(熟地黄、肉苁蓉、五味子、菟丝子、牛膝、天麻、木瓜)。若肾气虚,腰膝酸软,乏力较著,加鹿角霜、续断、杜仲、桑寄生、狗脊;若阳虚,畏寒肢冷,关节疼痛拘急,加附子、鹿茸、干姜、巴戟天,或合用阳和汤加减;若肝肾阴亏,腰膝疼痛,低热心烦,或午后潮热,加龟甲、熟地黄、女贞子,或合用河车大造丸。若为正虚邪留、气血亏虚、筋骨失养所致,可选用独活寄生汤加减治疗。

课堂互动

　　人们在生活中总结了丰富的治疗风湿痹痛的方法,你知道有哪些方法吗?试举例说明。

【其他调护】

（一）饮食调护

1. 肉桂花蛇汤　肉桂、白花蛇、花椒、赤小豆、生姜各 10g,炖汤食用。用于痹病寒邪较重者。

2. 薏苡仁粥　薏苡仁、粳米各等量,煮粥食用。用于风湿热痹,关节肿痛。

3. 莼菜丝瓜汤　莼菜、丝瓜各等量,煮汤食用。用于热痹灼痛甚者。

4. 薏苡仁炖猪蹄　薏苡仁 50g,猪蹄 250g,调味炖食。用于风湿痹痛。

5. 枸杞鹿筋汤　枸杞子、鹿筋各 50g,炖汤食用。用于风湿性关节炎疼痛病久者。

（上方均出自《中医饮食保健学》）

（二）针灸调护

1. 毫针法　风寒湿痹者以近部取穴为主,即肩部取肩髃、肩髎、臑俞;肘部取曲池、合谷、天井、外关、尺泽;腕部取阳池、外关、阳溪、腕骨;背腰部取水沟、身柱、腰阳关、夹脊;髋部取环跳、髀关、居髎、悬钟;股部取秩边、承扶、风市;膝部取犊鼻、梁丘、阳陵泉、膝阳关;踝部取申脉、照海、昆仑、丘墟。风湿热痹根据发病部位局部取穴,配大椎、曲池、合谷。毫针刺,平补平泻,每日 1 次,每次留针 20～30 分钟,10 次为一个疗程。

2. 皮肤针法　取关节局部肿胀处或选相应节段的夹脊穴,用皮肤针叩刺,使叩处出血少许,并加拔火罐,每周 1～2 次。适用于热痹关节肿痛。

3. 电针法　取肩髃、曲池、合谷、外关、阳溪、环跳、悬钟、秩边、承扶、风市、犊鼻、梁丘、阳陵泉、膝阳关、申脉、照海。每次选穴 2～4 对,进针得气后,接通电针机,先用密波,5 分钟后改为疏密波,通电时间为 10～20 分钟。每日或隔日 1 次,10 次为一个疗程,疗程间隔 3～5 日。

4. 穴位注射法　取曲池、合谷、外关、环跳、秩边、承扶、犊鼻、阳陵泉、膝阳关。每次选 2～4 穴,用当归注射液或威灵仙注射液,每穴注射 0.5～1ml,注意勿注入关节腔,每隔 1～3 日注射 1 次,10 次为一个疗程,每次选穴不宜过多。

（三）推拿调护

调护原则:祛风散寒,清热除湿,疏通经络。风寒湿痹者,调以活血祛风,散寒除湿;热痹者,调以疏风活血,通络蠲痹。

1. 风寒湿痹

(1)关节痹病:取穴及部位:病变关节周围腧穴。方法:在病变关节周围用滚法,治疗 8 分钟左右,同时配合该关节的被动活动。病变关节较小者则用一指禅推法或指按揉法治疗,时间 8 分钟左右。指按病变关节周围穴位,用力以有酸胀感为度,重按阿是穴,以患者能够忍受为度,时间约 5 分钟。用拿法在病变关节处施术,时间约 5 分钟。病变关节较大者,用搓法治疗;病变关节较小者,用捻法治疗,时间 2～3 分钟。病变关节活动受限者,用摇法活动该关节。在病变关节周围用擦法调理,以透热为度。最后用抖法结束治疗。

(2)肌肉痹病:取穴及部位:病变部位及其周围穴位。方法:用滚法在病变部位及其周围组织施术,时间 8 分钟左右,指按或指按揉病变部位及其周围穴位,用力以有酸胀感为度;重按阿是穴,以能忍受为度,时间 6 分钟左右;施拿法于局部,时间 6 分钟左右;施拍法于局部,以微红为度;施擦法于局部,以透热为度。

2. 热痹 取穴及部位：肩井、曲池、合谷、肺俞、膏肓、肾俞、气海俞、大肠俞、关元俞、小肠俞、环跳、风市、阴陵泉、鹤顶、昆仑。方法：用轻快柔和的一指禅推法或滚法在患部周围施术，逐渐移动到病变关节，同时配合该关节小幅度的被动活动，时间约8分钟，指按或指按揉患部周围的穴位，用力以微有酸胀感为度，时间约6分钟。在患部周围用轻快的拿法调理5分钟左右。用搓法和揉法，搓揉患部，时间约3分钟。最后对病变关节做缓慢的小幅度摇法。

病案分析

高某，男，40岁，农民。双膝关节红肿疼痛3日。

1周前，患者外出劳动后淋雨，晚上即鼻塞、头痛，并伴突然恶寒发热，继则双膝关节疼痛，活动不利，经西药治疗4日，鼻塞、头痛有所好转，但发热不退，双膝关节疼痛加剧。现症：身热，汗多，恶风，双膝关节红肿灼热疼痛，不能活动，烦躁，口干欲饮，大便干，尿黄，舌边尖红，苔白腻稍黄，脉小弦数。

查体：体温38.8℃，脉搏100次/分，呼吸25次/分。心律齐，心前区可闻及Ⅰ级收缩期杂音，两肺（-），肝脾未及。双膝关节红肿，有触痛，活动受限。

血常规：白细胞 $8.4×10^9/L$，中性粒细胞72%，淋巴细胞28%。血沉112mm/h。

请分析：本患者的中医诊断（病名及证型）、病机（主要病机）、调护方法、主方以及生活当中的注意事项。

【按语】

1. 本病预后与感邪的轻重、患者素体强弱、治疗调摄是否得当等因素密切相关。痹病初起，正气尚未大虚，病邪较浅，采取及时有效的治疗，多可痊愈。若反复发作，或失治、误治等，转为虚实夹杂的尪痹以及痰瘀相结，气虚血亏证，甚至损及脏腑，病情缠绵难愈，多预后较差。

2. 痹病的预防，首先应注意防寒、防潮。尤其在气候变化时，注意增减衣物，避免久居阴冷湿之地。不宜劳汗当风，冒雨涉水，忌汗后冷水浴。居处环境应干燥、向阳。痹病患者在能耐受的限度内，可进行适当的功能锻炼，避免关节僵硬、挛缩，防止肌肉萎缩。可因人、因病制宜，适可而止，量力而行。痹病患者常需配合多种辅助治疗，可根据病情选用针灸、推拿、药浴、熏蒸、热敷、热熨等，有助于恢复。风湿热痹者，应忌食辛辣厚味和海腥发物。

复习思考题

1. 痹病的临床特征如何？
2. 痹病常造成哪些损美症状？
3. 痹病应如何预防调护？

第二十节 腰 痛

腰痛是指腰部一侧或两侧以疼痛为主要症状的病证。多由于外感、内伤或挫闪等因素,导致腰部经络气血运行不畅,或腰部缺乏精血濡养或阳气温煦所致。可发于生于任何年龄,是临床常见的症状之一。

腰痛与美容的关系:腰为一身活动之中枢,是人体俯仰转侧的关键部位,腰部出现病变,则会严重影响人的坐卧走姿,使人的躯体立走形态发生异常,影响姿态美。若属虚者,常和肾有关系,肾为先天之本,《素问·脉要精微论》云:"腰者,肾之府,转摇不能,肾将惫矣。"肾主骨生髓,脑为髓之海,肾开窍于耳,肾虚腰痛者易出现肩背伛偻,行走不利,两耳失聪,反应迟缓,身体疲惫,面衰发白等一系列机体和头脑反应的衰老征象。

西医学的肾脏疾患,腰部及腰椎疾病如腰椎间盘病变、骨质增生、脊柱旁组织疾患、脊神经根疾患、腰肌劳损等,若以腰痛为主要症状时,可参考本节辨证调护。因外科、妇科疾患引起的腰痛不属本节讨论范围。

知识链接

腰痛相关知识

西医学的腰痛包括肾脏疾病、风湿病、腰肌劳损、脊椎及脊髓疾病等所致腰痛。腰痛是一个症状,不是一个独立的疾病,引起腰痛的原因是比较复杂的,所以出现持续且不明原因的腰痛,不要掉以轻心,应尽快到医院确诊,避免某些严重疾病的发展。

【病因病机】

腰痛的病因虽多,但总不外乎外感、内伤、跌仆挫伤等。基本病机为寒湿、湿热、瘀血痹阻经脉,不通则痛,或肾虚腰府失养,不荣亦痛。

1. 感受外邪　凡风、寒、湿、热之邪乘虚侵入均可引起腰痛,其中以寒湿和湿热最为多见。外感总离不开湿邪为患,因湿性重浊、黏滞,最易痹着腰部。由于久居冷湿之地,或涉水冒雨、身劳汗出、衣着冷湿,感受寒湿,阴邪凝滞,致经络受阻,气血运行失畅,因而发生腰痛。或因感受湿热,阻碍经脉,或寒湿之邪蕴久化热,经脉阻遏,均可引起腰痛。

2. 跌仆闪挫　跌仆闪挫,或强力负重,致腰部经脉损伤;或长期体位不正,使腰部用力不当,损伤腰肌脊柱;或劳累过度,久劳、久病气血受损,气血运行不畅均可使腰府经络气血失畅,气滞血瘀发为腰痛。

3. 年老体虚　先天禀赋不足,或久病体虚,或年老体衰,或房事过度,均可使肾精亏损,腰府经脉失去濡养而痛。

腰痛的基本病机为寒湿、湿热、瘀血痹阻经脉,不通则痛,或肾虚腰府不得濡养和温煦则痛。病位主要在肾与腰部,涉及脾脏,其中与足少阴肾经、足太阳膀胱经,以及督脉、带脉密切相关。

【诊断要点】

1. 病史　有感受寒湿史,或强力负重史,或跌仆损伤史,或体劳、房劳史。

2. 临床特征　以腰的一侧或两侧疼痛为主要表现,疼痛可呈酸痛、坠痛、隐痛、冷痛、掣痛、胀痛、刺痛、绞痛、重痛。腰椎部常伴局部压痛,多遇劳则剧,得逸则减。

3. 辅助检查　腰椎、骶髂关节 X 线摄片或 CT 片有助于腰椎病变的诊断;部分内脏疾病也可引起腰痛,血、尿检查和泌尿系统影像学检查,有助于泌尿系统疾病的诊断;妇科检查可排除妇科疾病引起的腰痛。

知识链接

腰痛分类

外感腰痛发病较急,疼痛较重,表现为冷痛、重痛,逐渐加重,雨天加剧,常伴有外感症状。内伤腰痛呈隐痛、酸痛,一般较轻,但劳累后明显加剧,常伴有脏腑功能失调。若系跌仆闪挫,常突然发作,痛势剧烈,呈刺痛、胀痛,不能转侧、俯仰,常有外伤史。若腰痛重着,属湿;兼有冷感为寒湿;兼有灼热为湿热;痛如锥刺、难以转侧为瘀血;腰痠软无力,遇劳累则甚,多属肾虚。

【辨证调护】

（一）调护原则

腰痛调理,当分清标本缓急。邪实者,祛邪通络,如寒湿宜温化、湿热宜清利、血瘀当活血。正虚者,补肾益精,或温补肾阳,或滋补肾阴。本虚标实,虚实夹杂者,应权衡主次,予以兼顾用药。

（二）分型调护

1. 寒湿腰痛

证候:腰部冷痛重着,转侧不利,静卧痛不减,遇阴雨天则加重,舌质淡,甚则舌淡胖有齿痕,苔白腻,脉沉而迟缓。

调护原则:祛寒燥湿,温经通络。

调护指导:甘姜苓术汤加减(干姜、白术、茯苓、甘草)。方中可加桂枝,加强温经散寒作用,加桑寄生、狗脊、续断、杜仲补肾壮阳。若寒甚腰部拘急不舒,加附子温经祛寒;若腰部重着,牵连背胁,板滞不舒,纳呆,舌苔浊厚腻,加苍术、薏苡仁醒脾化湿;若腰痛左右不定,牵引两足,或连肩背,或关节游走疼痛,可与独活寄生汤合用,以利标本兼顾;若久病伤及肾阳,兼腰脊酸软,怯寒,脉微,舌淡,苔白,加鹿角片、补骨脂、巴戟天补肾壮阳。

2. 湿热腰痛

证候:腰髋掣痛,痛处伴有热感,梅雨季节或暑天雨后痛剧,活动后或可减轻,小便短赤,大便欠爽,舌红,苔黄腻,脉濡数。

调护原则:清热燥湿,舒筋止痛。

调护指导:四妙丸加减(苍术、黄柏、薏苡仁、川牛膝)。方中可加防己、虎杖、土茯苓加强祛湿清热之效;加木瓜、络石藤舒筋通络止痛;若烦热口渴,小溲短赤热涩,脉弦数,乃热象偏重,加焦山栀、泽泻以助清利湿热;湿热蕴久,肾阴耗伤,以主方合二至丸加减。

3. 瘀血腰痛

证候:痛有定处,腰痛如刺,日轻夜重,轻则俯仰不便,重者不能转侧而拒按,舌质紫黯,或有瘀斑,脉涩,或有外伤史。

调护原则:活血化瘀,通络止痛。

调护指导:身痛逐瘀汤加减(当归、川芎、桃仁、红花、䗪虫、秦艽、羌活、没药、五灵脂、地龙、香附、甘草、牛膝)。若兼有风湿者,加独活、狗脊;若肾虚腰膝酸软,加杜仲、续断、熟地黄;若有闪挫病史者,加乳香、青皮;若腰痛入夜更甚,加全蝎、蜈蚣、白花蛇等以通络止痛。

4. 肾虚腰痛

证候:腰痛以酸软为主,伴隐痛,腿膝无力或有坠胀感,喜揉按,遇劳痛甚,卧则减轻,反复发作。若偏阴虚,兼见心烦失眠,口燥咽干,面色潮红,手足心热,舌红,苔少,脉弦细数;若偏阳虚,常伴见少腹拘急,面白无华,手足不温,神疲乏力,舌淡,脉沉微。

调护原则:偏阴虚者,宜滋补肾阴;偏阳虚者,宜温补肾阳。

调护指导:偏阴虚者用左归丸加减(熟地黄、山茱萸、枸杞子、山药、龟甲胶、菟丝子、鹿角胶、川牛膝)。若虚火甚,可予大补阴丸送服。偏阳虚者用右归丸加减(肉桂、附子、鹿角胶、菟丝子、杜仲、熟地黄、山药、当归、山茱萸、枸杞子)。对肾虚日久,不能温煦脾土,或久行久立,劳力太过,腰肌劳损,致脾虚气陷,肾脏下垂者,当用右归丸配合补中益气汤加减。

【其他调护】

(一)饮食调护

1. **桂浆粥**　先将肉桂 3g 煎取汁去渣,再用粳米 50g 煮粥,待粥沸后调入肉桂汁及红糖,同煮为粥;或用肉桂末 1～2g 调入粥同煮服食,早晚 2 次温热服用,3～5 日为一个疗程。本方适用于寒湿腰痛。凡热证、阴虚火旺者不宜使用。肉桂不宜久煎(《粥谱》)。

2. **当归牛尾汤**　将当归 30g 用布包好,备用。牛尾 1 条洗净,切成段,放入锅内,加清水上火煮开,加入当归,改用小火煮至牛尾烂熟后用食盐调味。本方可起活血壮腰健骨之功,适用于瘀血腰痛(《中医食疗方大全》)。

3. **枸杞羊肾粥**　将新鲜羊肾 1 个切开,去内筋膜,洗净,切细;羊肉 60g 洗净切碎;煮枸杞嫩叶 250g 取汁,去渣,同羊肾、羊肉、粳米 60g、葱白 2 根一起煮粥,粥成后加入少许盐调味,稍煮即可食用。本方为肾虚食疗之重要组方,也可以去粳米炖汤服。适用于肾虚腰痛。外感发热、阴虚内热、痰火壅盛者忌食(《饮膳正要》)。

4. **甲鱼补肾汤**　将甲鱼 1 只去肠杂及爪甲洗净,与枸杞子 30g、怀山药 30g、女贞子 15g、熟地黄 15g 一起煮至肉熟,挑出药片,调味,食肉喝汤(《补药与补品》)。

(二)针灸调护

1. **毫针法**　取肾俞、委中、夹脊、阿是穴,毫针酌用补泻,或平补平泻,针灸并用。寒湿配风府、腰阳关;劳损配膈俞、次髎;肾虚配命门、志室、太溪。

2. **耳针法**　取腰椎、骶椎、肾、神门。毫针刺患侧,强刺激,并嘱患者活动肢体,做举手、弯腰、转侧等动作。每日 1 次,每次留针 30 分钟,10 次为一个疗程。或用掀针埋藏或用王不留行籽贴压。

3. **穴位注射法**　以阿是穴为主,用地塞米松 5ml 和普鲁卡因 2ml 混合液,或用复方当归注射液,严格消毒后刺入阿是穴,无回血后推药液,每次每穴注射 0.5～1ml,每日或隔日 1 次。

(三)推拿调护

根据病因病机的不同,主要运用㨰、揉、点、按、拿、拍、擦、扳、拔伸、肘运、弹拨及腰部被动运动等手法。主要穴位有肾俞、腰阳关、腰部夹脊穴、腰部背俞穴、阿是穴等。手法要做到持久、有力、均匀、柔和,最终达到渗透的原则。手法应先轻后重再轻。先用㨰、揉等轻手法沿膀胱经、督脉放松腰部肌肉约 15 分钟,再用点、按等较重的手法刺激穴位,每穴 1 分钟或每穴 3~5 次,再根据临床辨证做弹拨、拔伸、扳法及腰部被动运动手法,最后用拍法结束。

病案分析

高某,男,46 岁,农民。腰痛反复发作 6 年,加剧 1 个月。

近 6 年来,腰部痠软酸痛,喜温喜揉,劳累后加重,休息则可减轻,伴失眠心烦,口燥咽干,面色潮红,舌红苔少,脉沉细数。

请分析:患者的诊断(病名及证型)、病机、调护方法,并指导生活注意事项。

【按语】

1. 本病迁延日久,痛久入络,气滞血阻,络脉不通,肢节失荣,则可能合并痿病,预后欠佳。

2. 避免坐卧湿地,若涉水冒雨或劳后汗出,应及时擦身,更换干衣,或服生姜红糖水发散寒湿。急性腰痛要及时治疗,防止转为慢性;他病引起的腰痛,要积极治疗原发病,原发病愈,腰痛亦愈。慢性腰痛应保暖,或加用腰托,避免房劳,常自我按摩,或适当锻炼。长期伏案工作者,需注意坐姿,保证工间休息,并进行保健体操等以缓解腰部疲劳状态;体力劳动者,勿强立负重,不做没有准备动作的暴力运动。

复习思考题

1. 简述腰痛的调护原则。
2. 腰痛应如何预防?
3. 请简述肾虚腰痛的主要症状。

拓展阅读

(李凌霞)

第二十一节　消　渴

消渴是由于先天禀赋不足,复因情志失调、饮食不节等原因所导致的以阴虚燥热为基本病机,以多尿、多饮、多食、乏力、消瘦,或尿有甜味为典型临床表现的一种疾病。中医学对本病的认识较早,且论述甚详。消渴之名,首见于《素问·奇病论》,根据病机及症状的不同,还有消瘅、膈消、肺消、消中等记载。

消渴与美容的关系:消渴的临床表现可见形体消瘦,精神不振,四肢乏力,口干唇燥,皮肤干燥,面容憔悴,耳轮干枯,水肿,白内障、雀盲,口舌干燥,这些表现严重影响人体的形体美。

西医学的糖尿病,以及尿崩症、神经性多尿,均可参考本病辨证调护。

糖尿病知识

糖尿病是因胰岛素分泌和/或作用缺陷引起的以慢性高血糖为特征的代谢性疾病,主要导致糖、蛋白质、脂肪以及水、电解质代谢紊乱。随着生活水平的不断提高,人口老龄化及生活方式的改变,糖尿病在全世界都呈现快速增长的趋势。世界卫生组织(WHO)估计目前全球有糖尿病患者超过2亿,预计到2025年将达到3亿,糖尿病已经成为继心血管疾病和恶性肿瘤之后的第三大非传染性疾病,是严重威胁人类健康的世界性公共卫生问题。

【病因病机】

消渴的病因比较复杂,禀赋不足、饮食失节、情志失调、劳欲过度等均可导致消渴。

1. **禀赋不足** 先天禀赋不足,五脏虚弱,尤其是肾脏素虚,其中尤以阴虚体质最易罹患。

2. **饮食失节** 长期过食肥甘,醇酒厚味,辛辣香燥,损伤脾胃,致脾胃运化失职,积热内蕴,化燥伤津,消谷耗液,发为消渴。

3. **情志失调** 长期过度的精神刺激,如郁怒伤肝,肝气郁结,或劳心竭虑,营谋强思等,以致郁久化火,火热内燔,消灼肺胃阴津而发为消渴。

4. **劳欲过度** 房事不节,劳欲过度,肾精亏损,虚火内生,则火因水竭益烈,水因火烈而益干,终致肾虚肺燥胃热俱现,发为消渴。

消渴常涉及多个脏腑,病变影响广泛,未及时医治以及病情严重的患者,常可并发多种病证。如肺失滋养,日久可并发肺痨;肾阴亏损,肝失濡养,肝肾精血不能上承于耳目,则可并发白内障、雀目、耳聋;燥热内结,营阴被灼,脉络瘀阻,蕴毒成脓,则发为疮疖痈疽;阴虚燥热,炼液成痰,以及血脉瘀滞,痰瘀阻络,脑脉闭阻或血溢脉外,发为中风偏瘫;阴损及阳,脾肾衰败,水湿潴留,泛滥肌肤,则发为水肿。

消渴的基本病机为阴津亏损,燥热偏盛,以阴虚为本,燥热为标;其病变部位主要在肺、胃(脾)、肾,尤以肾为关键。

【诊断要点】

1. **病史** 本病多发生在中老年以后,以及嗜食膏粱厚味、醇酒炙煿者。有的患者"三多"症状不明显,但中年以后一旦发病,即可见并发症。本病的发生与禀赋不足有较为密切的关系,故消渴的家族史可供诊断参考。

2. **临床特征** 口渴多饮、多食易饥、尿频量多、形体消瘦或尿有甜味等具有特征性的临床症状,是诊断消渴的主要依据。

3. **辅助检查** 空腹、餐后2小时血糖和尿糖、尿比重、葡萄糖耐量试验等,有助于明确诊断。病情较重时,尚需查血尿素氮、肌酐,以了解肾功能情况;查血酮体,以了解有无酮症酸中毒;查二氧化碳结合力及血钾、钠、钙、氯等,以了解酸碱平衡及电解质情况。

【辨证调护】

(一)调护原则

本病的基本病机是阴虚为本,燥热为标,故清热润燥、养阴生津为本病的治疗大法。由于本病常发生血脉瘀滞及阴损及阳的病变,以及易并发痈疽、眼疾、劳嗽等症,故还应针对具体病情,及时合理地选用活血化瘀、清热解毒、健脾益气、滋补肾阴、温补肾阳等治法。

(二)分型调护

1. 上消

肺热津伤证

证候:口渴多饮,尿频量多,口舌干燥,烦热多汗,舌边尖红,苔薄黄,脉洪数。

调护原则:清热润肺,生津止渴。

调护指导:消渴方加减(天花粉、葛根、麦冬、生地黄、藕汁、黄连、黄芩、知母)。若烦渴不止,小便频数,而脉数乏力者,为肺热津亏,气阴两伤,可选用玉泉丸(人参、黄芪、茯苓、天花粉、葛根、麦冬、乌梅、甘草)或二冬汤(人参、天冬、麦冬、天花粉、黄芩、知母)。二方同中有异,前者益气作用较强,而后者清热作用较强,可根据临床需要选用。

2. 中消

(1)胃热炽盛证

证候:多食易饥,口渴,尿多,形体消瘦,大便干燥,苔黄,脉滑实有力。

调护原则:清胃泻火,养阴增液。

调护指导:玉女煎加减(生石膏、知母、熟地黄、麦冬、川牛膝)。大便秘结不行,可用增液承气汤润燥通腑,"增水行舟",待大便通后,再转上方治疗。本证亦可选用白虎加人参汤。方中以生石膏、知母清肺胃,除烦热,人参益气扶正,甘草、粳米益胃护津,共奏益气养胃,清热生津之效。

(2)气阴亏虚证

证候:口渴引饮,能食与便溏并见,或饮食减少,精神不振,四肢乏力,体瘦,舌质淡红,苔白而干,脉弱。

调护原则:益气健脾,生津止渴。

调护指导:七味白术散加减(党参、白术、茯苓、甘草、木香、藿香、葛根)。若肺有燥热,加地骨皮、知母、黄芩清肺;若口渴明显,加天花粉、生地黄养阴生津;若气短汗多,加五味子、山茱萸敛气生津;若食少腹胀,加砂仁、鸡内金健脾助运。

3. 下消

(1)肾阴亏虚证

证候:尿频量多,混浊如脂膏,或尿甜,腰膝酸软,乏力,头晕耳鸣,口干唇燥,皮肤干燥,瘙痒,舌红苔少,脉细数。

调护原则:滋阴固肾。

调护指导:六味地黄丸加减(熟地黄、山茱萸、怀山药、茯苓、泽泻、牡丹皮)。若阴虚火旺而烦躁,五心烦热,盗汗,失眠,加知母、黄柏滋阴泻火;若尿量多而混浊,加益智仁、桑螵蛸等益肾缩尿;若气阴两虚而伴困倦,气短乏力,舌质淡红,加党参、黄芪、黄精益气;若烦渴,头痛,唇红舌干,呼吸深快,阴伤阳浮,用生脉散加天冬、鳖甲、龟甲等育阴潜阳;若神昏、肢厥、脉微细等阴竭阳亡危象者,可合参附龙牡汤益气敛阴,回阳救脱。

(2)阴阳两虚证

证候:小便频数,混浊如膏,甚至饮一溲一,面容憔悴,耳轮干枯,腰膝酸软,四肢欠温,畏寒肢冷,阳痿或月经不调,舌淡苔白而干,脉沉细无力。

调护原则:滋阴温阳,补肾固涩。

调护指导:金匮肾气丸加减(熟地黄、山茱萸、怀山药、茯苓、泽泻、牡丹皮、附子、肉桂)。若尿量多而混浊,加益智仁、桑螵蛸、覆盆子、金樱子等益肾收摄;若身体困倦,气短乏力,加党参、黄芪、黄精补益正气;若阳痿,加巴戟天、淫羊藿、肉苁蓉;若阳虚畏寒,酌加鹿茸粉0.5g冲服,以启动元阳,助全身阳气之生化。

消渴多伴有瘀血的病变,故对于上述各种证型,尤其是对于舌质紫黯,或有瘀点瘀斑,脉涩或结或代,及兼见其他瘀血证候者,均可酌加活血化瘀的方药,如丹参、川芎、郁金、红花、泽兰、鬼箭羽、山楂等,或配用降糖活血方(方中用丹参、川芎、益母草活血化瘀,当归、赤白芍养血活血,木香行气导滞,葛根生津止渴)。

消渴容易发生多种并发症,应在调护本病的同时,积极调护并发症。白内障、雀盲、耳聋,主要病机为肝肾精血不足,不能上承耳目,宜滋补肝肾,益精补血,可用杞菊地黄丸或明目地黄丸。对于并发疮毒痈疽者,则宜清热解毒,消散痈肿,用五味消毒饮。在痈疽的恢复阶段,调护上要重视托毒生肌。并发肺痨、水肿、中风者,则可参考有关章节辨证调护。

【其他调护】

(一)饮食调护

1. 参黄降糖方 大黄、桂枝各6~12g,桃仁9~12g,玄明粉3~6g,甘草3g,玄参12g,生地黄15g,麦冬12g,黄芪30~45g,水煎服(《中国中医秘方大全》)。

2. 萝卜汁 红皮白肉萝卜,捣碎榨取汁,每日服100~150ml,早晚各服1次,7日为一个疗程,连用3~4个疗程(《新中医》)。

3. 消三多汤 党参30g、知母10g、生石膏30g、黄连9g、阿胶9g(烊化)、白芍15g、天花粉10g、山药15g、黄精15g、何首乌15g、麦冬9g、地骨皮9g、鸡子黄2枚,水煎2次分2次服,每日1剂(《奇效验秘方》)。

(二)针灸调护

1. 毫针法 取胰俞、肺俞、脾俞、肾俞、三阴交、太溪。上消口渴多饮者,加太渊、少府;中消多饥者,加内庭、地机;下消多尿口干者,加复溜、太冲。阴阳两虚者,加关元、命门;合并视物模糊者,加光明、头维、攒竹;头晕者,加上星。每次选3~5穴,主穴用毫针补法或平补平泻法,配穴按虚补实泻法操作。背部腧穴不宜直刺、深刺。每日1次,留针20~30分钟,10次为一个疗程。

2. 耳针法 选胰、胆、内分泌、肾、三焦、耳迷根、神门、心、肝、肺、屏尖、胃等穴。每次取3~4穴,毫针用轻刺激,或用揿针埋藏或用王不留行籽贴压。

3. 穴位注射法 选心俞、肺俞、脾俞、胃俞、肾俞、三焦俞或相应夹脊穴、曲池、足三里、三阴交、关元、太溪。每次选取2~4穴,以当归或黄芪注射液或以等渗盐水,或用小剂量的胰岛素进行穴位注射,每穴注射0.5~2ml。

4. 灸法 取肺俞、胰俞、脾俞、肾俞。每次选1~2对穴,用小艾炷灸,每穴灸5~7壮,每日1次。

5. 皮肤针法 取胸3~腰2脊柱两侧。皮肤针轻度或中度叩刺,尤重点叩刺胸7~胸10段,隔日1次,10次为一个疗程。

（三）推拿调护

患者俯卧,术者站立,以掌直推、分推背部起手,以一指禅推背部膀胱经第一侧线,重点是胰俞(奇穴,位于第 8 胸椎棘突下旁开 1.5 寸)、肝俞、脾俞、胃俞、肾俞、命门和局部阿是穴。患者仰卧,术者一指禅推腹部中脘、气海、关元,再直推、分推腹部,配合按揉四肢穴位,如曲池、内关、合谷、三阴交等穴。

【按语】

1. 本病除药物治疗外,注意生活调摄具有十分重要的意义。正如《儒门事亲·三消之说当从火断》说:"不减滋味,不戒嗜欲,不节喜怒,病已而复作。能从此三者,消渴亦不足忧矣。"尤其是其中的节制饮食,具有重要作用。在保证机体生理需要的情况下,应限制淀粉、油脂的摄入,忌食糖类,饮食宜以适量米、麦、杂粮,配以蔬菜、豆类、瘦肉、鸡蛋等,定时定量进餐。

2. 戒烟酒、浓茶及咖啡等。

3. 保持情志平和,制定并实施有规律的生活起居制度。

复习思考题

1. 消渴的病因病机有哪些?
2. 消渴的主要临床症状是什么?

第二十二节　内 伤 发 热

内伤发热是指以内伤为病因,脏腑功能失调,气、血、阴、阳失衡为基本病机,以发热为主要临床表现的病证。一般起病较缓,病程较长,临床上多表现为低热,有时亦可见高热,或仅自觉发热或五心烦热,或自觉发热而体温并不升高。

内伤发热与美容的关系:本病以内伤为病因,有阴阳气血的失衡,出现身倦乏力,心悸不宁,面白少华或面色㿠白或面色萎黄或晦暗,唇甲色淡,气短懒言,精神抑郁,烦躁易怒,自汗,形寒怯冷,四肢不温,这些均可影响患者的容貌。

西医学的功能性低热、肿瘤、血液病、结缔组织疾病、内分泌疾病及部分慢性感染性疾病所引起的发热,以及某些原因不明的发热,具有内伤发热的临床表现时,均可参照本节辨证调护。

知识链接

体 温 知 识

西医学认为正常的体温是由大脑皮质和丘脑下部体温调节中枢所管理,并通过神经、体液因素调节产热和散热过程,保持这对矛盾的动态平衡,所以正常人才有相对恒定的体温。发热的原因大致分为感染性和非感染性两类。

【病因病机】

引起内伤发热的病因主要是久病体虚、饮食劳倦、情志失调及外伤出血,其病机主要为气、血、阴、阳亏虚,以及气、血、湿等郁结壅遏而致发热两类。

1. 久病体虚　由于久病或原本体虚,失于调理,以致机体的气、血、阴、阳亏虚,阴阳失衡而引起发热。若中气不足,阴火内生,可引起气虚发热;久病心肝血虚,或脾虚不能生血,或长期慢性失血,以致血虚阴伤,无以敛阳,导致血虚发热;素体阴虚,或热病日久,耗伤阴液,或治病过程中误用、过用温燥药物,导致阴精亏虚,阴衰则阳盛,水不制火,而导致阴虚发热。寒证日久,或久病气虚,气损及阳,脾肾阳气亏虚,虚阳外浮,导致阳虚发热。

2. 饮食劳倦　由于饮食失调,劳倦过度,使脾胃受损,水谷精气不充,以致中气不足,阴火内生,或脾虚不能化生阴血,而引起发热;若脾胃受损,运化失职以致痰湿内生,郁而化热,进而引起湿郁发热。

3. 情志失调　情志抑郁,肝气不能条达,气郁化火,或恼怒过度,肝火内盛,导致气郁发热。在气机郁滞的基础上,日久不愈,则使血行瘀滞而导致血瘀发热。

4. 外伤出血　外伤以及出血等原因导致发热主要有两个方面:一是外伤以及出血使血循不畅,瘀血阻滞经络,气血壅遏不通,因而引起瘀血发热。二是外伤以及血证时出血过多,或长期慢性失血,以致阴血不足,无以敛阳而引起血虚发热。

本病的基本病机是脏腑功能失调,气血阴阳亏虚或气血痰湿郁遏;其病位在气,在血;脏腑主要与肝、脾、肾关系密切。

【诊断要点】

1. 病史　一般有饮食失调、劳欲过度、情志抑郁、跌打损伤、积聚、血证,或脏腑阴阳气血亏虚的病史。

2. 临床特征　内伤发热起病缓慢,病程较长,多为低热,或自觉发热,高热者较少。不恶寒,或虽有怯冷,但得衣被则温。常兼见头晕等症。

3. 辅助检查　血、尿、便三项常规检查,血沉测定,心电图以及 X 线胸部透视或摄片应作为慢性发热时必须进行的检查。怀疑为其他疾病时应做其他检查,以协助诊断。

【辨证调护】

(一) 调护原则

根据证候、病机的不同而分别采用有针对性的调护方法。属实者,宜以解郁、活血、除湿为主,适当配伍清热。属虚者,则应益气、养血、滋阴、温阳,除阴虚发热可适当配伍清退虚热的药物外,其余均应以补为主。对虚实夹杂者,则宜兼顾之。

(二) 分型调护

1. 阴虚发热

证候:午后潮热,或夜间发热,手足心热,不欲近衣,烦躁,少寐多梦,盗汗,口干咽燥,舌质红,或有裂纹,苔少甚至无苔,脉细数。

调护原则:滋阴清热。

调护指导:清骨散加减(银柴胡、知母、胡黄连、地骨皮、青蒿、秦艽、鳖甲、甘草)。若盗汗较重,去青蒿,加牡蛎、浮小麦、糯稻根固表敛汗;若阴虚,加玄参、生地黄、制首乌滋养阴精;若失眠,加酸枣仁、柏子仁、夜交藤养心安神;若兼有气虚而见头晕气短、体倦乏力者,加太子参、麦冬、五味子益气养阴。

2. 血虚发热

证候:发热,热势多为低热,头晕眼花,身倦乏力,心悸不宁,面白少华,唇甲色淡,舌质淡,脉细弱。

调护原则:益气养血。

调护指导:归脾汤加减(黄芪、党参、茯苓、白术、甘草、当归、龙眼肉、酸枣仁、远志、木香)。若血虚较甚,加熟地黄、枸杞子、制首乌补益精血;若发热较甚,加银柴胡、白薇清退虚热;由慢性失血所致的血虚,若仍有少许出血者,可酌加三七粉、仙鹤草、茜草、棕榈炭等止血;若脾虚失健,纳差腹胀,去黄芪、龙眼肉,加陈皮、神曲、谷麦芽等健脾助运。

3. 气虚发热

证候:发热,热势或低或高,常在劳累后发作或加剧,倦怠乏力,气短懒言,自汗,易于感冒,食少便溏,舌质淡,苔白薄,脉细弱。

调护原则:益气健脾,甘温除热。

调护指导:补中益气汤加减(黄芪、党参、白术、甘草、当归、陈皮、升麻、柴胡)。若自汗较多,加牡蛎、浮小麦、糯稻根固表敛汗;若时冷时热,汗出恶风,加桂枝、芍药调和营卫;若脾虚夹湿,而见胸闷脘痞,舌苔白腻,加苍术、茯苓、厚朴健脾燥湿。

4. 阳虚发热

证候:发热而欲近衣,形寒怯冷,四肢不温,少气懒言,头晕嗜卧,腰膝酸软,纳少便溏,面色㿠白,舌质淡胖,或有齿痕,苔白润,脉沉细无力。

调护原则:温补阳气,引火归原。

调护指导:金匮肾气丸加减(附子、桂枝、山茱萸、地黄、山药、茯苓、牡丹皮、泽泻)。若短气甚,加人参补益元气;若阳虚较甚,加仙茅、淫羊藿温肾助阳;若便溏腹泻者,加白术、炮姜温运中焦。

5. 气郁发热

证候:发热多为低热或潮热,热势常随情绪波动而起伏,精神抑郁,胁肋胀满,烦躁易怒,口干而苦,纳食减少,舌红,苔黄,脉弦数。

调护原则:疏肝理气,解郁泻热。

调护指导:丹栀逍遥散加减(牡丹皮、栀子、柴胡、薄荷、当归、白芍、白术、茯苓、甘草)。若气郁较甚,可加郁金、香附、青皮理气解郁;若热象较甚,舌红口干,便秘,可去白术,加龙胆草、黄芩清肝泻火;若妇女兼月经不调,可加泽兰、益母草活血调经。

6. 痰湿郁热

证候:低热,午后热甚,心内烦热,胸闷脘痞,不思饮食,渴不欲饮,呕恶,大便稀薄或黏滞不爽,舌苔白腻或黄腻,脉濡数。

调护原则:燥湿化痰,清热和中。

调护指导:黄连温胆汤合中和汤加减(半夏、厚朴、枳实、陈皮、茯苓、通草、竹叶、黄连)。若呕恶,加竹茹、藿香、白蔻仁和胃泄浊;若胸闷、苔腻,加郁金、佩兰芳化湿邪;若湿热阻滞少阳枢机,症见寒热如疟,寒轻热重,口苦呕逆者,加青蒿、黄芩清解少阳。

7. 血瘀发热

证候:午后或夜晚发热,或自觉身体某些部位发热,口燥咽干,但不多饮,肢体或躯干有固定痛处或肿块,面色萎黄或晦暗,舌质青紫或有瘀点、瘀斑,脉弦或涩。

调护原则:活血化瘀。

调护指导:血府逐瘀汤加减(当归、川芎、赤芍、地黄、桃仁、红花、牛膝、柴胡、枳壳、桔梗)。若发热较甚,可加秦艽、白薇、牡丹皮清热凉血;若肢体肿痛,可加丹参、郁金、延胡索活血散肿定痛。

【其他调护】

（一）针灸调护

毫针法：取大椎、内关、间使等穴，或灸气海、关元、百会、神阙、足三里等穴。用于治疗气虚发热。针刺期门、行间、三阴交等穴，适用于肝郁发热的治疗。

（二）推拿调护

1. 阴虚发热　取百会、关元、手三里、足三里、印堂。可重用基本手法——擦抹百会潜阳法，捏拿小腿滋阴法与揉压阳明清热法。

2. 气虚发热　取脾俞、肾俞、中脘、梁门、关元、手三里、足三里、太白、公孙。可重用揉按背俞健脾法，推揉腹部益气法，掌揉关元壮阳法与揉压阳明清热法。

3. 肝郁发热　取肝俞、章门、期门、率谷、太冲。可重用指拨两颧利胆法，推揉胸胁疏肝法，推拿腹部开郁法。配用揉压阳明清热法。

病案分析

张某，女，49岁。

手足发热近3年，午后或夜间明显，伴烦躁，多梦，头发脱落，皮肤粗糙，口干咽燥，绝经2年，舌质红，苔少，脉细数。辨证为阴虚发热，予清骨散加味调治1月余，发热消失，诸症减轻。嘱戒辛燥之品，继续食养善后。

请分析：其他调护措施。

【按语】

1. 恰当的调摄护理对促进内伤发热的好转、痊愈具有积极意义。内伤发热患者应注意休息，发热体温高者应卧床。部分长期低热的患者，在体力许可的情况下，进行适当的户外活动。

2. 要保持乐观情绪，宜食用清淡、富有营养而又易于消化之品。忌烟酒、辛辣、肥腻黏滑等食物。平时注意温润适宜，出汗时避风，防止感受外邪。

复习思考题

1. 内伤发热的特点是什么？
2. 阴虚发热的主要症状和体征有哪些？

第二十三节　汗　证

汗证是指由于阴阳失调，腠理不固，而致津液外泄失常的病证。其中，不因外界环境因素的影响，而白昼时时汗出，动辄益甚者，称为自汗；寐中汗出，醒来自止者，称为盗汗，亦称寝汗。正常的出汗，是人体的生理现象。本节所论述的自汗、盗汗，均为汗液过度外泄的病理现象。少数人由于体质因素，平素易于出汗，而不伴有其他症状者，则不属本节讨论范围。

汗证与美容的关系:本病的发生主要由于肺气不足、营卫不和、心血不足、阴虚火旺、邪热郁蒸等因素引起,表现为汗液易使衣服黄染,面赤烘热,烦躁,五心烦热,或兼午后潮热,两颧色红,神疲气短,面色不华,稍劳汗出尤甚,易于感冒,体倦乏力,面色少华等严重影响容貌的症状。

西医学的自主神经功能紊乱、甲状腺功能亢进、风湿热、结核病、低血糖休克及某些传染性疾病等,凡以出汗为主要表现者,均可参考本节辨证调护。

【病因病机】

1. 肺气不足　素体薄弱,病后体虚,或久患咳喘,耗伤肺气,肺与皮毛相表里,肺气不足之人,肌表疏松,表虚不固,腠理开泄而致自汗。

2. 营卫不和　由于体内阴阳的偏盛偏衰,或表虚之人微受风邪,导致营卫不和,卫外失司,而致汗出。

3. 心血不足　思虑太过,损伤心脾,或血证之后,血虚失养,均可导致心血不足。因汗为心之液,血不养心,汗液外泄太过,引起自汗或盗汗。

4. 阴虚火旺　烦劳过度,亡血失精,或邪热耗阴,以致阴精亏虚,虚火内生,阴津被扰,不能自藏而外泄,导致盗汗或自汗。

5. 邪热郁蒸　由于情志不舒,肝气郁结,肝火偏旺,或嗜食辛辣厚味,或素体湿热偏盛,以致肝火或湿热内盛,邪热郁蒸,津液外泄而致汗出增多。

本病的基本病机是阴阳失调,腠理不固,营卫不和,汗液外泄;因汗证属津液外泄失常,其病位与五脏阴阳气血相关。

【诊断要点】

1. 病史　有病后体虚,思虑烦劳过度,素体湿热偏盛等病因和病史。

2. 临床特征　不因外界环境影响,在头面、颈胸,或四肢、全身出汗。昼日汗出津津,动则益甚为自汗;睡眠中汗出津津,醒后汗止为盗汗。

3. 辅助检查　血沉、T_3、T_4、基础代谢、胸部 X 线摄片、痰涂片、抗链球菌溶血素 O 效价测定等检查以排除甲亢、肺痨、风湿热等。

【辨证调护】

(一) 调护原则

本证的基本调护原则是"虚则补之""实则泻之",虚证当根据证候的不同而以益气、养阴、补血、调和营卫;实证当清肝泻热,化湿和营;虚实夹杂者,则根据虚实的主次而适当兼顾。

(二) 分型调护

1. 肺卫不固

证候:汗出恶风,稍劳汗出尤甚,易于感冒,体倦乏力,面色少华,苔薄白,脉细弱。

调护原则:益气固表。

调护指导:玉屏风散加减(黄芪、白术、防风)。若汗出多,加浮小麦、糯稻根、牡蛎固表敛汗;若气虚甚,加党参、黄精益气固摄;若兼有阴虚,见舌红、脉细数,加麦冬、五味子养阴敛汗;若气血不足,体质虚弱,见汗出恶风,倦怠乏力,面色不华,舌质淡,脉弱,改用大补黄芪汤补益气血,固表敛汗。

2. 营卫不和

证候:汗出恶风,周身酸楚,时寒时热,或表现半身、局部出汗,苔薄白,脉缓。

调护原则：调和营卫。

调护指导：桂枝汤加减（桂枝、白芍、生姜、大枣、甘草）。若汗出多，酌加龙骨、牡蛎固涩敛汗；若兼气虚者，加黄芪益气固表；若兼阳虚者，加附子温阳敛汗；如半身或局部出汗，配合甘麦大枣汤之甘润缓急进行治疗。若营卫不和，见倦怠乏力、汗出多、少气懒言、舌淡、脉弱等气虚症状，改用黄芪建中汤益气建中，调和营卫；若瘀血阻滞，兼见心胸不适，舌质紫黯或有瘀点、瘀斑、脉弦或涩等，改用血府逐瘀汤理气活血，疏通经络营卫。

3. 心血不足

证候：自汗或盗汗，心悸少寐，神疲气短，面色不华，舌质淡，脉细。

调护原则：补血养心。

调护指导：归脾汤加减（人参、黄芪、白术、茯苓、当归、龙眼肉、酸枣仁、远志、木香、甘草、生姜、大枣）。若汗出多，加牡蛎、五味子、浮小麦收涩敛汗；若血虚甚，加制首乌、枸杞子、熟地黄补益精血。

4. 阴虚火旺

证候：夜寐盗汗，或有自汗，五心烦热，或兼午后潮热，两颧色红，口渴，舌红少苔，脉细数。

调护原则：滋阴降火。

调护指导：当归六黄汤加减（当归、生地黄、熟地黄、黄连、黄芩、黄柏、黄芪）。若汗出多，加牡蛎、浮小麦、糯稻根固涩敛汗；若潮热甚，加秦艽、银柴胡、白薇清退虚热；若阴虚为主，而火热不甚，潮热、脉数等不显著，改用麦味地黄丸补益肺肾，滋阴清热。

5. 邪热郁蒸

证候：蒸蒸汗出，汗液易使衣服黄染，面赤烘热，烦躁，口苦，小便色黄，舌苔薄黄，脉弦数。

调护原则：清肝泻热，化湿和营。

调护指导：龙胆泻肝汤加减（龙胆草、黄芩、栀子、柴胡、泽泻、木通、车前子、当归、生地黄、甘草）。若里热较甚，小便短赤，加茵陈清解郁热；若湿热内蕴而热势不盛，面赤烘热、口苦等症不显著，改用四妙丸清热除湿，方中以黄柏清热，苍术、薏苡仁除湿，牛膝通利经脉。

【其他调护】

（一）饮食调护

1. 黄芪红枣汤　黄芪 30g、红枣 20 枚、猪瘦肉 100g，水煎服。适用于气虚不固之自汗。

2. 乌豆圆肉大枣汤　五指毛桃 30g、乌豆（黑豆）50g、龙眼肉 15～20g、大枣 30g、猪瘦肉 100g，水煎服。适用于气血虚之汗证。

3. 阴虚盗汗证，建议多选食葡萄、莲子心、金樱子、鸭肉、猪腰、乌鱼、蚌肉、番茄、菠菜、山药、莲子、银耳、鸭肉、鸡蛋等。或取用粳米 50g、白木耳 15g、百合 15g、冰糖 10g，共同熬粥食用，每日 1 次。也可用红枣 50g（去核）、浮小麦 30g 煎汤，吃枣喝汤，每日 1 剂。

4. 小麦止汗饮　浮小麦 50g、五味子 10g，用凉水淘净后浸泡半日，加水 500ml，慢火煮开半小时以上，最后浓煎约 100ml。稍加冰糖调味，每日服 2 次，每次 50ml，以养阴固表。用于因阴虚体弱引起的盗汗、自汗,入夜加重、汗出涔涔,气短神疲、面色无华等症。

(二)针灸调护

1. **毫针法**　取合谷、复溜穴,用40mm毫针刺入1寸,复溜穴行补法,合谷穴行泻法,每穴行针1分钟,留针20分钟。每周2次,5次为一个疗程。用于调理自汗证。

2. **拔罐法**　取肺俞、脾俞、肾俞3穴,用40mm毫针刺入1寸,每穴行补法1分钟,共6分钟,再留针5分钟,起针后以中型火罐于背部膀胱经从大杼至秩边穴行走罐3分钟。每周2次,5次为一个疗程。用于阴虚盗汗。

3. **耳针法**　第1组取交感、皮质下、卵巢、心、肺,第2组取内分泌、三焦、神门、肝、肾,采用压丸法,两组交替,每周2次,5次为一个疗程。用于调护各种汗证。

病案分析

蔡某,女,37岁。

后半夜全身出汗浸湿衣被半年,心慌乏力,多梦,神疲气短,面色无华,月经量少,1日即净,舌质淡,脉细。此为心脾两虚,予归脾汤以补血养心,月余而康。

请分析:其他调护方法。

【按语】

1. 汗出之时,腠理空虚,易于感受外邪,故当避风寒,以防感冒。汗出之后,应及时用干毛巾将汗擦干。出汗多者,需经常更换内衣,并注意保持衣服、卧具干燥清洁。

2. 保持病室清洁、安静,通风换气,但注意不宜让风直吹患者。室温及患者衣被厚薄与季节及气温变化相宜。饮食以清淡易消化、富营养为原则,少食或忌食辛辣、油腻、厚味食品。

复习思考题

1. 如何鉴别正常汗出与汗证?
2. 最常见的汗证类型及调护方法有哪些?

第二十四节　血　证

凡由多种原因引起火热熏灼或气虚不摄,血液不循常道,或上溢于口鼻诸窍,或下泄于前后二阴,或渗出于肌肤,所形成的一类出血性疾病,统称为血证。在古代医籍中,亦称为血病或失血。血证的范畴相当广泛,凡以出血为主要临床表现的内科病证,均属本证范畴。

血证与美容的关系:因血证常见鼻衄、咳血、吐血、尿血、紫斑等情况,可使皮肤出现青紫斑点或斑块,时发时止,颧红,神疲乏力,面色苍白或萎黄、面色不华、面色㿠白或面色黧淡,烦躁易怒,两目红赤,心悸气短,影响容颜与美貌。

西医学中多种急慢性疾病所引起的出血,包括多系统疾病有出血症状者,以及造血系统病变所引起的出血性疾病,均可参考本节辨证调护。

出血与止血

人体血管受到损伤时,血液可自血管外流或渗出。此时,机体将通过一系列的生理性反应使出血停止,即止血。止血过程有多种因素参与,主要依赖于血管壁的结构和功能、血小板的质量和数量、血浆凝血因子活性以及健全的神经体液调节等。因止血功能缺陷而引起的以自发性出血或血管损伤后出血不止为特征的疾病,称为出血性疾病。

【病因病机】

1. 感受外邪　外邪侵袭,或因热病损伤脉络而引起的出血,其中以热邪及湿热所致者为多。如风、热、燥邪损伤上部脉络,则引起衄血、咳血、吐血;热邪或湿热损伤下部脉络,则引起尿血、便血。

2. 情志过极　情志不遂,恼怒过度,肝气郁结化火,肝火上逆犯肺则引起衄血、咳血,肝火横逆犯胃则引起吐血。

3. 饮食不节　饮酒过多以及过食辛辣厚味,蕴生湿热,热伤脉络,引起衄血、吐血、便血;或损伤脾胃,脾胃虚衰,血失统摄,而引起吐血、便血。

4. 劳欲体虚　神劳伤心,体劳伤脾,房劳伤肾,劳欲过度,或久病体虚,导致心、脾、肾气阴损伤。若损伤于气,则气虚不能摄血,以致血液外溢而形成衄血、吐血、便血、紫斑;若损伤于阴,则阴虚火旺,迫血妄行而致衄血、尿血、紫斑。

5. 久病之后　久病导致血证的机制主要有三个方面:久病使阴精伤耗,以致阴虚火旺,迫血妄行而致出血;久病使正气亏损,气虚不摄,血溢脉外而致出血;久病入络,使血脉瘀阻,血行不畅,血不循经而致出血。

血证的基本病机是火热熏灼,迫血妄行及气不摄血,血溢脉外,以及瘀血阻络,血不循经是血证的共同病机。血证涉及脏腑广泛,与五脏六腑均有关系。但病因不同,影响脏腑有异,出血表现也不一样。

【诊断要点】

1. 病史　咳血多有慢性咳嗽、痰喘、肺痨等肺系疾患,反复咳血病史;吐血多有胃痛胁痛、黄疸、鼓胀、积聚等病史;便血有胃肠道溃疡、炎症、息肉、憩室或肝硬化等病史;尿血多有淋证、肾痨、肾炎、肾与膀胱肿瘤等病史;紫斑多有积聚、鼓胀、瘰病、外感热病,或有饮食不慎等病史。

2. 临床特征　血证具有明显的证候特征,表现为血液或从口、鼻,或从尿道、肛门,或从肌肤而外溢。

3. 辅助检查　应将红细胞、血红蛋白、白细胞计数及分类、血小板计数作为必须进行的检查,在此基础上根据血证的不同情况进行相应的检查。必要时尚需进行骨髓穿刺,以协助诊断。

咳血:实验室检查如血沉、痰培养、痰抗酸杆菌及脱落细胞,以及胸部X线检查、支气管镜检或造影、胸部CT等,有助于进一步明确咳血的病因。

吐血:纤维胃镜、上消化道钡餐造影、B超、胃液分析等检查可进一步明确引起吐血的病因。

便血:呕吐物及大便隐血试验、大便常规检查、直肠指检、直肠乙状结肠镜检查等,有助于进一步明确便血的病因。

尿血:小便常规为尿血时必须进行的检查,另可根据情况进一步做尿液细菌学检查、泌尿系统 X 线检查、膀胱镜检查等。

紫斑:血、尿常规,大便隐血试验,血小板计数,出凝血时间,血管收缩时间,凝血酶原时间,毛细血管脆性试验等为常需进行的检查,有助于明确出血的病因,帮助诊断。

【辨证调护】

（一）调护原则

血证的调护,应针对病因病机及损伤脏腑的不同,结合证候虚实及病情轻重而辨证调护。可归纳为调火、调气、调血三个原则。

1. 调火　火热熏灼,损伤脉络,是血证最常见的病机,应根据证候虚实的不同,实火当清热泻火,虚火当滋阴降火,并应结合受累脏腑的不同,分别选用适当的方药。

2. 调气　气为血帅,气能统血,血与气休戚相关,实证当清气降气,虚证当补气益气。

3. 调血　要达到调血的目的,最主要的是根据各种证候的病因病机进行辨证调护,其中包括适当地选用凉血止血、收敛止血或祛瘀止血的方药。

（二）分型调护

1. 鼻衄　鼻腔出血,称为鼻衄,鼻衄多由火热迫血妄行所致,其中以肺热、胃热、肝火为常见,但也可因阴虚火旺所致。另有少数患者,可由正气亏虚,血失统摄引起。鼻衄可因鼻腔局部疾病及全身疾病而引起。至于鼻腔局部病变引起的鼻衄,一般属于五官科的范畴。

（1）热邪犯肺

证候:鼻燥衄血,口干咽燥,或兼有身热、恶风、头痛、咳嗽、痰少等症,舌质红,苔薄,脉数。

调护原则:清泻肺热,凉血止血。

调护指导:桑菊饮加减(桑叶、菊花、薄荷、连翘、桔梗、杏仁、甘草、芦根)。若肺热盛而无表证,去薄荷、桔梗,加黄芩、栀子清泻肺热;若阴伤较甚,口、鼻、咽干燥显著,加玄参、麦冬、生地养阴润肺。

（2）胃热炽盛

证候:鼻衄,或兼齿衄,血色鲜红,口渴欲饮,鼻干,口干臭秽,烦躁,便秘,舌红,苔黄,脉数。

调护原则:清胃泻火,凉血止血。

调护指导:玉女煎加减(石膏、知母、地黄、麦冬、牛膝)。若热势甚,加栀子、牡丹皮、黄芩清热泻火;若大便秘结,加生大黄通腑泻热;若阴伤较甚,口渴,舌红苔少,脉细数,加天花粉、石斛、玉竹养胃生津。

（3）肝火上炎

证候:鼻衄,头痛,目眩,耳鸣,烦躁易怒,两目红赤,口苦,舌红,脉弦数。

调护原则:清肝泻火,凉血止血。

调护指导:龙胆泻肝汤加减(龙胆草、柴胡、栀子、黄芩、木通、泽泻、车前子、生地黄、当归、甘草)。若阴液亏耗,口鼻干燥,舌红少津,脉细数者,可去车前子、泽泻、当归,酌加玄参、麦冬、女贞子、墨旱莲滋阴凉血止血;若阴虚内热,手足心热,加玄参、龟甲、地骨皮、知母滋阴清热。

（4）气血亏虚

证候：鼻衄，或兼齿衄、肌衄，神疲乏力，面色㿠白，头晕，耳鸣，心悸，夜寐不宁，舌质淡，脉细无力。

调护原则：补气摄血。

调护指导：归脾汤加减（党参、茯苓、白术、甘草、当归、黄芪、酸枣仁、远志、龙眼肉、木香）。

对以上各种证候的鼻衄，除内服汤药调护外，鼻衄时，应结合局部用药，以期及时止血。可选用：①局部用云南白药止血；②用棉花蘸青黛粉塞入鼻腔止血；③用湿棉条蘸塞鼻散（百草霜15g、龙骨15g、枯矾60g，共研极细末）塞鼻等。

2. 齿衄　齿龈出血称为齿衄，又称为牙衄、牙宣。阳明经脉入于齿龈，齿为骨之余，故齿衄主要与胃肠及肾的病变有关。齿衄可由齿龈局部病变或全身疾病所引起。

（1）胃火炽盛

证候：齿衄，血色鲜红，齿龈红肿疼痛，头痛，口臭，舌红，苔黄，脉洪数。

调护原则：清胃泻火，凉血止血。

调护指导：加味清胃散合泻心汤加减（生地黄、牡丹皮、水牛角、大黄、黄连、黄芩、连翘、当归、甘草、白茅根、大蓟、小蓟、藕节）。

（2）阴虚火旺

证候：齿衄，血色淡红，起病较缓，常因受热及烦劳而诱发，齿摇不坚，舌质红，苔少，脉细数。

调护原则：滋阴降火，凉血止血。

调护指导：六味地黄丸合茜根散加减（熟地黄、山药、山茱萸、茯苓、牡丹皮、泽泻、茜草根、黄芩、侧柏叶、阿胶）。酌加白茅根、仙鹤草、藕节以加强凉血止血的作用。若虚火较甚，见低热、手足心热，加地骨皮、白薇、知母清退虚热。

3. 咳血　血由肺及气管外溢，经口而咳出，表现为痰中带血，或痰血相兼，或纯血鲜红，间夹泡沫，均称为咳血，亦称为嗽血或咯血。咳血见于多种疾病，许多杂病及温热病都会引起咳血。

（1）燥热伤肺

证候：喉痒咳嗽，痰中带血，口干鼻燥，或有身热，舌质红，少津，苔薄黄，脉数。

调护原则：清热润肺，宁络止血。

调护指导：桑杏汤加减（桑叶、栀子、淡豆豉、沙参、梨皮、贝母、杏仁、白茅根、茜草、藕节、侧柏叶）。若兼见发热、头痛、咳嗽、咽痛等症，为风热犯肺，加金银花、连翘、牛蒡子以辛凉解表，清热利咽；若津伤较甚，见干咳无痰，或痰少不易咯出，苔少，舌红乏津者，加麦冬、玄参、天冬、天花粉等养阴润燥；若痰热蕴肺，肺络受损，见发热、面红、咳嗽、咳血，咯痰黄稠，舌红，苔黄，脉数，加桑白皮、黄芩、知母、栀子、大蓟、小蓟、茜草等，以清肺化痰，凉血止血；若热势较甚，咳血较多，加连翘、黄芩、白茅根、芦根，冲服三七粉。

（2）肝火犯肺

证候：咳嗽阵作，痰中带血或纯血鲜红，胸胁胀痛，烦躁易怒，口苦，舌质红，苔薄黄，脉弦数。

调护原则：清肝泻火，凉血止血。

调护指导：泻白散合黛蛤散加减（青黛、黄芩、桑白皮、地骨皮、海蛤壳、甘草、墨旱莲、白茅根、大小蓟)。若肝火较甚,头晕目赤,心烦易怒者,加牡丹皮、栀子清肝泻火;若咳血量较多,纯血鲜红,用犀角地黄汤加三七粉冲服,以清热泻火,凉血止血。

(3)阴虚肺热

证候:咳嗽痰少,痰中带血,或反复咳血,血色鲜红,口干咽燥,颧红,潮热盗汗,舌质红,脉细数。

调护原则:滋阴润肺,宁络止血。

调护指导:百合固金汤加减(百合、麦冬、玄参、生地黄、熟地黄、当归、白芍、贝母、甘草)。本证可合用十灰散凉血止血。若反复发作及咳血量多,加阿胶、三七养血止血;若潮热,颧红,加青蒿、鳖甲、地骨皮、白薇等清退虚热;若盗汗加糯稻根、浮小麦、五味子、牡蛎等收敛固涩。

4. 吐血　血由胃来,经呕吐而出,血色红或紫黯,常夹有食物残渣,称为吐血,亦称为呕血。

(1)胃热壅盛

证候:吐血色红或紫黯,常夹有食物残渣,大便色黑,脘腹胀闷,嘈杂不适,甚则作痛,口臭,便秘,舌质红,苔黄腻,脉滑数。

调护原则:清胃泻火,化瘀止血。

调护指导:泻心汤合十灰散加减(黄芩、黄连、大黄、牡丹皮、栀子、大蓟、小蓟、侧柏叶、茜草根、白茅根、棕榈皮)。若胃气上逆而见恶心呕吐,加代赭石、竹茹、旋覆花和胃降逆;若热伤胃阴,表现为口渴,舌红而干,脉细数,加麦冬、石斛、天花粉养胃生津。

(2)肝火犯胃

证候:吐血色红或紫黯,口苦胁痛,心烦易怒,寐少梦多,舌质红绛,脉弦数。

调护原则:泻肝清胃,凉血止血。

调护指导:龙胆泻肝汤加减(龙胆草、柴胡、黄芩、栀子、泽泻、木通、车前子、生地黄、当归、白茅根、藕节、墨旱莲、茜草)。若胁痛甚,加郁金、制香附理气活络定痛;若血热妄行,吐血量多,加水牛角、赤芍清热凉血止血。

(3)气虚血溢

证候:吐血缠绵不止,时轻时重,血色黯淡,神疲乏力,心悸气短,面色苍白,舌质淡,脉细弱。

调护原则:健脾益气摄血。

调护指导:归脾汤加减(党参、茯苓、白术、甘草、当归、黄芪、木香、阿胶、仙鹤草、炮姜炭、白及、乌贼骨)。若气损及阳,脾胃虚寒,症见肤冷、畏寒、便溏者,治宜温经摄血,可改用柏叶汤。

5. 便血　便血系胃肠脉络受损,出现血液随大便而下,或大便呈柏油样为主要临床表现的病证。便血由胃肠之脉络受损所致。

(1)肠道湿热

证候:便血色红,大便不畅或稀溏,或有腹痛,口苦,舌质红,苔黄腻,脉濡数。

调护原则:清化湿热,凉血止血。

调护指导:地榆散合槐角丸加减(地榆、茜草、槐角、栀子、黄芩、黄连、茯苓、防风、枳壳、当归)。若便血日久,湿热未尽而营阴已亏,应清热除湿与补益阴血双管齐下,虚实兼顾,扶正祛邪,可酌情选用清脏汤或脏连丸。

（2）气虚不摄

证候：便血色红或紫黯，食少，体倦，面色萎黄，心悸，少寐，舌质淡，脉细。

调护原则：益气摄血。

调护指导：归脾汤加减（党参、茯苓、白术、甘草、当归、黄芪、酸枣仁、远志、龙眼肉、木香、阿胶、槐花、地榆、仙鹤草）。若中气下陷，神疲气短，肛门下坠，加柴胡、升麻、黄芪益气升陷。

（3）脾胃虚寒

证候：便血紫黯，甚则黑色，腹部隐痛，喜热饮，面色不华，神倦懒言，便溏，舌质淡，脉细。

调护原则：健脾温中，养血止血。

调护指导：黄土汤加减（灶心土、炮姜、白术、附子、甘草、地黄、阿胶、黄芩、白及、乌贼骨、三七、花蕊石）。若阳虚较甚，畏寒肢冷，去黄芩、地黄之苦寒滋润，加鹿角霜、炮姜、艾叶等温阳止血。

轻症便血应注意休息，重症者则应卧床。可根据病情进食流质、半流质或无渣饮食。应注意观察便血的颜色、性状及次数。若出现头昏、心慌、烦躁不安、面色苍白、脉细数等症状，常为大出血的征兆，应积极救治。

6. 尿血　小便中混有血液，甚或伴有血块的病证，称为尿血。因出血量多少的不同，而使小便呈淡红色、鲜红色，或茶褐色。所谓尿血，一般均指肉眼血尿而言。但随着检测手段的发展，出血量微少，用肉眼不易观察到而仅在显微镜下才能发现红细胞的"镜下血尿"，现在也应包括在尿血之中。尿血是一种比较常见的病证。

（1）下焦湿热

证候：尿血鲜红，小便黄赤灼热，心烦口渴，面赤口疮，夜寐不安，舌质红，脉数。

调护原则：清热利湿，凉血止血。

调护指导：小蓟饮子加减（小蓟、生地黄、藕节、蒲黄、栀子、木通、竹叶、滑石、甘草、当归）。若热盛而心烦口渴，加黄芩、天花粉清热生津；若尿血较甚，加槐花、白茅根凉血止血；若尿中夹有血块，加桃仁、红花、牛膝活血化瘀；若大便秘结，酌加大黄通腑泻热。

（2）肾虚火旺

证候：小便短赤带血，头晕耳鸣，神疲，颧红潮热，腰膝酸软，舌质红，脉细数。

调护原则：滋阴降火，凉血止血。

调护指导：知柏地黄丸加减（地黄、山药、山茱萸、茯苓、泽泻、牡丹皮、知母、黄柏、墨旱莲、大蓟、小蓟、藕节、蒲黄）。

（3）脾不统血

证候：久病尿血，甚或兼见齿衄、肌衄，食少，体倦乏力，气短声低，面色不华，舌质淡，脉细弱。

调护原则：补中健脾，益气摄血。

调护指导：归脾汤加减（党参、茯苓、白术、甘草、当归、黄芪、酸枣仁、远志、龙眼肉、木香、熟地黄、阿胶、仙鹤草、槐花）。

（4）肾气不固

证候：久病尿血，血色淡红，头晕耳鸣，精神困惫，腰脊酸痛，舌质淡，脉沉弱。

调护原则:补益肾气,固摄止血。

调护指导:无比山药丸加减(熟地黄、山药、山茱萸、怀牛膝、肉苁蓉、菟丝子、杜仲、巴戟天、茯苓、泽泻、五味子、赤石脂、仙鹤草、蒲黄、槐花、紫珠草)。若尿血较重,加牡蛎、金樱子、补骨脂等固涩止血;若腰脊酸痛,畏寒神怯,加鹿角片、狗脊温补督脉。

7. 紫斑　血液溢出于肌肤之间,皮肤表现青紫斑点或斑块的病证,称为紫斑,亦称为肌衄。外感温毒所致的则称葡萄疫。多种外感及内伤因素都会引起紫斑。

(1)血热妄行

证候:皮肤出现青紫斑点或斑块,或伴有鼻衄、齿衄、便血、尿血,或有发热,口渴,便秘,舌质红,苔黄,脉弦数。

调护原则:清热解毒,凉血止血。

调护指导:十灰散加减(大蓟、小蓟、侧柏叶、茜草根、白茅根、棕榈皮、牡丹皮、栀子、大黄)。若热毒炽盛,发热,出血广泛,加生石膏、龙胆草、紫草,冲服紫雪丹;若热壅胃肠,气血郁滞,症见腹痛、便血,加白芍、甘草、地榆、槐花,缓急止痛,凉血止血;若邪热阻滞经络,兼见关节肿痛,加秦艽、木瓜、桑枝等舒筋通络。

(2)阴盛火旺

证候:皮肤出现青紫斑点或斑块,时发时止,常伴鼻衄、齿衄或月经过多,颧红,心烦,口渴,手足心热,或有潮热,盗汗,舌质红,苔少,脉细数。

调护原则:滋阴降火,宁络止血。

调护指导:茜根散加减(茜草根、黄芩、侧柏叶、生地黄、阿胶、甘草)。若阴虚较甚,加玄参、龟甲、女贞子、墨旱莲养阴清热止血;若潮热,加地骨皮、白薇、秦艽清退虚热;若肾阴亏虚而火热不甚,症见腰膝酸软,头晕乏力,手足心热,舌红少苔,脉细数,改用六味地黄丸滋阴补肾,酌加茜草根、大蓟、槐花、紫草等凉血止血,化瘀消斑。

(3)气不摄血

证候:反复发生肌衄,久病不愈,神疲乏力,头晕目眩,面色苍白或萎黄,食欲不振,舌质淡,脉细弱。

调护原则:补气摄血。

调护指导:归脾汤加减(党参、茯苓、白术、甘草、当归、黄芪、酸枣仁、远志、龙眼肉、木香、仙鹤草、棕榈炭、地榆、蒲黄、茜草根、紫草)。若兼肾气不足而见腰膝酸软,加山茱萸、菟丝子、续断补益肾气。

上述各种证候的紫斑,兼有齿衄且较甚者,可合用漱口方:生石膏30g、黄柏15g、五倍子15g、儿茶6g,浓煎漱口,每次含漱5~10分钟。

【其他调护】

(一)饮食调护

1. 新鲜仙鹤草250g,捣汁,加入藕汁1盅,炖热后待凉服,适用于咳血。

2. 大蓟草、白茅根、藕节各30g煎服,也可加韭菜汁少许一次服下,适用于吐血。

3. 红枣10个、花生衣30g煎服,用于血小板减少性紫癜。

4. 鲜车前草、鲜藕、鲜小蓟草各60g,共捣汁,空腹服,用于各种尿血。

5. 鲜麦冬、鲜生地、生藕,共取汁,服2盏,用于鼻衄、齿衄及咳血、吐血等。

(二)针灸调护

1. 衄血　①火盛灼络:取上星、隐白、膈俞、禾髎,肺热加大杼,胃热加内庭,肝热加行间。操作:隐白斜向上刺 0.1~0.2 寸,施补法运针 1 分钟后起针,挤出黑血 1 滴,再以艾卷灸之,余穴均用泻法留针。留针期间宜间断运针数次。②气不摄血:取素髎、脾俞、膈俞、足三里。先针素髎,针尖从鼻尖端斜向上刺,深 0.5~0.8 寸,使针感放射至鼻根或鼻腔,施平补平泻法;继用补法针余穴,足三里穴可以艾卷灸针柄。

2. 咳血 ①热伤肺络:取肺俞、孔最、鱼际,外感加风门,肝火加太冲,血脱加涌泉。操作:肺俞穴宜针尖略向脊柱方向斜刺,以气至法导出针感向前胸放散(注意避免过大幅度提插,以免引致气胸),先行泻法,后行补法,泻多于补,留针。孔最可用梅花针反复叩刺至穴区皮肤轻微出血。令患者热水洗足后,将附子打烂贴敷于涌泉穴上,并包扎之。余穴均用泻法。留针时间依症状改善而定,须反复间断运针。②阴虚火旺:取肺俞、中府、太溪、大椎。大椎以泻为主,先泻后补;太溪只补不泻;肺俞、中府以补为主,先补后泻。针法同前。

3. 呕血 取膈俞、公孙、内关,胃热加内庭,肝火加行间。公孙施用补法,余穴均施凉泻法。用于火伤胃络之证,如暴呕血不止,宜配合其他中西医疗法。

4. 尿血 ①心火亢盛:取大陵、小肠俞、关元、大敦。大敦穴以三棱针刺血,余穴均用泻法。关元穴需导出向龟头放射的针感。②脾肾亏虚:取脾俞、肾俞、气海、三阴交。气海穴宜导出针感向阴部放射,施补法后,可在针柄上用艾卷温灸之,余穴均针刺,施补法,三阴交亦可平补平泻。

5. 便血 ①湿热内蕴:取承山、隐白、长强。三穴均用泻法。长强穴宜深刺,用气至法导出针感向肛门扩散。承山手法不应过重,以免后遗不适感。隐白起针后需挤恶血。②脾胃虚寒:取太白、脾俞、中脘、气海。气海穴以艾卷雀啄法温灸;中脘穴先施泻法,后施补法,以补为主;余穴均用补法。

【按语】

1. 血证的预后,主要与下述三个因素有关:一是引起血证的原因。一般来说,外感易治,内伤难愈,新病易治,久病难疗。二是与出血量的多少密切相关。出血量少者病轻,出血量多者病重,甚至形成气随血脱的危急重症。三是与兼见症状有关。出血而伴有发热、咳喘、脉数等症者,一般病情较重。

2. 注意饮食有节,起居有常,劳逸适度。宜进食清淡、易于消化、富有营养的食物,如新鲜蔬菜、水果、瘦肉、蛋类等,忌食辛辣香燥、油腻炙煿之品,戒除烟酒。

3. 避免情志过极。对血证患者要注意精神调摄,消除其紧张、恐惧、忧虑等不良情绪。

4. 注意休息。重者应卧床休息,严密观察病情的发展和变化,若出现头昏、心慌、汗出、面色苍白、四肢湿冷、脉芤或细数等,应及时救治,以防产生厥脱之证。

5. 吐血量大或频频吐血者,应暂予禁食,并应积极治疗引起血证的原发疾病。

复习思考题

1. 血证的调护原则是什么?

2. 鼻衄有哪些证型?

3. 如何鉴别便血的出血部位?

第二十五节 虚 劳

虚劳又称虚损,是由多种原因导致的,以脏腑亏损,气血阴阳虚衰,久虚不复成劳为主要病机,以五脏虚证为主要临床表现的多种慢性虚弱证候的总称。虚劳涉及的内容很广,多种慢性虚弱性疾病,发展至严重阶段,以脏腑气血阴阳亏损为主要表现的疾病,均属于本病的范畴。

虚劳与美容的关系:本病临床出现面色㿠白或萎黄,或淡黄或淡白无华,气短懒言,语声低微,头昏神疲,肢体倦怠无力,唇、舌、指甲色淡,头晕目花,肌肤枯糙,阴虚甚者面颧红赤,唇红,低烧潮热,手足心热,虚烦不安,盗汗,阳虚甚者面色苍白或晦暗,怕冷,手足不温,出冷汗,精神疲倦,气息微弱等。

西医学中多个系统的多种慢性消耗性和功能衰退性疾病,出现类似虚劳的临床表现时,均可参照本节辨证调护。

知识链接

虚劳相关知识

虚劳病,《理虚元鉴·虚症有六因》说:"有先天之因,有后天之因,有痘疹及病后之因,有外感之因,有境遇之因,有医药之因。"对引起虚劳的原因做了比较全面的归纳。多种病因作用于人体,引起脏腑气血阴阳的亏虚,日久不复而成为虚劳。结合临床所见,引起虚劳的病因病机主要有以下五个方面:禀赋薄弱、烦劳过度、饮食不节、大病久病、误治失治。

【病因病机】

由于禀赋薄弱,或烦劳过度,或饮食不节,或大病久病,或失治误治,导致五脏气血阴阳亏虚。基本病机是五脏功能衰退,气血阴阳亏虚。

1. 禀赋薄弱,体质不强 因父母体弱多病,年老体衰,孕育不足,胎中失养,或生后喂养失当,水谷精气不充,均可导致先天不足,体质薄弱,易于罹患疾病,并在病后易于久虚不复,使脏腑气血阴阳亏虚日甚,而成为虚劳。

2. 烦劳过度,损伤五脏 烦劳过度,因劳致虚,日久成损。尤以劳神过度及恣情纵欲较为多见。忧郁思虑、积思不解、所欲未遂等劳伤心神,易使心失所养,脾失健运,心脾损伤,气血亏虚成劳。而早婚多育、房事不节、频繁手淫等,易使肾精亏虚,肾气不足,久则阴阳亏损。

3. 饮食不节,损伤脾胃 暴饮暴食、饥饱不调、食有偏嗜、营养不良、饮酒过度等原因,均会导致脾胃损伤,不能化生水谷精微,气血来源不充,脏腑经络失于濡养,日久形成虚劳。

4. 大病久病,失于调理 大病、邪气过盛、脏气损伤,耗伤气血阴阳,正气短时难以恢复,加之病后失于调养,每易发展成劳。久病迁延失治,日久不愈,病情传变日深,损耗人体的气血阴阳,或产后失于调理,正虚难复,均可演变为虚劳。

5. 误治失治,损耗精气 由于诊断有误,或选用治法、药物不当,以致精气损伤,既延误治疗,又使阴精或阳气受损,从而导致虚劳。

总之,幼年患虚劳者多以先天为主因,因虚而致病;成年以后患病,多属后天失养,劳伤过度,久病体虚成劳。

虚劳的基本病机是五脏功能衰退,气血阴阳亏虚。其病位在五脏,尤其与先天之本肾和后天之脾关系密切。

【诊断要点】

1. 病史　虚劳多发生在先天不足,或后天失调,或大病久病、精气耗伤的患者,具有引起虚劳的致病因素,一般病程较长,症状逐渐加重,短期不易康复。

2. 临床特征　多见形神衰败,身体羸瘦,大肉尽脱,食少厌食,心悸气短,自汗盗汗,面容憔悴,或五心烦热,或畏寒肢冷,脉虚无力等症。若病程较长,久虚不复,症状可进行性加重。

3. 辅助检查　虚劳涉及病种较多,结合病情有针对性、选择性地做相关检查,如血常规、血生化、心电图、X线摄片、免疫学检查,特别要结合原发病做相关检查。

【辨证调护】

（一）调护原则

对于虚劳的调护,根据"虚则补之""损者益之"的理论,当以补益为基本原则。在进行补益的时候,一是必须根据病理属性的不同,分别采取益气、养血、滋阴、温阳的方药调治;二是要密切结合五脏病位的不同而选方用药,以加强其针对性。

同时应注意以下三点:

1. 重视补益脾肾在调治虚劳中的作用。脾胃为后天之本,为气血化生之源,脾胃健运,五脏六腑、四肢百骸方能得以滋养。肾为先天之本,寓元阴元阳,为生命的本元。重视补益脾肾,先后天之本不败,则能促进各脏虚损的恢复。

2. 对于虚中夹实及兼感外邪者,当补中有泻,扶正祛邪。从辩证的关系看,祛邪亦可起到固护正气的作用,防止因邪恋而进一步损伤正气。

3. 虚劳既可因虚致病,亦可因病致虚,因此,应辨证结合辨病,针对不同疾病的特殊性,一方面补正以复其虚,一方面求因以治其病。

（二）分型调护

虚劳的证候虽繁,但总不离五脏,而五脏之伤,又不外乎阴、阳、气、血,因此现以气、血、阴、阳为纲,五脏虚证为目,分类列述其证治。

1. 气虚　面色㿠白或萎黄,气短懒言,语声低微,头昏神疲,肢体无力,舌苔淡白,脉细软弱。

（1）肺气虚证

证候:咳嗽无力,痰液清稀,短气,声音低怯,时寒时热,面白,自汗,平素易于感冒。

调护原则:补益肺气。

调护指导:补肺汤加减(人参、黄芪、沙参、熟地黄、五味子、百合)。若自汗较多者,加牡蛎、麻黄根固表敛汗;若气阴两虚而兼见潮热、盗汗者,加鳖甲、地骨皮、秦艽等养阴清热;若气虚卫弱,外邪入侵,寒热,身重,头目眩冒,表现正虚感邪者,当扶正祛邪,佐以防风、大豆黄卷、桂枝、生姜、杏仁、桔梗。

（2）心气虚证

证候:心悸,气短,劳则尤甚,神疲体倦,自汗。

调护原则:益气养心。

调护指导:七福饮加减(人参、白术、炙甘草、熟地黄、当归、酸枣仁、远志)。若自汗多,加黄芪、五味子益气固摄;若饮食少思,加砂仁、茯苓开胃健脾。

(3)脾气虚证

证候:饮食减少,食后胃脘不舒,倦怠乏力,面色萎黄,大便溏薄。

调护原则:健脾益气。

调护指导:加味四君子汤加减(人参、黄芪、白术、甘草、茯苓、扁豆)。若胃失和降而兼见胃脘胀满,嗳气呕吐,加陈皮、半夏和胃理气降逆;若食少运迟而见脘闷腹胀,嗳气,苔腻,加神曲、麦芽、山楂、鸡内金消食健胃;若气虚及阳,脾阳渐虚而兼见腹痛即泻,手足欠温者,加肉桂、炮姜温中散寒;若中气不足,气虚下陷,脘腹坠胀,气短,脱肛,改用补中益气汤补气升陷。

(4)肾气虚证

证候:神疲乏力,腰膝酸软,小便频数而清,白带清稀,舌质淡,脉弱。

调护原则:益气补肾。

调护指导:大补元煎加减(人参、山药、炙甘草、杜仲、山茱萸、熟地黄、枸杞子、当归)。若神疲乏力甚,加黄芪益气;若尿频较甚及小便失禁,加菟丝子、五味子、益智仁补肾固摄;若脾失健运而兼见大便溏薄,去熟地黄、当归,加肉豆蔻、补骨脂温补固涩。

在气、血、阴、阳的亏虚中,气虚是临床最常见的一类,其中尤以肺、脾气虚为多见,而心、肾气虚亦不少。若肝病而出现神疲乏力、食少便溏、舌质淡、脉弱等气虚症状时,多在调肝的基础上结合脾气亏虚调护。

2. 血虚　面色淡黄或淡白无华,唇、舌、指甲色淡,头晕目花,肌肤枯糙,舌质淡红苔少,脉细。

(1)心血虚证

证候:心悸怔忡,健忘,失眠,多梦,面色不华。

调护原则:养血宁心。

调护指导:养心汤加减(人参、黄芪、茯苓、五味子、甘草、当归、川芎、柏子仁、酸枣仁、远志、肉桂、半夏)。若失眠、多梦较甚,加合欢花、夜交藤养心安神。脾气虚常与心血虚同时并见,临床常称心脾两虚。除前述的养心汤外,归脾汤为补脾与养心并进,益气与养血相融之剂,具有补益心脾、益气摄血的功能,是调护心脾的常用方剂。

(2)肝血虚证

证候:头晕,目眩,胁痛,肢体麻木,筋脉拘急,或惊惕肉瞤,妇女月经不调甚则闭经,面色不华。

调护原则:补血养肝。

调护指导:四物汤加减(熟地黄、当归、芍药、川芎、黄芪、党参、白术)。若血虚甚,加制首乌、枸杞子、鸡血藤增强补血养肝的作用;若胁痛,加丝瓜络、郁金、香附理气通络;若目失所养,视物模糊,加楮实子、枸杞子、决明子养肝明目;若干血瘀结,新血不生,羸瘦,腹满,腹部触有痞块,硬痛拒按,肌肤甲错,状如鱼鳞,妇女经闭,两目黯黑,舌有青紫瘀点、瘀斑,脉细涩,可同服大黄䗪虫丸祛瘀生新。心主血,肝藏血,故血虚之中以心、肝的血虚较为多见。

3. 阴虚　面颧红赤,唇红,低烧潮热,手足心热,虚烦不安,盗汗,口干,舌光红少津,脉细数无力。

（1）肺阴虚证

证候:干咳,咽燥,甚或失音,咯血,潮热,盗汗,面色潮红。

调护原则:养阴润肺。

调护指导:沙参麦冬汤加减(沙参、麦冬、玉竹、天花粉、桑叶、甘草)。若咳嗽甚,加百部、款冬花肃肺止咳;若咯血,加白及、仙鹤草、小蓟凉血止血;若潮热,加地骨皮、银柴胡、秦艽、鳖甲养阴清热;若盗汗,加五味子、乌梅敛阴止汗。

（2）心阴虚证

证候:心悸,失眠,烦躁,潮热,盗汗,或口舌生疮,面色潮红。

调护原则:滋阴养心。

调护指导:天王补心丹加减(生地黄、玄参、麦冬、天冬、人参、茯苓、五味子、当归、丹参、柏子仁、酸枣仁、远志)。若火热偏盛而见烦躁不安、口舌生疮者,去当归、远志之辛温,加黄连、木通、淡竹叶清心泻火,导热下行;若潮热,加地骨皮、银柴胡清退虚热;若盗汗,加牡蛎、浮小麦敛汗止汗。

（3）胃阴虚证

证候:口干唇燥,不思饮食,大便燥结,甚则干呕,呃逆,面色潮红。

调护原则:养阴和胃。

调护指导:益胃汤加减(沙参、麦冬、生地黄、玉竹、白芍、乌梅、甘草、谷芽、鸡内金、玫瑰花)。若口干唇燥,津亏较甚,加石斛、天花粉滋养胃阴;若不思饮食甚,加麦芽、扁豆、山药益胃健脾;若呃逆,加刀豆、柿蒂、竹茹降逆止呃;若大便干结,用蜂蜜润肠通便。

（4）肝阴虚证

证候:头痛,眩晕,耳鸣,目干畏光,视物不明,急躁易怒,或肢体麻木,惊惕肉瞤,颜面潮红。

调护原则:滋养肝阴。

调护指导:补肝汤加减(地黄、当归、芍药、川芎、木瓜、甘草、山茱萸、首乌)。若头痛、眩晕、耳鸣较甚,或惊惕肉瞤,为风阳内盛,加石决明、菊花、钩藤、刺蒺藜平肝息风潜阳;若目干涩畏光,或视物不明者,加枸杞子、女贞子、决明子养肝明目;若急躁易怒、尿赤便秘、舌红脉数者,为肝火亢盛,加夏枯草、牡丹皮、栀子清肝泻火。

（5）肾阴虚证

证候:腰酸,遗精,两足痿弱,眩晕,耳鸣,甚则耳聋,口干,咽痛,颧红,舌红,少津,脉沉细。

调护原则:滋补肾阴。

调护指导:左归丸加减(熟地黄、龟甲胶、枸杞子、山药、菟丝子、牛膝、山茱萸、鹿角胶)。若遗精,加牡蛎、金樱子、芡实、莲须固肾涩精;若潮热,口干咽痛,脉数,为阴虚火旺,去鹿角胶、山茱萸,加知母、黄柏、地骨皮滋阴泻火。

4. 阳虚　面色㿠白或晦暗,怕冷,手足不温,出冷汗,精神疲倦,气息微弱,或有浮肿,下肢为甚,舌质胖嫩,边有齿印,苔淡白而润,脉细微、沉迟或虚大。

（1）心阳虚证

证候:心悸,自汗,神倦嗜卧,心胸憋闷疼痛,形寒肢冷,面色苍白。

调护原则:益气温阳。

调护指导:保元汤加减(人参、黄芪、肉桂、甘草、生姜)。若心胸疼痛者,酌加郁金、川芎、丹参、三七活血定痛;若形寒肢冷,为阳虚较甚,酌加附子、巴戟天、仙茅、淫羊藿、鹿茸温补阳气。

(2)脾阳虚证

证候:面色萎黄,食少,形寒,神倦乏力,少气懒言,大便溏薄,肠鸣腹痛,每因受寒或饮食不慎而加剧。

调护原则:温中健脾。

调护指导:附子理中汤加减(党参、白术、甘草、附子、干姜)。若腹中冷痛较甚,为寒凝气滞,可加高良姜、香附或丁香、吴茱萸温中散寒,理气止痛;若食后腹胀及呕逆者,为胃寒气逆,加砂仁、半夏、陈皮温中和胃降逆;若腹泻较甚,为阳虚寒甚,加肉豆蔻、补骨脂、薏苡仁温补脾肾,涩肠除湿止泻。

(3)肾阳虚证

证候:腰背酸痛,遗精,阳痿,多尿或尿失禁,面色苍白,畏寒肢冷,下利清谷或五更泄泻,舌质淡胖,有齿痕。

调护原则:温补肾阳。

调护指导:右归丸加减(附子、肉桂、杜仲、山茱萸、菟丝子、鹿角胶、熟地黄、山药、枸杞子、当归)。若遗精,加金樱子、桑螵蛸、莲须,或金锁固精丸以收涩固精;若脾虚以致下利清谷者,去熟地黄、当归等滋腻滑润之品,加党参、白术、薏苡仁益气健脾,渗湿止泻;若命门火衰以致五更泄泻者,合四神丸温脾暖肾,固肠止泻;若阳虚水泛以致浮肿、尿少者,加茯苓、泽泻、车前子,或合五苓散利水消肿;若肾不纳气而见喘促短气,动则更甚者,加补骨脂、五味子、蛤蚧补肾纳气。

阳虚常由气虚进一步发展而成,阳虚则生寒,症状比气虚重,并出现里寒的症状。阳虚之中,以心、脾、肾的阳虚为多见。由于肾阳为人身之元阳,所以心脾之阳虚日久,亦必损及于肾,而出现心肾阳虚或脾肾阳虚的病变。

为了便于辨证调护,将虚劳归纳为气、血、阴、阳亏虚四类,但临床常有错杂互见的情况。一般来说,病程短者,多伤及气血,可见气虚、血虚及气血两虚之证;病程长者,多伤及阴阳,可见阴虚、阳虚及阴阳两虚之证。而气血与阴阳的亏虚既有联系,又有区别。津液精血都属于阴的范畴,但血虚与阴虚的区别在于:血虚主要表现血脉不充,失于濡养的症状,如面色不华,唇舌色淡,脉细弱等;阴虚则多表现阴虚生内热的症状,如五心烦热,颧红,口干咽燥,舌红少津,脉细数等。阳虚可以包括气虚在内,且阳虚往往是由气虚进一步发展而成。气虚表现短气乏力,自汗,食少,便溏,舌淡,脉弱等症;阳虚则症状进一步加重,且出现阳虚里寒的症状,如倦怠嗜卧,形寒肢冷,肠鸣泄泻,舌质淡胖,脉虚弱或沉迟等。

【其他调护】

(一)饮食调护

1.鳖鱼骨髓汤　鳖鱼1只(去内脏)、猪脊髓150g、生姜3片,加水共煲至烂熟,加盐调味服食。适用于阴虚虚劳。

2.人参炖乌鸡　人参12~15g、乌鸡肉250g(去皮骨)、生姜3片,放入炖盅内并加清水适量,隔水炖2小时,加盐调味服食。适用于气虚虚劳。

3. 当归生姜羊肉汤　当归 30g、羊肉 250g、生姜 15g,加适量水煮至羊肉烂熟为止,加盐调味吃肉饮汤。适用于血虚虚劳。

4. 熟附生姜煨狗肉　熟附子 15～20g、狗肉 500～1000g(切块)、生姜 15g、蒜头适量。先用蒜头、生姜、花生油起锅,再加水及熟附子,煨 2 小时至狗肉烂熟,调味分多餐服食。适用于阳虚虚劳。

(二) 针灸调护

1. 穴位注射法　取足三里、膈俞、肾俞、膏肓,发热加曲池,出血加血海,肝肿大加肝俞,脾肿大加脾俞。50%胎盘组织液、当归注射液、丹参注射液任选一种,每次选主穴 2 对,可交替轮用。据症状加备用穴,用 5 号牙科注射针头刺入(背部穴宜向脊柱方向斜刺),至得气后,以中等强度略做提插,然后推入药液。胎盘组织液每穴 2ml;当归注射液或丹参注射液每穴 1ml。穴位注射的要求是:进针适当深些,推药要适当快些,针感要求显著。每日 1 次或隔日 1 次,10 次为一个疗程,间隔 5 日后进行下一个疗程治疗。

2. 电针法　取大椎、肾俞、足三里、膏肓、血海。操作:每次必取大椎,其他穴每次取 2 穴,轮流选用。针刺得气后,接通电针仪,用连续波,频率 100 次/min,电流强度以患者能耐受为限。每次通电 30 分钟,每日 1 次,10 次为一个疗程,3～5 日后再进行下一个疗程治疗。

【按语】

1. 消除及避免引起虚劳的病因是预防虚劳的根本措施。

2. 避风寒,适寒温。虚劳过程中,感受外邪,耗伤正气,通常是病情恶化的重要原因;而虚劳患者由于正气不足,卫外不固,又容易招致外邪入侵。故应注意冷暖,避风寒,适寒温,尽量减少伤风感冒。

3. 调饮食,戒烟酒。人体气血全赖水谷以资生,故调理饮食对虚劳至关重要,一般应以少食、富有营养、易于消化、不伤脾胃为原则。禁食辛辣厚味、过分滋腻、生冷不洁之物。吸烟嗜酒有损正气,应该戒除。阳虚患者忌食寒凉,宜温补类食物;阴虚患者忌食燥热,宜淡薄滋润类食物。

4. 慎起居,适劳逸。生活起居要有规律,做到动静结合,劳逸适度。根据自己体力的情况,可适当参加户外散步、打太极拳等活动。病情轻者,可适当安排工作和学习。适当节制房事。

5. 舒情志,少烦忧。过分的情志刺激,易使气阴伤耗,是促使病情加重的重要原因之一。而保持情绪稳定,舒畅乐观,则有利于虚劳的康复。

(范俊德)

扫一扫
测一测

复习思考题

1. 虚劳的分型有哪些?

2. 简述气虚型虚劳的临床症状及主要调护方法。

第五章

妇科病证调护

学习要点

1. 女性不同时期的生理特点。

2. 妇科病证的概念及其与美容的关系;妇科疾病的病因病机、辨证要点及辨证调护;妇科疾病的一般调护方法。

3. 女性妊娠及产后的常规调护和特殊调护措施。

第一节　女性生理特点

人体以脏腑、经络为本,以气血为用。脏腑、经络、气血的活动,男女基本相同。但是女性在脏器上有胞宫,在生理上有月经、胎孕、产育和哺乳等,这些与男性的不同点构成了女性的生理特点。

女性的经、孕、产、乳等特殊功能,主要是脏腑、经络、气血乃至天癸的化生功能作用于胞宫的表现。研究妇女的生理特点,找出其活动规律,必须了解脏腑、经络、气血、天癸与胞宫的内在联系及其在女性生理中的特殊作用。按照中医学的理论,胞宫是行经和孕育胎儿的器官;天癸是肾中产生的一种能促进人体生长、发育和生殖的物质;气血是行经、养胎、哺乳的物质基础;脏腑是气血生化之源;经络是联络脏腑、运行气血的通路。因此,研究妇女的生理特点,必须以脏腑、经络为基础,深入了解脏腑、经络、气血、天癸与胞宫的整体关系,尤其要着重了解肾、肝、脾胃和冲、任二脉在妇女生理上的作用。这样才能系统阐述中医妇科学的月经、带下、胎孕、产育和哺乳等理论。

一、月经生理

胞宫周期性地出血,月月如期,经常不变,称为"月经"。因它犹如月亮的盈亏,海水之涨落,有规律和有信征地一月来潮一次,故又称它为"月事""月水""月信"等。明代李时珍《本草纲目》中记载:"女子,阴类也,以血为主,其血上应太阴,下应海潮。月有盈亏,潮有朝夕,月事一月一行,与之相符,故谓之月水、月信、月经。"

(一)月经的生理现象

健康女子到了 14 岁左右,月经开始来潮。月经第一次来潮,称为初潮。月经初潮年龄可受地区、气候、体质、营养及文化的影响提早或推迟。在我国,女子初潮年龄早至 11 周岁,迟至 18 周岁,都属正常范围。健康女子一般到 49 岁左右月经闭止,称为"绝经"或"断经"。在我国女子 46~52 岁期间绝经,都属正常范围。

月经从初潮到绝经,中间除妊娠期、哺乳期外,都是有规律地按时来潮。正常月经是女子发育成熟的标志之一。正常月经周期一般为 28 日左右,但在 21~35 日也属正常范围。经期,指每次行经持续时间,正常者为 3~7 日,多数为 4~5 日。经量,指经期排出的血量,一般行经总量约为 50~80ml;经期每日经量,第 1 日最少,第 2 日最多,第 3 日较多,第 4 日减少。经色,指月经的颜色,正常者多为暗红色。由于受经量的影响,所以月经开始时的颜色较淡,继而逐渐加深,最后又转呈淡红色。经质,指经血的质地,正常经血应是不稀不稠,不凝结,无血块,也无特殊气味。经期一般无不适感觉,仅有部分妇女经前和经期有轻微的腰酸、小腹发胀、情绪变化等,也属正常现象。

由于年龄、体质、气候变迁、生活环境等影响,月经周期、经期、经量等有时也会有所改变。当根据月经不调之久暂、轻重、有症无症而细细辨之,不可一概而论,贻误调治良机。

此外,有月经惯常二月一至的,称为"并月";三月一至的,称为"居经"或"季经";一年一行的,称为"避年";终生不行经而能受孕的,称为"暗经"。还有受孕之初,按月行经而无损于胎儿的,称为"激经""盛胎""垢胎"。根据避年、居经、并月的最早记载,即晋代王叔和著《经脉》所述,避年、居经、并月应属病态,后世《诸病源候论》《本草纲目》等也认为是病态或异常,只有《医宗金鉴》将并月、居经、避年列为月经之常。

(二)月经的产生机理

月经的产生机理,是妇女生理方面的重要理论。在了解女性生殖脏器(胞宫)、冲任督带与胞宫、脏腑与胞宫、天癸等理论基础上,根据《素问·上古天真论》"女子七岁,肾气盛,齿更发长;二七而天癸至,任脉通,太冲脉盛,月事以时下"的记载,可以明确月经产生的主要过程及其环节,即"肾气—天癸—冲任—胞宫"的作用机制。

1. 肾气盛　肾藏精,主生殖。女子到了 14 岁左右,肾气盛,则先天之精化生的天癸,在后天水谷之精的充养下成熟,同时通过天癸的作用,促成月经的出现。所以在月经产生的机理中,肾气盛是起主导作用和决定作用的。

2. 天癸至　"天癸至"则"月事以时下","天癸竭,则地道不通",说明天癸是促成月经产生的重要物质。"天癸至"是天癸自肾下达于冲任(自上向下行,曰至),并对冲任发挥重要生理作用。

3. 任通冲盛　"任脉通,太冲脉盛",是月经产生机理的又一重要环节,也是中心环节。"任脉通"是天癸达于任脉(通,达也),则任脉在天癸的作用下,所司精、血、津、液旺盛充沛。"太冲脉盛",王冰说:"肾脉与冲脉并,下行循足,合而盛大,故曰太冲。"说明肾中元阴之气天癸通并于冲脉为"太冲脉"。"冲脉盛"是冲脉承受诸经之经血,血多而旺盛。《景岳全书》说:"经本阴血,何脏无之?惟脏腑之血,皆归冲脉,而冲为五脏六腑之血海,故经言太冲脉盛,则月事以时下,此可见冲脉为月经之本也。"因此"太冲脉盛"即天癸通于冲脉,冲脉在天癸的作用下,广聚脏腑之血,使血海盛满。

至此,由于天癸的作用,任脉所司精、血、津、液充沛,冲脉广聚脏腑之血而血盛。冲任二脉相资,血海按时满盈,则月事以时下。血海虽专指冲脉,然冲任二脉同起于胞中又会于咽喉,这里应理解为泛指冲任而言的。

4. 血溢胞宫,月经来潮　月经的产生是血海满盈、满而自溢的理论,因此血溢胞宫,月经来潮。

5. 与月经产生机理有关的因素　脏腑、气血和督带二脉参与了月经产生的生理活动。

(1)督脉调节,带脉约束:肾脉通过冲、任、督、带四脉与胞宫相联系,同时冲、任、督、带四脉是相通的。肾所化生的天癸能够作用于冲任,同样可以作用于督带。即在天癸的作用下,督带二脉调节和约束冲任及胞宫的功能,使月经按时来潮。因此,督脉的调节和带脉的约束是控制月经周期性的重要因素。

(2)气血是化生月经的基本物质:气血充盛,血海按时满盈,才能经事如期。月经的成分主要是血,而血的统摄和运行有赖于气的调节,气又依赖于血的营养,血能载气,输注和蓄存于冲任的气血,在天癸的作用下化为经血。因此在月经产生的机理上,气血是最基本的物质。

(3)脏腑为气血之源:气血来源于脏腑。在经络上,五脏六腑、十二经脉与冲、任、督、带相联,并借冲、任、督、带四脉与胞宫相通。在功能上,脏腑之中心主血;肝藏血;脾统血,胃主受纳腐熟,与脾同为生化之源;肾藏精,精化血;肺主一身之气,朝百脉而输布精微。故五脏安和,气血调畅,则血海按时满盈,经事如期。可见脏腑在月经产生的机理上有重要作用。

综上所述,在"肾气—天癸—冲任—胞宫"这一月经产生机理的过程中,肾气化生天癸为主导;天癸是元阴的物质,表现出化生月经的动力作用;冲任受督带的调节和约束,受脏腑气血的资助,在天癸的作用下,广聚脏腑之血,血海按时满盈,满溢于胞宫,化为经血,使月经按期来潮。

(三) 月经产生机理的临床意义

月经的产生机理集中应用了妇科基础理论而成为妇科理论的核心,因此月经的产生机理,对妇科临证的病机和治疗原则的确定有重要的指导意义。

1. 从"肾气—天癸—冲任—胞宫"的月经产生机理中可以看出,肾气在妇女生理活动中起主导作用,而具有特殊地位。所以在治疗妇科疾病时,肾气是时刻要考虑的因素。如月经不调、崩漏、经闭、痛经、胎动不安、滑胎、不孕等多因肾气虚损所致,因此补益肾气是治疗的关键,而又常收到较好的效果。所以补肾是妇科的重要治疗原则。

2. 气血参与月经产生的生理活动,是冲任二脉维持胞宫正常生理活动的基本物质。因此,无论何种原因导致气血失调,如气血虚弱、气滞血瘀、气郁、气虚、血热、血寒等,都能直接影响冲任的功能,导致胞宫发生经、带、胎、产诸病,所以气血失调成为妇科疾病的重要病机。因而调理气血在妇科治疗中占有重要地位,而成为又一治疗原则。

3. 脏腑化生气血,与冲任有密切的经络联系,参与月经产生的生理活动,因此,致病因素导致脏腑功能失常也会影响冲任而使胞宫发生经、带、胎、产诸病,所以脏腑功能失常成为妇科疾病的又一重要病机,其中肾、肝、脾、胃与冲任在经络上和功能上关系最为密切。肝主疏泄,性喜条达,藏血而司血海;脾司中气而统血,与胃同为气血生化之源。若肝失条达,疏泄无度;或脾气不足,血失统摄;或脾胃虚弱,气血化源不足,都可影响冲任功能而发病。因此在治疗上,疏肝养肝、健脾和胃也成为妇科疾病重要的治疗原则。

4. 在月经产生机理的理论中,中医学的"肾气—天癸—冲任—胞宫"的过程与西医学的"丘脑—垂体—卵巢—子宫"的环路相对应,这为中西医结合治疗月经病提供了理论根据。从西医角度看,一些属丘脑-垂体-卵巢轴调节障碍的功能性疾病,如月经不调、功能失调性子宫出血、闭经等月经疾病,运用中医的"补肾气,调冲任"的方法治疗,可收到较好的治疗效果。因此,中医学的月经产生机理具有重要的临床意义。

知识链接

月经周期的调节机制

月经是由下丘脑、垂体和卵巢三者生殖激素之间的相互作用来调节的,在月经周期中的月经期和增殖期,血中雌二醇和孕酮水平很低,从而对腺垂体和下丘脑的负反馈作用减弱或消除,导致下丘脑对促性腺激素的分泌增加,继而导致腺垂体分泌的卵泡刺激素和黄体生成素增多,因而使卵泡发育,雌激素分泌逐渐增多。此时,雌激素又刺激子宫内膜进入增殖期。黄体生成素使孕激素分泌增多,导致排卵。此期中雌激素与孕激素水平均升高。这对下丘脑和腺垂体可产生负反馈抑制加强,因而使卵泡刺激素和黄体生成素水平下降,导致黄体退化,进而雌激素和孕激素水平降低。子宫内膜失去这两种激素的支持而剥落、出血,即发生月经。此时,雌激素和孕激素的减少,又开始了下一个月经周期。

二、带下生理

"带下"一词,首见于《素问·骨空论》。带下有广义和狭义之分,广义带下泛指妇女经、带、胎、产诸病而言,狭义带下专指妇女阴中流出一种黏腻液体而言。在狭义带下之中又有生理、病理的不同。本部分主要阐述妇女生理性带下的现象与产生机理。

(一)带下的生理现象

健康女子,润泽于阴户、阴道内的无色无臭、黏而不稠的液体,称为生理性带下,即如《沈氏女科辑要》引王孟英说:"带下,女子生而即有,津津常润,本非病也。"

生理性带下,其量不多,不致外渗。但在月经前期冲任血海将满之时,以及妊娠期血聚冲任以养胎元之时,如雾露之溉,润泽丰厚,带下量可明显增多,或少量排出,至于经间期氤氲之时,阳生阴长,冲任气血正盛,带下量也可稍增。生理性带下是无色透明的,有的略带白色,所以医籍中有时称"白带"。但世俗所称"白带"多是看到或感觉到量、色、质有改变的带下病,应予严格区分。生理性带下的质地黏而不稠,滑润如膏,无异臭气味。

生理性带下是是肾精下润之液,《素问·逆调论》说:"肾者水脏,主津液。"《灵枢·口问》说:"液者,所以灌精濡空窍者也。"《灵枢·五癃津液别》说:"五谷之津液和合而为膏者,内渗入于骨空,补益脑髓,而下流于阴股。"明确指出液为肾精所化,润滑如膏,具有濡润、补益作用,流于阴股而为带下,充养和濡润前阴空窍。

(二)带下的产生机理

在中医学的典籍中已经明确,带下的产生与任、督、带等奇经的功能有直接关系。任脉在带下的产生上有重要作用,任脉主一身之阴精,凡人体精、血、津、液都由任脉总司。而任脉所司之精、血、津、液失去督脉的温化就要变为湿浊,任脉所主之阴精失去带脉的约束就要滑脱而下,成为病态。因此,任脉化生生理带下这一功能又与督脉的温化、带脉的约束有关。

生理性带下是肾精下润之液。《景岳全书》说:"盖白带出于胞中,精之余也。"《血证论》说:"而胞中之水清和,是以行经三日后,即有胞水……乃种子之的候,无病之月信也。"生理性带下在月经初潮后明显出现,在绝经后明显减少,而且随着月经的周期性变化,带下的量也有周期性改变,因此带下的产生与肾气盛衰、天癸至竭、冲任督带功能正常与否有重要而直接的关系。根据月经产生机理的外延及事实,生理性带下产生的机理如下:肾气旺盛,所藏五脏六腑之精在天癸作用下,通过任脉到达胞中生成生理性带下,此过程又得到督脉的温化和带脉的约束。

三、妊娠生理

从怀孕到分娩这个阶段,称为"妊娠",也称"怀孕"。

(一)妊娠的生理现象

妊娠后母体的变化,明显的表现是月经停止来潮,脏腑、经络的阴血下注冲任,以养胎元。因此妊娠期间整个机体出现"血感不足,气易偏盛"的特点。

妊娠初期,由于血聚于下,冲脉气盛,肝气上逆,胃气不降,则出现饮食偏嗜、恶心作呕、晨起头晕等现象,一般不严重,经过 20~40 日左右,症状多能自然消失。另外,妊娠早期,孕妇可自觉乳房胀大。妊娠 12 周后,白带稍增多,乳头乳晕的颜色加深。妊娠 16~20 周后,孕妇可以自觉胎动,胎体逐渐增大,小腹部逐渐膨隆。妊娠 24 周后,胎儿渐大,阻滞气机,水道不利,常可出现轻度肿胀。妊娠末期,由于胎儿先露部压迫膀胱与直肠,可见小便频数、大便秘结等现象。

另外,妊娠 12 周后,六脉平和滑利,按之不绝,尺脉尤甚。《金匮要略》说:孕 60 日"妇人得平脉,阴脉小弱"。《备急千金要方》说:"妊娠初时寸微小,呼吸五至;三月而尺数也。"西医学也认为在妊娠 11 周以后循环血量才开始增加,这与中医滑脉出现的时间是一致的。

妊娠后胎儿发育情况,最早在《黄帝内经》有记载。《灵枢·经脉》说:"人始生,先成精,精成而脑髓生,骨为干,脉为营,筋为刚,肉为墙,皮肤坚而毛发长。"此后多有论述胎儿发育者,而徐之才《逐月养胎法》所论较切实际,即《备急千金要方》说:"妊娠一月始胚。二月始膏,三月始胞,四月形体成,五月能动,六月筋骨立,七月毛发生,八月脏腑具,九月谷气入胃,十月诸神备,日满即产矣。"说明前人对胎元的发育过程已有详细观察。

(二)妊娠的机理

女子发育成熟后,月经按期来潮,就有了孕育的功能。受孕的机理在于肾气充盛,天癸成熟,冲任二脉功能正常,男女两精相合,就可以构成胎孕。《灵枢·决气》说:"两神相搏,合而成形。"《女科正宗》说:"男精壮而女经调,有子之道也。"正说明了构成胎孕的生理过程和必要条件。另外,受孕须有一定时机,《证治准绳》引袁了凡语:"凡妇人一月经行一度,必有一日氤氲之候,于一时辰间……此的候也……顺而施之,则成胎矣。"这里所说的"氤氲之候""的候"相当于西医学所称之排卵期,正是受孕的良机。

四、产褥生理

产褥期(传统的"坐月子")是指胎儿、胎盘娩出后产妇身体、生殖器官和心理方面调适复原的一段时间,需 6~8 周,也就是 42~56 日。在这段时间内,产妇应该以休息为主,尤其是产后 15 日内应以卧床休息为主,调养好身体,促进全身各系统器官尤其是生殖器官的恢复。

新产后 6 周内称产褥期。分娩时的用力汗出和产创出血,损伤了阴液,整个机体的生理特点是"阴血骤虚,阳气易浮"。因此在产后 1~2 日内,常有轻微的发热、自汗、恶风等症状,如无其他致病因素,一般短时间内会自然消失。

产后数日内,胞宫尚未复常而有阵缩,故小腹常有轻微阵痛,称"儿枕痛"。在产后 2 周内因胞宫尚未回缩到盆腔,所以小腹按之有包块。大约产后 6 周,胞宫才能恢复到孕前大小,这段时间称产褥期,同时自阴道不断有余血浊液流出,称为恶露。恶露先是暗红的血液,以后颜色逐渐由深变浅,其量也由多变少,一般在 2 周内淡红色血性恶露消失,3 周内黏液性恶露断绝。

孕妇为了适应胎儿的发育及为分娩进行准备,生殖器官及全身发生了很大变化,分娩后则通过一系列变化,使生殖器官及全身(除乳房外)恢复到非孕状态,这种生理变化约需 42 日才能完成。自胎盘娩出后,产妇便进入了产褥期。在这段时间里,产妇的乳房要泌乳,子宫要复原,身体的各个系统要逐渐恢复正常,如通过排汗、排尿的增加来减少多余的血容量;胃酸增加,胃肠道张力及蠕动恢复,使消化能力恢复正常;不哺乳或部分哺乳的产妇可有月经回潮。总之,产褥期是全身多系统包括体形、腹壁等逐渐复原的时期。

课堂互动

妊娠生理特点与产后生理特点有何区别?

五、哺乳生理

新产妇一般产后第 2 日可以挤出初乳,约持续 7 日后逐渐变为成熟乳。母乳营养丰富,易消化,并有抗病能力。分娩后 30 分钟内可令新生儿吮吸乳头,以刺激乳汁尽早分泌,让婴儿吃到免疫价值极高的初乳,增强抗病能力,促进胎粪排出,同时促进母亲子宫收缩,减少出血,尽早建立母子感情联系。母乳喂养提倡按需哺乳,即按婴儿的需要哺乳,不规定哺乳的时间和次数,婴儿饥饿时或母亲感到乳房充满时就哺乳。一般每次哺乳时间 10 分钟左右,最多不超过 15 分钟,以免乳头浸软皲裂。母乳是产妇气血所化。《胎产心法》说:"产妇冲任血旺,脾胃气壮则乳足。"在哺乳期要使产妇保持心情舒畅,营养充足,乳房清洁,按需哺乳,这对保证乳汁的质和量有重要意义。纯母乳喂养 4~6 个月后,边喂母乳边加辅食。12~24 个月是婴儿断乳的适当月龄,最好在秋凉和春暖的季节里进行。

脾胃生化之精微除供应母体营养需要外,另一部分则随冲脉与胃经之气上行,生化为乳汁,以供哺育婴儿的需要。薛立斋说:"血者,水谷之精气也,和调于五脏,洒陈于六腑,妇人则上为乳汁,下为月水。"故在哺乳期,气血上化为乳汁,一般无月经来潮,也比较不易受孕。

月经、带下、妊娠、分娩、哺乳是妇女的生理特点,这都是脏腑、经络、气血乃至天癸的化生功能作用于胞宫的结果,特别是与肾气、天癸的主导作用分不开的。

1. 女性生理有哪些特点？
2. 描述天癸的生理基础与作用。
3. 女性的生理基础与哪些脏腑密切相关？

第二节　妇科疾病的病因病机

一、病因

《素问·评热病论》曰："邪之所凑，其气必虚。"邪气，是指各种致病因素；正气，是指人体对病邪的防御、抗争和康复的能力。当邪气侵入人体与气血相搏，正气不能战胜邪气时，邪气就会使气血和脏腑功能失调，进而影响冲任和胞宫的功能，而导致妇女经、带、胎、产等各种妇科疾病。导致妇科疾病的外因主要有寒、热、湿邪；内伤七情中以怒、思、恐居多。此外，多产、房劳、饮食不节、劳逸失常、跌仆损伤等因素，均能影响妇女脏腑、气血、冲任督带脉正常生理功能，致使妇女经孕产乳发生异常，导致妇科疾病的发生。

（一）六淫

风、寒、暑、湿、燥、火皆能导致妇科疾病，但因妇女"以血为本"，寒、热、湿邪更易与血相搏而导致妇科病证，故重点加以论述。

1. 寒邪　寒邪致病，分为外寒与内寒。妇女正值经期、产后血室正开，如遇气候骤冷，衣着不足，或冒雨涉水，或冷水中作业，或过食冰冷食物，一方面肌表受寒，一方面寒邪乘虚而入，影响冲任气血，此为外寒。若机体素来阳气不足，寒从内生，所谓"阳虚生内寒"，影响胞宫、胞脉的功能，此为内寒，也称之为"虚寒"。

寒为阴邪，易伤阳气，性主收引、凝滞，易致血液运行不畅；其次阳气受伤，水液失于温煦运化，影响冲任督带脉及胞宫胞脉的功能，可导致月经后期、月经过少、痛经、闭经、带下，癥瘕、不孕、妊娠水肿、产后发热、产后身痛等妇科疾病。

2. 热邪　热有外热与内热之区别。外热是指感受热邪，或五志过极化火，或过食辛辣助阳之品，导致阳热过盛。内热是指素体阴虚，阳气偏盛，热从内生，即"阴虚生内热"。至于热毒，是实热中之重证，即所谓热之极为毒。

热为阳邪，易耗气伤津，易动血，迫血妄行，使冲任不固，血海不宁，可导致月经先期、崩漏、倒经、胎漏、赤白带下、产后恶露不绝、产后发热等病。

3. 湿邪　湿有外湿和内湿之区别。外湿即感受湿邪，如冒雨涉水或久居潮湿之地，湿邪侵入人体。内湿是由脾阳素虚，运化失职，湿浊内盛；或肾阳亏虚，气化不利，水湿内停所致。

湿为阴邪，重浊腻滞，易阻气机，湿邪易与其他致病因素相结合。湿与热相结则为湿热，湿与寒相结则为寒湿。湿邪伤于冲任督带脉及胞宫、胞脉，可导致月经过多、闭经、痛经、带下病、阴痒、不孕症等；若在孕期，可出现妊娠恶阻、妊娠水肿等病。

（二）七情

七情,是指喜、怒、忧、思、悲、恐、惊七种情志变化。当妇女受到外来的精神刺激过度强烈或持续时间过长,会引起机体内部气血不和,阴阳失调,脏腑功能紊乱,影响到冲任及胞宫、胞脉的功能,可发生经、带、胎、产等方面疾病。

七情之中,以怒、思、恐对妇科病证影响为主,分述于下:

1. 怒　忿怒发泄之意。郁怒伤肝,肝气郁结,出现气滞、气逆,进而引起血分病变,可致月经不调、痛经、闭经、经行吐衄、缺乳、癥瘕、脏躁等病证。

2. 思　忧思不解,思虑太过,气机郁结,中焦阻滞不畅,脾之运化功能失常。脾可生血,脾又统血,脾气耗损,可致月经后期、经量过少、闭经、崩漏等。

3. 恐　恐是惧怕之意。惊恐过度,常使气下、气乱,失去对血的统摄与调控,可致月经过多、崩漏、胎动不安、堕胎、小产等。

（三）其他因素

1. 多产房劳　早婚多产,房事不节,以及多次人工流产或药物流产等,均能损伤肾气,伤精耗血,伤肝肾,损冲任,可导致月经病、带下病、不孕症、流产、早产等。《产宝》说:"若产育过多,复自乳子,血气已伤,若产后血气未复,胃气已伤,诸证蜂起。"可见古人已清楚地认识到生育过度影响健康。

2. 饮食不节　饮食不洁,饮食偏嗜,饥饱失度,均可成为致病因素。若过食辛辣助阳之品,使冲任蕴热,迫血妄行,可致月经先期、月经过多、经行吐血、胎漏等证。过食寒凉食物,凝滞经血,可致月经后期、量少、痛经、闭经、带下病等。若脾胃损伤,统血失司,冲任不固,可出现月经过多、崩漏等病。如损伤脾胃,气虚下陷,任带二脉失约,可致子宫脱垂、带下等。

3. 劳逸过度　经期繁劳过力,可致月经过多,或经期延长。若孕期劳倦过度,可耗伤气血,以致胞脉不固,易致胎漏、胎动不安、堕胎等;反之过度安逸,活动极少,气血凝滞,易成滞产。产后过早劳作负重,易致恶露不绝、子宫脱垂等。总之,要根据妇女各个生理时期的特点,劳逸结合,保证妇女身体健康。

4. 体质因素　人体由于先天禀赋不同,后天营养及生活习惯的区别,可形成不同类型的体质,或偏于阳虚,或偏于阴虚,或偏于脾虚,或偏于肾虚,或性情抑郁,或形体肥胖,或过度消瘦等体质因素可造成某种致病因素的易感性。如吴德汉在《医理辑要·锦囊觉后》中云:"要知易风为病者,表气素虚;易寒为病者,阳气素弱;易热为病者,阴气素衰;易伤食者,脾胃必亏;易劳伤者,中气必损。须知发病之日,即正气不足之时。"如素体肝郁气滞者,常可致月经先后不定期、经前乳痛、缺乳等;素体脾气虚弱者,常可致月经先期、月经过多、崩漏、子肿等。

5. 跌仆损伤　妇女在经期、孕期不慎跌仆闪挫,或登高持重,或撞伤腰腹、头部等,可损伤气血,影响冲、任、督、带功能,易致崩漏、月经失调、胎动不安等。

上述六淫、七情,以及其他致病因素,基本属于外因,体质的强弱为内因,外因必须通过内因起作用。平时应加强锻炼,增强体质,实行计划生育,积极采用安全可靠的避孕措施,加强自我保护意识,是防御疾病的重要环节。

二、病机

妇女的经、带、胎、产、杂病与脏腑、冲任、气血的功能失调有直接关系。在上述致病因素的作用下,当机体正气虚弱时,便会引起气血失调、脏腑功能失调、冲任督带损伤。胞宫、胞脉的正常生理活动受到影响,便会产生妇产科疾病。

(一) 气血失调

气血失调,是妇产科常见的一种发病机理。妇女以血为本,月经、胎孕、产育、哺乳都是以血为用,皆易耗血,以致机体处于血分不足、气分有余的肝血失调状态。《灵枢·五音五味》云:"妇人之生,有余于气,不足于血,以其数脱血也。"

气血之间是相互依存,相互资生的关系。在生理状态下,血的运行要靠气来推动,而气又要依靠血来营养才能发挥作用,所以说:"气为血之帅,血为气之母"。血分病可影响到气分,气分受病也可影响到血分,故临证时应辨别是以气分病变为主,还是以血分病变为主,或是气血同病。

1. 血分病变

(1)血虚:导致血虚的病因有多种,如禀赋虚弱,久病重病,脾胃虚弱、生化之源匮乏,或思虑过度耗伤阴血,或急慢性失血等。血虚致血海空虚,冲任失养,可发生多种妇产科疾病,如月经后期、量少、闭经、痛经、不孕、缺乳等。

(2)血瘀:指体内有血液停滞。瘀血形成的原因有多种,如月经期、产褥期感受邪气,余血与邪气相结,可致寒凝血滞,或瘀热壅积。若内伤七情,气机郁结,血行不畅,以及外伤也可引起瘀血内阻。瘀血损伤冲任功能可引起月经失调、痛经、闭经、崩漏、癥瘕、产后腹痛、产后恶露不绝、产后血晕、产后发热等病。

(3)血寒:一方面由于素体阳虚,寒从内生,阳气不运,影响生化功能;一方面亦可由于外感寒邪或过食生冷,血为寒凝,运行不畅,可引起月经后期、闭经、痛经、癥瘕、不孕、产后腹痛等妇产科疾病。

(4)血热:感受热邪,或肝火亢盛,或过食辛热之品,血内蕴热,则为血热,热迫血妄行,可致月经先期、经量过多、崩漏、倒经、赤带、胎漏、产后发热、恶露不绝等病。

2. 气分病变

(1)气虚:如久病,重病,劳倦过度,或饮食失调,以致脾胃虚弱,中气不足。因气主运行和统摄血脉,并主卫外。因而气虚冲任不固,可导致月经先期、月经过多、崩漏、流产等;气虚日久不治,由虚而下陷,可见子宫脱垂;气虚卫外失固,可常见经行感冒、产后自汗等。

(2)气郁:气机郁滞主要由于情志不遂,肝气不舒,情志郁闷,使气机郁滞,血液运行不畅,导致冲任失调,临床可见月经先后不定期、痛经、闭经、经行乳胀、不孕症等。

(3)气逆:气机升降失调,气上逆而不顺。在妊娠初期,或行经期,冲气上逆犯胃,胃气失降而致恶阻、经行呕吐。或肝气横逆向上,郁而化火,气火上逆,损伤肺络,而致倒经。

由于气血相互依存,相互资生,在病机上往往气病及血,血病及气,临床可见气血同病的证候,如气滞血瘀、气血虚弱、气虚失血、气随血脱等证。

(二) 脏腑功能失调

妇女的生理特点如经、孕、产、乳等,与脏腑的功能有密切关系,在脏腑中尤以肾、肝、脾、心具有更重要的作用。因为妇女以血为本,血生化于脾胃,总属于心,统摄于脾,蓄藏于肝,施化于肾,若脏腑功能失调,会引起多种妇产科疾病。

1. 肾 肾藏精,主生殖,胞络系于肾,为冲任督之本。天癸的成熟与竭至均取决于肾气的盛衰,另外精气也是人体生长、发育、生殖的物质基础。如肾气不足,冲任不固,可致月经先后不定期、崩漏、胎动不安、不孕、子宫脱垂等。若肾阴亏虚,冲任血虚,可致月经后期、月经过少、闭经、不孕症等。若阴虚内热,热伏冲任,迫血妄行,可导致月经先期、经间期出血、崩漏等。若肾阳不足,冲任失于温煦,可出现月经后期、痛经、经行泄泻、带下病、胎动不安、宫寒不孕、妊娠肿胀、产后排尿异常等病。若肾之阴阳平衡失调,可致经断前后诸证。

2. 肝　肝藏血,主疏泄,性喜条达,为冲任之本。若肝气郁结,血行不畅,可见月经先后不定期、痛经、闭经、经行乳胀、不孕症、产后乳汁不通等。若肝郁化火,热伤冲任,迫血妄行,可导致月经先期、月经过多、崩漏、经行吐衄或产后乳汁自出等。若肝气犯脾,出现肝郁脾虚,湿热蕴结,带脉失约,可引起带下病、阴痒等。若肝气犯胃,孕期冲气挟胃气上逆,可致妊娠呕吐。若肝血不足,冲任失养,可引起月经后期、月经量少、闭经等。肝血愈虚,肝阳偏亢,可导致妊娠眩晕、妊娠痫证、产后痉病等。

3. 脾　脾统血,主运化,与胃同为气血生化之源,脾为带脉之本。若脾虚血少,冲任血虚,血海不能按时满溢,可致月经后期、月经量少、闭经、不孕、缺乳、胎动不安等。若脾气不足,冲任不固,血失统摄,可致月经先期、月经过多、经期延长、崩漏、胎漏、产后恶露不绝等。若脾阳不振,湿浊内停,带脉失约,任脉不固,可导致带下、妊娠水肿等病。

4. 心　心藏神,主血脉,与胞宫有着内在联系。若忧思过度,心血暗耗,心气不得下达,冲任血少,可致月经后期、月经过少、闭经、不孕等。若心阴不足,心火偏亢,可见月经过多、崩漏等。若营阴不足,神失所养,临床可见脏躁、经断前后诸证。

（三）冲、任、督、带损伤

冲、任、督三脉皆起于胞中,一源而三歧,皆络于带脉,带脉环腰一周,络胞而过。冲、任、督、带均与胞宫有密切联系,故冲、任、督、带的损伤,必然导致妇产科疾病。冲为血海、任主胞胎,两者相资,故能有子。因此,无论脏腑功能失常,还是气血失调,必由于损伤冲任,方可发生经、带、胎、产诸证。导致冲、任、督、带损伤的原因有直接和间接两个方面。直接原因多是由于感染邪毒、多产房劳、跌仆损伤等,以致引起气血失调,损伤冲、任、督、带,导致月经失调、痛经、产后发热、恶露不净、带下、胎动不安、癥瘕、不孕等病。间接原因是由于气血失调或脏腑功能失常引起冲、任、督、带功能损伤,临床常见崩漏、流产、不孕、癥瘕、带下等病。

脏腑功能失常、气血失调及冲任督带损伤,虽各有不同的发病机理,但三者是相互影响的。脏腑功能失调可以导致气血失调和冲、任、督、带的损伤;反之,气血失调也可引起脏腑功能失常和损伤冲、任、督、带。总之,无论病变起于何脏何腑,何经何络,病机反应总是整体的。因此,在探讨病机时,既要了解邪中何经,病在何脏,又要探究其相互影响,力求从千变万化之中,找出病机转变关键所在,从而做出正确的诊断。

复习思考题

1. 妇科疾病的病因有哪些?
2. 简述肝、脾、肾功能失调导致妇科常见疾病的主要机理。

第三节　妇科疾病的诊断与辨证

一、四诊

（一）问诊

1. 问年龄　如青春期女子肾气初盛，天癸始至，冲任功能尚未稳定；中年妇女因经、孕、产、乳耗伤气血，使肝失血养，情志易伤；老年妇女肾气渐衰，冲任衰少，脾胃易虚。年龄差异导致易患疾病也不同，如青春期女子易患月经失调；中年妇女易患带下、崩漏及胎产诸疾；老年妇女易患经断前后诸证，肿瘤亦相对高发等。

2. 问主诉　了解患者最感痛苦的症状、体征及持续时间，这也是患者求诊的原因。如月经失常、发热、腹痛、带下异常、阴痒、腹部包块、阴疮、胎孕异常、不孕、经行不适、产后异常等。既是估计疾病范围、类别和病情轻重缓急的依据，也是分析和处理疾病的重要依据。描述应简洁、明了、精确。不能把病名作为主症记录，如患者因月经量多5日求诊，不能写成"月经过多5日"，而应写成"月经量多5日"。

3. 问现病史　围绕主症询问发病诱因，疾病发生发展过程，检查、治疗情况和结果，目前自觉症状等。如主诉腹痛3日，需了解腹痛诱因，发生时间（月经前后、经期、月经中期或孕期产后时日），腹痛是突发性还是循序性，腹痛部位（妇科疾病之腹痛大多位于下腹），腹痛程度是剧痛还是隐痛，腹痛性质是绞痛还是刺痛、是冷痛还是胀痛等。

4. 问月经史　询问月经初潮年龄，月经周期、月经持续时间、经量、经色、经质稀或稠或有无血块、气味，末次月经日期及伴随月经周期而出现的症状（如乳房胀痛、头痛、腹痛、腹泻、浮肿、吐衄、发热等）。中老年妇女应了解是否绝经和绝经年龄，以及绝经后有无阴道出血、骨质疏松症状。

5. 问带下史　了解带下量多少，带下颜色（如白色、淡黄色、黄色、赤色等），带下性质（稀薄、黏稠、脓性），气味及伴随症状。如带下量多，需询问带下出现的时间，若在月经前或月经中期或妊娠期出现白带增多，而性质无异常、无臭味亦无不适，此为生理现象。

6. 问婚育史　未婚、已婚或再婚史。若未婚者，在某些特殊情况下或病情需要，应了解有无性生活史、人工流产史；对已婚者，需了解性生活情况、妊娠胎次、分娩次数，以及有无堕胎、小产、人工流产等。孕妇应了解妊娠过程，有无妊娠疾病（如胎漏、胎动不安、妊娠肿胀、头晕、恶阻、子痫等）。

7. 问产后　询问分娩情况，有无难产，产后出血多少，输血与否。若有产后大出血、昏厥史，可使气血亏损而影响月经，甚则闭经。了解恶露量多少、颜色、性质、气味，有无产后疾病史，以及避孕情况。

8. 问既往史　有针对性地了解与现在疾病有关的既往史、个人史与家族史。

（二）望诊

1. 望月经　观察月经量、颜色、性质是妇科望诊的特点。一般而论，经量多、经色淡红、质稀，多为气虚；经量少、色淡黯、质稀，多为肾阳虚；经量少、色淡红、质稀，多为血虚；若经量多、色深红、质稠，多为血热；经色鲜红、质稠，多为阴虚血热；经色紫黯有血块,多为血瘀;经量时多时少,多为气郁。

2. 望带下　观察带下量多少、颜色、性质是带下病诊断及辨证的主要依据。若带下量多,色白质清,多为脾虚、肾虚;带下量少失润,多为津液不足;带下色黄,量多质黏稠,多为湿热;带下色赤或赤白相兼,或稠黏如脓,多为湿热或热毒。

3. 望恶露　产后望恶露量之多少、颜色、性质亦是产后病辨证的重要内容。若恶露量多、色淡红、质稀,多为气虚;色红、质稠,多为血热;色紫黯、有血块,多为血瘀;色黯若败酱,应注意是否感染邪毒。

4. 望阴户、阴道　主要观察阴户、阴道形态、肤色。若见解剖异常者,属先天性病变。若有阴户肿块,伴红、肿、热、痛,黄水淋漓,多属热毒;无红肿热痛,多属寒凝。阴户皮肤发红,甚至红肿,多属肝经湿热或虫蚀;阴户肌肤色白或灰白、粗糙增厚或皲裂,多属肾精亏损,肝血不足。若阴户中有块脱出,常见于子宫脱垂或阴道前后壁膨出。

(三) 闻诊

妇科闻诊包括听声音、听胎心、闻气味三个方面。主要了解月经、带下、恶露的气味。月经、带下、恶露秽臭者,多为湿热或瘀热;腐臭气秽者,多为热毒;若恶臭难闻,需注意子宫颈癌的可能性。

(四) 切诊

妇科切诊包括切脉、按肌肤和扪腹部三部分。妇人之脉在一般情况下稍弱于男子,略沉细而柔软,尺脉稍盛。月经期、妊娠期、临产之际及新产后脉象均有所变化。

1. 月经脉　月经将至或正值月经期,脉多显滑象,为月经常脉。若脉滑数而有力者,多为热伏冲任,常见月经先期、月经过多、崩漏。脉沉迟而细,多为阳虚内寒,生化不足,常见于月经后期或月经过少。脉细数为虚热伤津,阴亏血少,可见于月经先期、闭经。脉缓弱无力多为气虚,尺脉微涩多为血虚,尺脉滑多为血实。崩中下血或漏下不止,脉应虚小缓滑,反见浮洪而数者,多属重证。

2. 妊娠脉　女子怀孕 6 周左右易见脉滑有力或滑数,尺脉按之不绝,因月经停止,阴血下注以养胎,冲任气血旺盛之故,此为妊娠常脉。若脉细软或欠滑利或沉细无力,常见于胎动不安、堕胎、胎萎不长、胎死腹中等病之虚证。若妊娠晚期,脉弦滑劲急,多为阴虚肝旺、肝风内动之象,当警惕发生子晕、子痫等。

3. 临产脉　《产孕集》云:"尺脉转急,如切绳转珠者,欲产也。"描述了孕妇在临产前脉象的变化。若孕妇双手中指两旁从中节至末节,均可扪及脉之搏动,亦为临产之脉,如《景岳全书·妇人规·产要》云:"试捏产母手中指本节跳动,即当产也。"此有一定临床意义。

4. 产后脉　因分娩之际,失血耗气伤津,新产血气未复,脉常滑数而重按无力。三五日后,脉渐平和而呈虚缓之势,此属产后常脉。若产后脉见浮大虚数,应注意是否气虚血脱;脉浮滑而数,可能是阴血未复,阳气外浮或为外感之证。

二、辨证要点

妇科疾病的辨证要点,是根据经、带、胎、产的临床特征,结合全身症状、舌象、脉象,按照阴阳、表里、寒热、虚实八纲辨证的原则,来确定它的证候诊断。因此对妇科疾病的辨证,必须从局部到整体进行全面综合分析,才能辨别脏腑、气血的病变性质,做出正确诊断。

妇科采用的辨证方法主要是脏腑辨证和气血辨证,个别采用卫气营血辨证。如产后发热的感染邪毒证,病变表现了温热病的发展全过程,此时用卫气营血辨证就较为合理。当然无论何种辨证方法,尽可以八纲统而论之。

现将妇科疾病常见证型,按脏腑辨证和气血辨证列表如下(表5-1、表5-2)。

表 5-1　妇科疾病脏腑辨证证型简表

证型	妇科特征	全身表现	舌象	脉象
肾气虚	经行先后不定期,或经行后期,量或多或少,经色淡红,崩漏,经闭,胎动不安,滑胎,不孕,阴挺,难产等	腰酸腿软,头晕耳鸣,小便频数,精神不振,面色晦暗等	舌淡红,苔薄白	脉沉细
肾阴虚	经行后期或先期,经血量少、色鲜红,经闭,崩漏,经断前后诸证,胎动不安,不孕等	腰酸腿软,头晕耳鸣,口燥咽干,颧红,手足心热,失眠盗汗等	舌红而干,少苔或无苔或花剥	脉细数,尺脉无力
肾阳虚	经行泄泻,带下量多、清稀,子肿,不孕,崩漏,胎动不安等	腰酸腿软,甚至腰痛如折,头晕耳鸣,畏寒肢冷,小便清长,夜尿多,性欲减退,精神萎靡,泄泻,水肿等	舌淡,苔薄白而润	脉沉细而迟,或沉弱
肝气郁结	经行先后无定期,经量多少不定、血色暗红,经行不畅,痛经,经闭,不孕,缺乳等	胸胁、乳房胀痛,胸闷不舒,小腹胀痛,时欲太息,嗳气,食欲不振等	舌淡红,苔薄白	脉弦
肝郁化火	经行先期,量多、色紫红,崩漏,经行吐衄,妊娠恶阻等	头痛,眩晕,耳鸣,目赤肿痛,口苦而干,烦躁易怒,胁痛等	舌红,苔薄黄	脉弦数
肝经湿热	带下色黄或赤、臭秽,阴痒,阴蚀等	胸闷胁痛,心烦易怒,大便干燥,小便黄赤,口苦咽干等	舌红,苔黄腻	脉弦滑而数
肝阳上亢	经断前后诸证,妊娠眩晕等	头晕头痛,目眩,耳聋,耳鸣,四肢麻木、震颤,少寐多梦,手足心热等	舌红,苔少	脉弦细或弦而有力
肝风内动	妊娠厥证,产后发痉	头痛头晕,眼花,突然昏厥,不省人事,手足抽搐,角弓反张等	舌红或绛,无苔或花剥	脉弦细而数

续表

证型	妇科特征	全身表现	舌象	脉象
脾气虚弱	经行先期,月经过多、血色淡,崩漏,经闭,带下,阴挺等	面色淡黄,四肢倦怠、乏力,口淡乏味,不思饮食,食后腹胀等	舌淡,苔薄白	脉缓弱
脾阳不振(痰湿)	经行泄泻,带下,子肿,不孕,经行后期,闭经,恶阻等	面色㿠白,倦怠无力,畏寒肢冷,甚则浮肿,食欲不振,腹部胀满,大便溏泄,形体肥胖,心悸气短等	舌淡胖嫩,苔白腻	脉缓滑无力或滑
肝虚血少(心脾两虚)	月经后期,量少,闭经,胎动不安,月经先期,崩漏,脏躁等	面色萎黄,头晕心悸,怔忡健忘,少寐多梦,神疲肢倦等	舌淡红,苔薄白	脉细弱
心肾不交	经断前后诸证,脏躁等	怔忡,健忘,虚烦,多梦,头晕耳鸣,腰酸腿软等	舌红,苔薄或无苔	脉细数,两尺无力
阴虚肺燥	经闭,经行衄血,妊娠咳嗽等	头晕耳鸣,两颧潮红,潮热,盗汗,咳嗽,手足心热,咽干鼻燥等	舌红或绛,苔花剥或无苔	脉细数
肝肾阴虚	崩漏,妊娠眩晕,脏躁,阴痒等	同时具备"肾阴虚"与"肝阳上亢"二证之全身表现	舌红而干	脉弦细而数
脾肾阳虚	经行泄泻,带下,子肿	同时具备"肾阳虚"与"脾阳虚"二证之全身表现	舌淡,苔白滑或腻	脉沉迟或沉弱

表 5-2　妇科疾病气血辨证证型简表

证型	妇科特征	全身表现	舌象	脉象
气虚	经行先期,量多色淡、质稀,崩漏,恶露不绝,阴挺,胞衣不下等	面色㿠白,气短懒言,神倦乏力,头晕,目眩,小腹空坠,多汗等	舌淡,苔薄白	脉缓弱
气滞	经行后期,淋漓不畅,痛经,经闭,癥瘕,缺乳等	胸闷不舒,小腹胀痛连及两胁,痛无定处,或腹部包块,推之可移,按之可散	舌淡红,苔薄白	脉弦
血虚	经行后期,量少,色淡、质稀,经闭,经后腹痛,胎动不安,不孕,缺乳等	面色萎黄,指甲色淡,唇色淡红,皮肤不润,头晕,眼花,心悸少寐,疲乏无力,手足发麻	舌淡,苔少	脉细而无力

续表

证型	妇科特征	全身表现	舌象	脉象
血瘀	经期不定,色紫有块,经行不畅,痛经,经闭,崩漏,癥瘕,产后腹痛,恶露不下或恶露不绝,胞衣不下等	小腹疼痛,或有积块,痛处不移,如针刺状,按之痛甚,血块下后痛减,皮肤干燥,甚则甲错,口干不欲饮	舌紫黯,舌边有瘀点或瘀斑	脉沉涩有力
血热	实热:经行先期,月经过多,色紫红、质黏稠,崩漏,胎动不安,恶露不绝等	面色红,口干发热,渴喜冷饮,心胸烦闷,小便黄赤,大便秘结	舌红,苔黄	脉滑数或洪数
	虚热:经行先期,经量少、色鲜红,崩漏,胎动不安等	面色潮红,低热或潮热,五心烦热,少寐多梦,盗汗,口燥咽干等	舌红,苔少或无苔	脉细数无力
血寒	实寒:经行后期,量少、色鲜红,崩漏,胎动不安	小腹绞痛,得热稍减,面色青白,形寒肢冷	舌黯,苔白	脉沉紧
	虚寒:经行后期,量少、色淡,痛经等	腹痛绵绵,喜暖喜按,头晕短气,腰酸无力	舌淡,苔白润	脉沉迟无力

课堂互动

运用所学过的中医妇科疾病诊断与辨证的相关知识,采用角色扮演教学模式,即由学生分别扮演患者、患者家属、医生,模拟临床常见的妇科典型病例,训练四诊技能,提高妇科疾病辨证的能力。

三、辨病与辨证

在中医妇科学领域里,辨病与辨证相结合,也是必用的方法。辨病是现代妇科学的优势,依赖先进的仪器及有关检查,深入地认识疾病,客观指标明确,诊断明确,并能鉴别诊断,免致贻误病情。辨证是中医的优势,利用整体观念,对四诊收集来的资料,分析其证候的关键所在及证型的主次轻重,便于指导治疗。现代中医妇科工作者应把中西医两者的长处结合起来形成新的辨证和诊断。辨病与辨证相结合又有以下四种情况。一是舍证从病,二是舍病从证,三是辨证中辨病,四是辨病中辨证。兹分述如下。

(一)舍证从病

在临床上既要辨病,又要辨证,故需病证结合。但在两种情况下,必须从病为主。一是无证可辨时必须从病;二是对症状过多者,有时亦需从病。例如,早中期的子宫肌瘤、卵巢囊肿,通常是通过体检才发现的,临床上无明显的症状,因此多从病论治;再如,患者症状过多,如卵巢功能早衰,雌激素水平低可以出现一系列心、肝、脾、胃失和的复杂证候,由上至下、由内至外均有症状出现,对这种情况应当从病为主;又如宫颈癌,不仅出现带下过多,色黄白或五色杂下,有臭气,而且伴有头昏神疲、腰酸腹胀、低热不已、心悸寐差等一系列症状,亦当从病为主。

（二）舍病从证

有些病证必须舍病从证,例如临床上常见的带下过多病证,即使检查已证实有慢性宫颈炎或阴道炎症时,亦可从证为主,如从脾虚证或肾虚证或湿浊证。又如经前期综合征,以头痛为主者,可从肝火证论治;以乳房胀痛为主者,可从肝郁论治等。

（三）辨证中辨病

辨证中贯穿辨病,是在传统辨证前提下,辨病为先,辨证为次。因为辨病者,病有特殊性,就必然有其主证型,围绕主证型,形成纵向的辨证规律。如崩漏病,属于功能失调性子宫出血之无排卵性者,主证型在于肾阴偏虚,但在发展到出血期时,呈血瘀为主的证型,或常兼血热,由于长期出血,崩漏的最后阶段可致阴虚及阳,阳虚气弱的证型,但肾阴偏虚是贯穿崩漏终始的。亦因在崩漏出血的中后期,感染湿热,有可能继发湿热证,暂占为主证型者。这就是围绕主证型的纵向辨证规律,也就是辨证中贯穿辨病。

（四）辨病中辨证

通过有关检查,辨明病证。但辨病之后,亦当要求辨证。如慢性输卵管炎,已经确诊,但尚需进而辨别是血瘀、湿热、肾虚等何种证型。又如免疫性不孕症,虽经辨病明确,但尚需进而辨别属阴虚火旺、阳虚气弱、湿热血瘀等证型。只有这样才能使辨证更为客观,更为精确。

复习思考题

1. 简述妇科疾病的诊断要点。
2. 归纳妇科疾病的常见证型。

（李春巧）

第四节　月经不调

月经病是指月经的周期、经期、经量发生异常,或伴随月经周期出现明显不适症状的一类疾病,是妇科临床的常见病、多发病。

月经不调是指以月经周期异常为主症的月经病。常见的月经不调有月经先期、月经后期和月经先后不定期。

月经不调的病因病机,主要是由于外感六淫、内伤七情或多产房劳、饮食不节、劳逸失常、跌仆闪挫等致病因素影响,使脏腑功能失常,气血失调,导致冲任督带损伤,从而引发月经不调。本病的辨证调护着重以月经周期及伴月经周期出现的其他症状为要点,结合全身表现,运用四诊八纲,综合分析判断。其调护原则重在调经治本。调经即调理月经使之恢复正常,治本即消除病因。

月经不调的主要病机是气虚不固或热扰冲任,或肝气郁滞或肾气虚衰,而致冲任气血不调,血海蓄溢失常,其病位主要在胞宫,与肝、脾、肾三脏及冲任二脉关系密切。

月经不调与美容的关系:本病的发生受外感六淫、内伤七情或多产房劳、饮食不节、劳逸失常、跌仆闪挫等致病因素影响,若月经先期可出现身热面赤,精神抑郁,两颧潮红,五心烦热,口燥咽干,神疲体倦,少气懒言;月经后期则可见头昏眼花,心悸失眠,面色苍白或萎黄或㿠白,畏寒肢冷,或面色清白,精神抑郁,形体肥胖等;月经先后不定期则见头晕耳鸣,腰膝酸软,精神抑郁,时欲叹息,嗳气食少等。上述情况发展到一定程度可出现面部色斑、黄褐斑等,严重影响患者的美容。

西医学排卵性功能失调性子宫出血、生殖器官炎症或肿瘤及垂体前叶病变引起的阴道异常出血,可参考本节辨证调护。

知识链接

排卵性功能失调性子宫出血

排卵性功能失调性子宫出血多发生在育龄妇女,有时也出现在更年期。可分为黄体功能不足和黄体萎缩不全两种。黄体功能不足主要是因黄体发育不全时,分泌功能欠佳,使孕酮分泌量不足。黄体萎缩不全的排卵性功能失调性子宫出血,黄体多发育良好,功能失调性子宫出血为黄体未能及时全面萎缩而持续过久所致。

一、月经先期

月经周期提前7日以上,或一月两潮,并连续2个月经周期以上者,称为"月经先期",又称"经行先期""经期超前""经早"。偶尔一次提前不作病论。西医学的月经频发可参考本部分辨证调护。

【病因病机】

主要病因是血热和气虚。血热则热扰冲任,血海不宁,迫血妄行,月经提前;气虚则统摄无权,冲任不固,月经先期而至。

1. 阳盛实热　素体阳盛,或外感热邪,或过食辛辣助阳之品,致使热伤冲任,迫血下行,而使经期提前。

2. 肝郁血热　素性抑郁,情志内伤,肝气郁结,郁久化热,热伤冲任,迫血妄行,使经期提前。

3. 虚热　素体阴虚或久病失血、产多乳众使经血亏损,营阴暗耗,虚热内生,热扰冲任,血海不宁,经期提前。

4. 气虚　素体脾虚或饮食不节、劳逸失常、思虑过度,伤及脾气,致使中气不足,统摄无权,冲任不固,经期提前。

【诊断要点】

1. 临床特征　月经来潮提前7日以上,甚至半月一行,经期基本正常,且连续出现 2 个周期以上,经期正常或伴有月经过多。

2. 妇科检查 若属黄体功能不足的排卵性月经失调,则盆腔无明显器质性病变;若属盆腔炎引起的月经先期,则检查中可见盆腔炎体征。

3. 辅助检查 基础体温测定,或刮取子宫内膜做组织学检查可助诊断。

【辨证调护】

(一) 调护原则

本病主要根据月经的量、色、质的变化,再结合全身表现来辨属热、属虚、属实。以调经止血为调护原则,针对病因病机,或补,或疏,或清,或摄,以达到恢复正常月经周期的目的。

(二) 分型调护

1. 阳盛实热

证候:经期提前,经血量多,色紫红,质黏稠,伴心烦口渴,尿黄便秘,身热面赤,舌红苔黄,脉滑数。

调护原则:清热泻火,凉血调经。

调护指导:清经散加减(牡丹皮、地骨皮、白芍、熟地黄、青蒿、黄柏、茯苓)。若月经过多,去茯苓,加地榆、槐花、茜草根以凉血止血;若经行腹痛,血中有瘀块,酌加蒲黄、三七粉以化瘀止血。

2. 肝郁血热

证候:经期提前,经量或多或少,经色紫红,质稠有块,伴经前乳房、胸胁、少腹胀痛,精神抑郁,烦躁易怒,口苦咽干,舌红苔黄,脉弦数。

调护原则:疏肝健脾,凉血调经。

调护指导:丹栀逍遥散加减(牡丹皮、栀子、当归、白芍、柴胡、白术、茯苓、炙甘草、煨姜、薄荷)。若经量过多则去当归,加炒地榆、茜草以凉血止血;若乳房、胸胁、少腹胀痛甚,加川楝子、郁金、王不留行以理气止痛;若血块多,加泽兰、益母草以活血化瘀。

3. 虚热

证候:经期提前,经血量少,色红,质稠,伴两颧潮红,五心烦热,口燥咽干,舌红少苔,脉细数。

调护原则:滋阴清热,养血调经。

调护指导:两地汤加减(生地黄、玄参、地骨皮、麦冬、阿胶、白芍)。若经量甚少,加首乌、枸杞子以益精血;若烦热甚,加鳖甲、生龟甲以育阴潜阳。

4. 气虚

证候:经期提前,经血量多,色淡,质稀,伴神疲体倦,少气懒言,脘闷纳呆,食少便溏,舌淡,苔薄,脉缓弱。

调护原则:健脾益气,固冲调经。

调护指导:补中益气汤加减(人参、黄芪、白术、当归、陈皮、升麻、柴胡、炙甘草)。若月经过多者,去当归,酌加艾叶炭、炮姜炭以固涩止血;若便溏者,酌加山药、砂仁、薏苡仁以扶脾止泻;若心脾两虚,心悸怔忡,失眠多梦,则可选用归脾汤以养心健脾,固冲调经。

病案分析

刘某某,女,31 岁,2010 年 10 月 12 日初诊。

月经期提前、量多伴经期长 9 个月。患者近 9 个月来每次月经均提前八九日来潮,经量明显增多,每次需用卫生巾 25 片左右,持续 10 余日方净。末次月经 10 月 5 日,至今已 8 日未净,月经量多。现色淡质稀无血块,伴头晕、肢倦、神疲、纳差,面色萎黄。曾于 9 月行盆腔 B 超检查未发现异常。舌淡苔薄白,脉细弱。

妇科检查:外阴正常,阴道通畅,内有少量淡红色血液,宫颈光滑,子宫前位,增大如孕 6 周,有不平感,质硬,无压痛,双附件未触及包块,无压痛。

请分析:①患者的中医诊断和证型是什么?并简要分析病因病机。

②请为该患者制定调护方案。

二、月经后期

月经周期延后 7 日以上,甚至 3~5 个月一行者,称为"月经后期",也称"经期错后""经迟"等。若经行仅延迟 3~5 日,或偶见一次,不作病论。妇女进入更年期,或少女初潮后,短期内经行时有延后,且无不适者,可不诊治。西医学的月经稀发可参考本病调护。

【病因病机】

本病发病机制有虚有实,虚者多由精血不足,实者多由经脉气机受阻,血海不能按时满溢,遂使月经后期。常见证型有血虚、血寒、气滞、痰湿。

1. 血虚 素体血虚气弱或产多乳众,数伤于血,或大病久病,致使营血衰少,冲任不足,血海不能按时满溢,而经期延后。

2. 血寒 ①虚寒:素体阳虚,或久病伤阳,脏腑失于温养,气血化生、运行迟缓,冲任不足,血海不能按时满溢,遂致经行错后;②实寒:经产之时,感受寒邪,或过服寒凉,冒雨涉水,血为寒凝,经脉受阻,血行迟滞,而致经期延后。

3. 气滞 素体抑郁,或愤怒忧思,气机郁滞,血行不畅,阻滞冲任,血海不能按时满溢,经期延后。

4. 痰湿 素体肥胖,痰湿内盛,或劳逸失常,饮食不节,忧思过度,损伤脾气。脾失健运,痰湿内生,下注冲任,壅滞胞脉,气血运行受阻,血海不能按时满溢,致经期延后。

【诊断要点】

1. 临床特征 月经周期延后 7 日以上,甚至延后 3~5 个月,经期基本正常,持续 2 个月经周期以上。

2. 妇科检查 一般内外生殖器无器质性病变。

3. 辅助检查 卵巢功能测定及 B 超检查有助于了解子宫、卵巢的发育和病变。

【辨证调护】

(一)调护原则

月经后期的辨证主要根据月经的量、色、质的变化,结合全身表现辨析虚实。以调整周期为主,虚证温经养血,实证活血行滞,虚实夹杂证,应分主次而兼调之。

（二）分型调护

1. 血虚

证候：月经周期延后，量少，色淡，质稀，或伴小腹隐隐作痛，头昏眼花，心悸失眠，面色苍白或萎黄，舌淡，苔薄，脉细无力。

调护原则：补血养营，益气调经。

调护指导：大补元煎加减（人参、山药、熟地黄、杜仲、当归、山茱萸、枸杞子、炙甘草）。若血虚阴亏，见潮热、盗汗、心烦等，酌加女贞子、墨旱莲、地骨皮以养阴清虚热；若食少便溏，酌加扁豆、砂仁以健脾和胃。

2. 血寒

（1）虚寒

证候：月经周期延后，量少，色淡，质稀，伴小腹隐痛，喜暖喜按，腰膝酸软，性欲减退，小便清长，面色㿠白，舌淡，苔白，脉沉迟无力。

调护原则：温经扶阳，养血调经。

调护指导：大营煎加减（当归、熟地黄、枸杞子、炙甘草、杜仲、牛膝、肉桂）。若经行小腹冷痛，酌加巴戟天、小茴香、香附以温经止痛；若虚甚，加人参益气；若腰膝冷痛者，酌加补骨脂、巴戟天、淫羊藿以温肾助阳。

（2）实寒

证候：月经周期延后，量少，色黯有块，伴经行小腹冷痛，得热痛减，畏寒肢冷，或面色青白，舌质黯，苔白，脉沉紧。

调护原则：温经散寒，活血调经。

调护指导：温经汤加减（人参、当归、川芎、白芍、肉桂、莪术、牡丹皮、甘草、牛膝）。若腹痛拒按，加小茴香、香附、延胡索以散寒行滞止痛；若腰痛，加川续断、桑寄生、狗脊补肾壮腰；若血块多，酌加蒲黄、五灵脂化瘀止痛；若月经过少，酌加丹参、鸡血藤、益母草养血活血调经；若经血量多，经期去牛膝、莪术，加炮姜炭、艾叶炭、茜草以暖宫调经。

3. 气滞

证候：月经周期延后，量少或正常，色黯有块，伴小腹胀痛，精神抑郁，胸胁、乳房胀痛，苔薄白，脉弦。

调护原则：理气行滞，活血调经。

调护指导：乌药汤加减（乌药、香附、木香、当归、甘草）。若小腹胀痛甚者，酌加莪术、延胡索以理气止痛；若胸胁、乳房胀痛明显，酌加柴胡、川楝子、王不留行、郁金以疏肝解郁，通络止痛；若经量少者，酌加川芎、鸡血藤、丹参以养血活血调经；若经行量多、色红，行经期酌加茜草炭、焦栀子、地榆清热止血。

4. 痰湿

证候：月经周期延后，量少，色淡，质稀，伴形体肥胖，心悸气短，胸闷呕恶，带下量多，舌质淡胖，边有齿痕，苔白腻，脉滑。

调护原则：燥湿化痰，活血调经。

调护指导：芎归二陈汤加减（半夏、陈皮、茯苓、生姜、川芎、当归、甘草）。若脾虚食少，神疲乏力，酌加人参、山药、白术以补脾益气；若脘闷呕恶，酌加砂仁、枳壳以理气醒脾；若带下量多，酌加苍术、车前子、薏苡仁以健脾燥湿止带；若痰湿化热，加黄连以燥湿清热。

月经后期之虚证和实证各有何病机特点？该如何分型治疗？

三、月经先后无定期

月经周期提前或延后 7 日以上,连续 3 个月经周期以上者,称为"月经先后无定期",又称"经水先后无定期""月经愆期""经乱"。若仅提前错后 3~5 日,不作病论;若伴经量增多或经期延长,常可发展成崩漏。青春期初潮后 1 年内及更年期出现月经先后无定期者,如无其他明显不适,可不予治疗。西医学的月经失调中的月经不规则可参考本部分辨证调护。

【病因病机】

主要病机是肝肾功能失调,冲任功能紊乱,血海蓄溢失常。

1. 肾虚 素体肾气不足,或房劳多产、久病大病伤肾,肾气亏损,封藏失职,冲任不调,血海蓄溢失常,导致经行先后无定期。

2. 肝郁 素性抑郁,或愤怒伤肝,肝气逆乱,疏泄失职,冲任不调,血海蓄溢失常,导致月经先后无定期。

【诊断要点】

1. 临床特征 月经或提前或错后 7 日以上,但经期正常,经量或多或少或正常,并持续出现 3 个周期以上。

2. 妇科检查 一般无明显改变。

3. 辅助检查 B 超、卵巢功能测定有助于诊断。

【辨证调护】

(一) 调护原则

应结合月经的量、色、质及全身表现综合分析,辨别属肾虚或肝郁。

调护以调理冲任气血为原则,或疏肝解郁,或补肾益气,使气血调顺,冲任安和,则经期自如。

(二) 分型调护

1. 肾虚

证候:经行或先或后,量少,色淡,质稀,伴头晕耳鸣,腰膝酸软,小便频数,舌淡,苔薄,脉沉细。

调护原则:补肾益气,养血调经。

调护指导:固阴煎加减(人参、熟地黄、山药、山茱萸、远志、炙甘草、五味子、菟丝子)。若腰骶酸痛,加杜仲、巴戟天以强腰壮肾;若带下量多,加鹿角霜、金樱子以收涩止带;若夜尿频,加益智仁、桑螵蛸以固涩缩尿;若心虚不眠,加炒枣仁养血安神;若肝郁肾虚,症见月经先后无定期,经量或多或少,色暗红或有块,经行乳房胀痛,舌淡苔白,脉弦细,治宜疏肝补肾,养血调经。

2. 肝郁

证候:经行或先或后,经量或多或少,经色暗红,有血块,或经行而不畅,胸胁、乳房、少腹胀痛,精神抑郁,时欲叹息,嗳气食少,苔薄白或薄黄,脉弦。

调护原则:疏肝解郁,理气调经。

调护指导:逍遥散加减(柴胡、白术、茯苓、当归、白芍、薄荷、煨姜、炙甘草)。若经行少腹胀痛,经血有块,酌加丹参、益母草、香附、延胡索理气化瘀止痛;若气郁化热,心烦口苦,经量增多者,去当归、煨姜之辛温行血,酌加牡丹皮、栀子、茜草以清热凉血止血;若肝郁乘脾,脘闷纳呆者,酌加厚朴、陈皮、枳壳理气和胃;若兼肾虚者,酌加菟丝子、熟地黄、续断以补肾调经。

【其他调护】

(一)饮食调护

1. 乌鸡1只,当归、黄芪、茯苓各9g,把药放入鸡腹内用线缝合,砂锅炖煮,去渣后调味,喝汤食肉。月经前每日1次,连服3~5日。适用于月经先期气虚证。

2. 羊肉500g,黄芪、党参、当归各25g,生姜5g,药物用布包好,同放砂锅内加水适量,文火煮2小时。月经后每日1次,连服3~5日。适用于月经后期气血两虚证。

3. 山楂50g、红糖30g,山楂煎水去渣,冲红糖温服,每日2次。适用于月经后期血寒瘀滞证。

4. 山药60g、粳米50g,煮粥,每日1次,7日为一个疗程。适用于月经先后无定期脾肾两虚证。

(二)针灸调护

1. 毫针法　取关元、血海、三阴交。实证用泻法,虚证用补法,寒者加灸。于月经来潮前5~7日开始治疗,留针20~30分钟,每日1次。若经行时间不能掌握,可于月经干净之日起针灸,留针20~30分钟,隔日1次,直到月经来潮为止。连续治疗3~5个月经周期。

2. 耳针法　取肝、脾、肾、子宫、内分泌、皮质下。毫针中度刺激,留针15~30分钟,隔日1次,左右耳交换治疗。也可用耳穴压丸法或埋针,每2~3日1次。

3. 皮肤针法　在腰椎至尾椎、下腹部任脉、脾经、肝经和腹股沟及下肢足三阴经循行线轻轻叩刺,以局部皮肤潮红为度。隔日1次。

4. 穴位注射法　取子宫、足三里、三阴交。每次取2~3穴,用5%当归注射液或复方丹参注射液,每穴注入0.5ml,隔日1次。

5. 三棱针法　取腰阳关至腰俞之间任一点,最好取低位点,用三棱针挑刺,深约0.1~0.15cm,挑刺范围不宜过大,挑后用消毒纱布覆盖,每月1次,3次为一个疗程。

6. 埋线法　取三阴交、中极透关元。用1cm长的消毒羊肠线,埋植于以上穴位,在经前、经后均可治疗,作用较持久。

病案分析

邢某,女,33岁,于2009年5月17日初诊。

患者于2007年婚后开始月经紊乱,或40~50日一潮,或半月一行,经量略少,色暗红,经前乳胀,平素头晕,疲倦,腰酸痛,小便清长,四肢不温,胃纳一般,白带较多。面色晦黄,有暗斑,舌淡略黯,苔白,脉沉细尺弱。月经14岁初潮,周期尚准。末次月经4月10日。婚后同居2年余,未有子嗣。2009年初曾在某医院取子宫内膜(月经来潮3个小时)活检,病理报告为"分泌期子宫内膜,腺体分泌欠佳"。

请分析:①患者的中医诊断和证型是什么?并简要分析病因病机。
②请为该患者制定调护方案。

【按语】

1. 经前及经期要调适寒温,避免冒雨涉水、过食寒凉和辛辣食品。

2. 把握好调护的时机,有助于提高疗效。一般来说针灸调护多在月经来潮前3～5日开始,行经期间停止。

3. 注意生活调节和经期卫生,调畅情志,保持心情舒畅,避免精神刺激,注意劳逸结合,加强体育锻炼,增强体质。

复习思考题

1. 月经不调的病因病机及调护原则有哪些?

2. 月经不调与美容有哪些关系?

3. 怎样预防月经不调?

4. 月经不调中医辨证调护方式有哪些?

第五节　痛　经

在经期和行经前后,出现周期性小腹疼痛,或痛引腰骶,甚至剧痛晕厥者,称为"痛经",亦称"经行腹痛"。若偶尔伴随月经出现轻微的腰酸腹坠,不影响日常工作、学习者,不作病论。

痛经与美容的关系:痛经的发生,或因饮生冷,或因外受寒潮,或因气血失调,气机不畅,血行受阻。因湿热蕴结,肝郁气滞所致者,常伴有食欲不振、烦躁、倦怠、面色苍白等表现,严重影响患者美容。在发作时,宜调理止痛,待疼痛减轻,以预防为主,才能达到较好的调护和美容效果。

西医学将痛经分为原发性和继发性两种。原发性痛经是指生殖器官无明显异常者;继发性痛经多继发于生殖器官的某些器质性病变,如子宫内膜异位症、子宫颈狭窄及阻塞、慢性盆腔炎、子宫肌瘤等。以上疾病出现痛经症状者,皆可参考本节调护。

知识链接

痛经的机理

有研究表明,痛经的妇女其子宫内膜产生前列腺素明显高于无痛经妇女,提示前列腺素释放增加是引起子宫痉挛性收缩的生化基础。前列腺素碳氢化合物有环戊烷,存在于人的组织中,产生于局部的花生四烯酸,在氧合成酶作用过的环氧化酶途径下,衍生出前列环素 PGI_2、PGE_2、$PGF_{2\alpha}$、前列腺素与凝血氧环。

【病因病机】

痛经发病有虚实之分,实者多由气滞血瘀,寒湿凝滞,湿热蕴结,致使气血运行不畅,冲任阻滞,"不通则痛";虚者多由肝肾亏损,气血虚弱,致使精亏血少,冲任失养,"不荣则痛"。其所以伴随月经周期而发生,是与经期和经期前后特殊生理状态有关。未行经期间,由于冲任气血平和,致病因素尚不足以引起冲任、胞宫气血瘀滞或不足,故平时不发生疼痛。经期前后,血海由满盈到泄溢,泄后暂虚,冲任气血变化较平时急骤,故易受致病因素干扰,加之体质因素的影响,致使胞宫气血运行不畅或失于煦濡,而致不通则痛或不荣则痛。

1. 气滞血瘀 素性抑郁,或愤怒伤肝,肝气郁结,气滞血瘀,每值经前、经期气血下注冲任、胞宫,气血更加壅滞不通,"不通则痛"。

2. 寒湿凝滞 经期产后冒雨、游泳,或久居湿地,感受寒湿,或过食生冷,寒湿客于冲任,血为寒凝,经前、经期气血下注冲任、胞宫,气血壅滞不通,"不通则痛"。

3. 湿热蕴结 素有湿热内蕴,或经期、产后感受湿热之邪,与血搏结,稽留于冲任、胞宫,以致气血运行不畅,经行之际,气血下注冲任、胞宫,气血壅滞更甚,"不通则痛"。

4. 肝肾亏损 先天禀赋不足,或多产房劳,久病虚损,伤及肝肾,以致精亏血少,冲任失养,加之行经血泄,血海空虚,冲任、子宫失于濡养,"不荣则痛"。

5. 气血虚弱 素体虚弱,气血不足,或大病久病,耗伤气血,或脾胃虚弱,化源不足,以致气虚血少,冲任失养,经后气血更虚,冲任、胞宫失于濡养,"不荣则痛"。加之气虚无力推动经血下行,亦可发为痛经。

痛经的主要病机,实证为气血运行不畅,冲任阻滞,"不通则痛";虚证为精亏血少,冲任失养,"不荣则痛"。二者病位在冲任、胞宫,变化在气血,表现为痛证。

【诊断要点】

1. 临床特征 经期或经行前后小腹疼痛,有的可痛及全腹或腰骶部,随月经周期而发,或疼痛难忍,或伴有呕吐,汗出,面青肢冷,以致晕厥,经净后疼痛缓解,也有部分患者,经血将行或经净后 1~2 日开始觉小腹隐痛。

2. 妇科检查 原发性痛经者,妇科检查多无明显器质性病变。继发性痛经者,可有明显阳性体征,如子宫内膜异位症多有痛性结节,子宫粘连、活动受限,或伴有卵巢囊肿;子宫腺肌病子宫多呈均匀性增大,局部有压痛;慢性盆腔炎者有盆腔炎症征象。有的患者可见子宫体极度屈曲,宫颈口狭窄。

3. 辅助检查 盆腔 B 超、腹腔镜、宫腔镜检查,对子宫内膜异位症、子宫腺肌病、慢性盆腔炎的诊断有帮助,必要时也可结合碘油造影以助诊断。

知识链接

子宫内膜异位症

当具有生长功能的子宫内膜组织出现在子宫腔被覆黏膜以外的身体其他部位时,称为子宫内膜异位症。异位部分的子宫内膜在性激素的影响之下生长、发展或消退。异位内膜可生长在远离子宫的部位,如腹股沟、脐、肺、横膈等,但绝大多数病变出现在盆腔内生殖器官及其邻近器官的腹膜面,临床上常称为盆腔子宫内膜异位症;若子宫内膜出现和生长在子宫肌层时,称为子宫腺肌病。

子宫内膜异位症是一种常见而令人困惑的妇科疾病。此病一般仅见于生育年龄的妇女,以 30~40 岁妇女居多,初潮前无发病,绝经后异位内膜组织可逐渐萎缩吸收,妊娠或用性激素可抑制卵巢功能,暂时阻止此病发展,故子宫内膜异位症为一种性激素依赖性疾病。其发病率不断增高,在性成熟妇女中,子宫内膜异位症的发生率为 1%~15%。根据病变部位的不同,而出现不同的症状,最常见的症状为痛经、月经失调、性交痛、不孕等。

【辨证调护】

（一）调护原则

痛经以腹痛为主症,故首先应根据痛的性质和程度、部位和时间,再结合月经的期、量、色、质的变化及全身表现来辨别虚、实、寒、热。一般痛在经前、经期多属实;痛在经后多属虚;痛甚于胀多为血瘀;胀甚于痛多为气滞;腹痛拒按多为实证;隐痛喜按多为虚证。本病以实证居多,虚证较少,也有虚实夹杂者。

本病调护以调理气血为主。具体实施时应标本兼顾,痛时缓急止痛以调标,平时辨证求因以调本。经前、经期冲任二脉气实血盛,易生阻滞,宜理气活血以行滞;经后血随经去,血海暂虚,宜益气养血以补虚。

（二）分型调护

1. 气滞血瘀

证候:经前或经期小腹胀痛拒按,经行不畅,色黯有块,块下痛减,胸胁、乳房胀痛,舌紫黯,或有瘀点,脉弦或弦涩有力。

调护原则:活血化瘀,行气止痛。

调护指导:膈下逐瘀汤加减(当归、川芎、赤芍、桃仁、红花、枳壳、延胡索、五灵脂、乌药、香附、牡丹皮、甘草)。若兼经期延长,经色紫黯,质稠黏,口苦咽干,舌红苔黄,为肝郁化热之象,酌加栀子、连翘、黄柏、夏枯草以清泻肝热;若肝郁乘脾,症见胸闷,食少,酌加鸡内金、茯苓、陈皮以健脾益气;若痛剧伴见恶心呕吐,酌加吴茱萸、生姜、半夏以和胃降逆;若兼小腹冷痛者,酌加艾叶、小茴香以温经止痛;若兼小腹胀坠或痛连肛门,酌加姜黄、川楝子、柴胡、升麻以行气升阳。

2. 寒湿凝滞

证候:经前或经期小腹冷痛或绞痛,得热痛减,经行量少,色黯有块,畏寒肢冷,面色青白,带下量多,舌黯苔白或滑白,脉沉紧。

调护原则:温经散寒,化瘀止痛。

调护指导:少腹逐瘀汤(小茴香、干姜、延胡索、没药、当归、川芎、官桂、赤芍、蒲黄、五灵脂)加苍术、茯苓。若小腹胀甚于痛,或兼见胸胁胀满者,酌加乌药、香附、郁金以理气止痛;若阴寒盛,症见小腹绞痛,手足不温或冷汗淋漓、面色青白者,酌加附子、艾叶、细辛以辛温散寒;若腰痛甚,酌加杜仲、狗脊、川续断以强腰壮肾;若伴肢体酸重不适,苔白腻,或有久居潮湿之地史,宜加薏苡仁、羌活以增强散寒除湿之功。

3. 湿热蕴结

证候:经前或经期小腹胀痛拒按,痛连腰骶,经行量多或经期延长,经色紫红,质稠有块。平素带下量多,黄稠臭秽,小便黄赤。舌红,苔黄腻,脉滑数或濡数。

调护原则:清热除湿,化瘀止痛。

调护指导:清热调血汤(牡丹皮、黄连、生地黄、当归、白芍、川芎、红花、桃仁、延胡索、莪术、香附)加红藤、败酱草、薏苡仁。若月经过多或经期延长,酌加槐花、地榆、马齿苋以清热凉血止血;若带下量多,酌加黄柏、土茯苓以清热除湿止带;若痛连腰骶,酌加续断、狗脊、秦艽以除湿止痛。

4. 肝肾亏损

证候:经期或经后小腹隐痛,喜按,经行量少,色黯淡,质稀,头晕耳鸣,或有潮热,腰骶酸痛,舌淡,苔薄白或薄黄,脉细弱。

调护原则:补肾益精,调肝止痛。

调护指导:调肝汤加减(当归、白芍、山茱萸、巴戟天、阿胶、山药、甘草)。若经行量少,酌加鹿角胶、熟地黄、枸杞子以填精益血;若腰骶酸痛甚,酌加桑寄生、杜仲、川续断以强腰壮肾;若伴有潮热、心烦,酌加地骨皮、鳖甲以滋阴清热;若兼有肝郁,见少腹或两胁胀痛者,酌加醋炒川楝、醋炒柴胡、小茴香、郁金以理气止痛;若夜尿多,小便清长,加益智仁、桑螵蛸、补骨脂以补肾缩尿。

5. 气血虚弱

证候:经期或经后小腹隐痛,喜按,或小腹及阴部空坠痛,月经量少,色淡,质稀,神疲乏力,头晕心悸,失眠梦多,面色无华,舌淡,苔薄,脉细弱。

调护原则:益气补血,和营止痛。

调护指导:黄芪建中汤(黄芪、桂枝、白芍、生姜、大枣、炙甘草、饴糖)加当归、党参。若失眠多梦,酌加茯神、远志、五味子养心安神;若腰酸肢冷者,酌加杜仲、狗脊以温肾壮阳;若潮热盗汗,酌加墨旱莲、地骨皮以养阴清热。

【其他调护】

(一) 饮食调护

1. 姜艾薏苡仁粥　干姜、艾叶各10g,薏苡仁30g。将前两味水煎取汁,将薏苡仁煮粥至八成熟,入药汁同煮至熟。具有温经、化瘀、散寒、除湿及润肤功效。适用于痛经寒湿凝滞证。

2. 益母草香附汤　益母草、香附各100g,鸡肉250g,葱白5根。将葱白拍烂,与鸡肉、益母草、香附加水同煎。饮汤,食鸡肉。适用于痛经,并能光亮皮肤。

3. 山楂红糖粥　山楂肉15g,桂枝5g,红糖30~50g。将山楂肉、桂枝装入瓦煲内,加清水2碗,用文火煎至剩1碗时,加入红糖,调匀,煮沸即可。具有温经通脉,化瘀止痛的功效。适用于妇女寒性痛经及面色无华者。

4. 姜枣红糖水　干姜、大枣、红糖各30g。将前两味洗净,干姜切片,大枣去核,加红糖煎。喝汤,吃大枣。具有温经散寒功效。适用于寒性痛经及黄褐斑。

5. 姜枣花椒汤　生姜25g,大枣30g,花椒100g。将生姜去皮洗净切片,大枣洗净去核,与花椒一起装入瓦煲中,加水一碗半,用文火煎至剩大半碗,去渣留汤饮用,每日1剂。具有温中止痛的功效。适用于寒性痛经,并有光洁皮肤的作用。

6. 韭汁红糖饮　鲜韭菜300g、红糖100g。将鲜韭菜洗净,沥干水分,切碎后捣烂取汁备用。红糖放锅内,加清水少许煮沸,至糖溶后兑入韭汁内即可饮用。具有温经、补气的功效。适用于痛经气血两虚证,并可使皮肤红润光洁。

7. 山楂酒　山楂干300g,低度白酒500ml。将山楂干洗净,去核,切碎,装入带塞的大瓶中,加入白酒,塞紧瓶口,浸泡7~10日后饮用,每次15ml。浸泡期间每日摇荡1~2次。有健脾、通经的功效。适用于妇女痛经。

(二) 针灸调护

1. 耳针法　取子宫、肾、腰、腹、交感、神门、内分泌、皮质下。每次选3~4穴,毫针强刺激,留针20~30分钟,每日1次。也可用耳穴埋针法,每2~3日1次,左右耳交换治疗。疼痛缓解后可改用耳穴压丸法巩固疗效。

2. 皮肤针法　在少腹部和腹股沟部任脉、脾经、肾经、腰骶部督脉、膀胱经循环部位叩刺,中等刺激,腹部与背部交替进行,隔日1次。

3. 穴位注射法　取中极、关元、三阴交、次髎。每次取2~3穴,用0.25%普鲁卡因注射液,每穴注入 0.5ml,每日 1 次。或取中极、关元、子宫、肾俞、足三里,用 5% 当归注射液或复方丹参注射液,每穴注入 0.5ml,隔日 1 次。

4. **拔罐法** 取肾俞、腰骶两侧。选用大小适当的玻璃罐,用闪火法吸拔于所选部位上,每次拔 4~6 个罐,每日 1 次。

5. **三棱针法** 以神阙为中心,上、下、左、右旁开 1 寸处共 4 点作为挑刺点,或加取神阙与曲骨之间每间隔 1 寸作为 1 个挑刺点。采取轻挑法,不必挑出纤维,隔日 1 次,5 次为一个疗程。

6. **电针法** 取归来配三阴交、中极配地机或曲骨配血海。每次选用 1 组穴,电针治疗 15~20 分钟,每日或隔日 1 次,各组穴交替使用。

7. **埋线法** 在三阴交上下各 0.5 寸处定出两点。用 0 号消毒羊肠线,埋植于以上穴位,每隔 2 周 1 次。

8. **腕踝针法** 取双侧下 1 区(位于内踝高点上 3 横指,靠近跟腱内侧缘)。用 28 号 1.5 寸毫针,针身与皮肤呈 30° 角,入皮后可沿皮平刺,留针 20~30 分钟,每日或隔日 1 次,5 次为一个疗程。

(三)推拿调护

患者仰卧位,术者坐其旁,以右手掌轻柔地按揉其下腹部起手,用㨰法,从右下腹部开始,向上与脐平,向左移动至左侧天枢穴,再向下移至左下腹部;用一指禅推或指揉气海、关元、中极等穴,然后再捏拿、分推腹部;揉摩下腹部至热透腹内;配合按揉肾俞穴和推擦腰骶部八髎穴至发热,以透热为度,再按揉血海、三阴交、阴陵泉而结束。

病案分析

郑某某,女,28 岁。

经期小腹剧痛 1 年。患者于 2007 年初出现经期小腹痛,某医院诊为"子宫内膜异位症",曾注射"胎盘组织液" 2 个月无效。经期腹部剧痛难忍,经前期小腹冰凉,得热痛减,大便时腹痛加重。经量时多时少,色暗,有血块。若血块排出量多时,则腹痛减轻。舌淡,脉沉弦。

请分析:①患者的中医诊断和证型是什么?并简要分析病因病机。

②请为该患者制定调护方案。

【按语】

1. 注意宣传月经生理卫生常识,消除恐惧焦虑心理;注意调节情绪,以免气机郁滞。

2. 经期应注意卫生,避免精神刺激和过度劳累,防止受凉,忌食生冷寒凉、油腻之品,以免伤脾碍胃,寒湿内生。

3. 经期注意保暖,忌冒雨涉水、游泳,以免受寒;经期禁房事,以免发生子宫内膜异位症及盆腔感染;避免剧烈运动和过重体力劳动,以免气血耗伤。

复习思考题

1. 什么是痛经?其临床表现如何?

2. 怎样用膳食疗法治疗痛经?

3. 痛经的辨证调护方法有哪些?

第六节　闭　　经

女子年逾16周岁而月经尚未来潮,或已行经又中断6个月以上者,称为"闭经",前者称"原发性闭经",后者称"继发性闭经",中医学又称为"女子不月""月事不来""闭经"等。妇女妊娠期、哺乳期或更年期的月经停闭不行,属生理现象;有的少女初潮1~2年内偶有月经停闭现象,也可不予调护。闭经是临床常见又较难治的妇科疾病之一。

课堂互动

如何鉴别原发性闭经、继发性闭经、生理性闭经?

闭经与美容的关系:闭经的发生与肝肾、气血和痰湿密切相关。大多数闭经患者出现的色斑,是因体内内分泌功能不稳定时,再受到外界因素不良刺激引起的。临床上常见形体瘦弱,面色憔悴,或面色萎黄,肌肤不荣,头晕耳鸣,腰膝酸软,神疲肢倦,头昏眼花,心悸气短,五心烦热,颧红唇干,精神抑郁,烦躁易怒等影响美容和身体健康的现象。

西医学的原发性闭经主要见于子宫、卵巢的先天异常或无子宫等。继发性闭经主要见于多囊卵巢综合征、子宫腔粘连综合征、希恩综合征、溢乳-闭经综合征、卵巢功能早衰、生殖道结核及精神心理因素引起的中枢神经及丘脑下部功能失常,可参考本节调护。因先天性生殖器官缺陷,或后天器质性损伤致无月经者,以及药物治疗难以奏效者,不属本节讨论内容。

【病因病机】

闭经的发病机制有虚、实两个方面,虚者多由肝肾亏损,气血亏虚,阴虚血燥,而致精血不足,血海空虚,无血可下,故而经闭不行。实者多由气滞血瘀,痰湿阻滞而致血行不畅,冲任受阻,胞脉不通,而闭经不行。

1. 肝肾亏损　先天禀赋不足,或后天房劳多产、大病久病伤及肝肾,肝不藏血,肾不施化,冲任亏损,血海不盈,无血可下,则经闭不行。

2. 气血亏虚　素体气血亏虚,或饮食劳倦,忧思过度,损伤脾胃,气血生化无源;或大病久病,虫积所伤,耗血伤精,血海空虚,无血可下,则经闭不行。

3. 阴虚血燥　失血伤阴,或久病耗损,或过食辛温燥热之品,灼煎阴血,致血海干涸,无血可下,而成血枯经闭。若病久不愈,阴血耗损,血海枯竭,虚火内炽,则为阴虚血热之虚劳经闭。

4. 气滞血瘀　经行产后,胞脉空虚,外感风冷寒湿,或内伤寒凉生冷,血为寒凝,行而不畅,冲任受阻,胞宫脉络瘀滞不通,则经闭不行;或内伤七情,肝气郁结,气滞则血行瘀阻,发为闭经。

5. 痰湿阻滞　形体肥胖,脂膜闭塞冲任胞脉;或脾虚失运,水湿停留,凝聚成痰,阻于冲任,闭塞子宫,胞脉不通,而经闭不行。

本病的主要病机,虚证多因肝肾不足,气血虚弱,血海空虚,无血可下;实证则因气滞血瘀,寒湿凝滞,阻滞冲任,经血不通。其病位在胞宫,与肝、脾、肾三脏关系密切。

知识链接

闭经的原因

西医学按发生部位不同将闭经的病因分四个方面,一是子宫性闭经,如子宫内膜损伤或粘连、子宫内膜炎、子宫发育不全或阙如、子宫切除后或子宫腔内放射治疗后等;二是卵巢性闭经,如先天性卵巢发育不良或阙如、卵巢功能早衰、卵巢切除或组织被破坏、卵巢功能性肿瘤等;三是垂体性闭经,如垂体损伤引起的垂体前叶功能减退症(席汉氏综合征)、垂体肿瘤等;四是丘脑下闭经,如精神神经因素、药物抑制综合征、多囊卵巢综合征、闭经溢乳综合征、消耗性疾病或营养不良、其他内分泌功能异常(甲状腺功能亢进或减退、肾上腺皮质功能亢进、肾上腺皮质肿瘤等)等。

【诊断要点】

1. 临床特征 青春期女性,年逾 16 周岁,月经尚未初潮,可伴第二性征发育差;或已行经,月经停闭超过 3 个月。

2. 妇科检查 注意检查外阴、子宫、卵巢有无阙如、损伤、萎缩、畸形、肿块,阴毛有无脱落,处女膜有无闭锁等;继发性闭经日久者,常见子宫缩小、阴道黏膜充血等雌激素水平低落现象。

3. 辅助检查 基础体温测定、B 超、CT、MRI、宫腔造影及性激素水平测定等均有助于诊断。结核病、重度贫血及营养不良等所致的继发性闭经,借助血常规、胸腹部 X 线及宫腔镜等检查有助于确诊。

【辨证调护】

（一）调护原则

闭经的辨证调护应以全身症状为依据,首先明确是月经病还是他病所致。属月经病者,再结合病史及舌脉分清虚实。一般年逾 16 周岁尚未行经,或月经初潮偏迟,或由月经后期渐至停闭,并伴有大病久病史、失血史、手术史,证候以虚象为主的,多属虚证。如既往月经尚属正常而突然停经,并伴有其他实证表现者,多为实证。

调护原则是虚者补而通之;实者泻而通之;虚实夹杂者当攻中有养,补中有通,以达到恢复或建立规律性月经周期的目的。本病虚证多实证少,切忌妄行攻破之法。

（二）分型调护

1. 肝肾亏损

证候:年逾 16 岁尚未行经,或月经周期延后,经量过少,渐至经闭,兼见形体瘦弱、面色憔悴,肌肤不荣,头晕耳鸣,腰膝酸软,阴中干涩,阴毛、腋毛稀疏脱落,舌淡红,苔少,脉沉弦细。

调护原则:补益肝肾,养血通经。

调护指导:归肾丸加减(熟地黄、山药、山茱萸、茯苓、当归、枸杞子、杜仲、菟丝子)。若精血不足,面色苍白,肌肤不荣,酌加何首乌、阿胶、鸡血藤以益精养血;若疲乏无力,酌加人参、白术以补益中气;若腰膝酸软,小腹凉,夜尿多,酌加益智仁、仙茅、淫羊藿以温肾助阳。

2. 气血亏虚

证候:月经周期逐渐延迟,经血量少,色淡,质稀,终至经闭不行,兼见面色萎黄,神疲肢倦,头昏眼花,心悸气短,舌淡,苔薄,脉细无力。

调护原则:补中益气,养血调经。

调护指导:人参养荣汤加减(当归、白芍、熟地黄、人参、黄芪、陈皮、茯苓、白术、远志、肉桂、五味子、甘草)。若性欲低下,子宫萎缩,毛发脱落者,酌加鹿角胶、紫河车等血肉有情之品以大补气血;若肠鸣形寒,腹泻便溏者,去当归,酌加炮姜、小茴香、艾叶以温经养血;若腹胀满,加砂仁、香附以理气行滞。若营阴暗耗,心火偏亢,心悸失眠,宜养心阴、和血脉,方选柏子仁丸。

3. 阴虚血燥

证候:月经延后,量少、色红、质稠,渐至停闭不行,五心烦热,颧红唇干,骨蒸劳热,盗汗不止,干咳少痰或痰中带血,舌红,少苔,脉细数。

调护原则:滋阴润燥,养血通经。

调护指导:加减一阴煎(生地黄、白芍、麦冬、熟地黄、知母、地骨皮、炙甘草)加丹参、黄精、女贞子、制香附。若虚汗不解,时有潮热,加鳖甲、青蒿以清虚热;若盗汗不止,酌加浮小麦、煅龙牡以固涩止汗;若心烦失眠,酌加柏子仁、合欢皮、黄连、珍珠母以清心安神;若咯血,酌加桑叶、百合、白及以凉血止血;结核病未愈者,应坚持给予抗结核治疗。

4. 气滞血瘀

证候:月经数月不行,少腹胀痛拒按,胸胁、乳房胀痛,精神抑郁,烦躁易怒,舌质紫黯,有瘀点,脉沉弦或弦涩。

调护原则:理气活血,祛瘀通经。

调护指导:血府逐瘀汤加减(桃仁、红花、当归、生地黄、川芎、赤芍、牛膝、桔梗、柴胡、枳壳、甘草)。若少腹痛甚拒按,酌加延胡索、姜黄、三棱以化瘀止痛;若身重疲乏无力,加人参、黄芪以健脾益气;若腰腹冷痛者,去生地黄加小茴香、肉桂以温经止痛;若小腹疼痛灼热兼便结,加败酱草、牡丹皮、知母、大黄以清热通便。

5. 痰湿阻滞

证候:月经稀发,量少、色淡,渐至闭经,形体肥胖,胸胁满闷,呕恶痰多,神疲倦怠,纳少便溏,带下量多,舌体胖大,苔白腻,脉沉滑。

调护原则:豁痰除湿,活血通经。

调护指导:丹溪治湿痰方加减(苍术、白术、半夏、茯苓、滑石、香附、川芎、当归)。若胸脘满闷者,酌加瓜蒌、枳壳以宽胸顺气;若疲乏无力,酌加人参、黄芪以益气健脾;若面浮肢肿,酌加益母草、泽兰、泽泻以活血利水消肿。

病案分析

王某,女,20岁,闭经6个月。

患者6个月前因与他人发生口角,遂导致闭经,伴有精神抑郁,胸胁、乳房胀痛,烦躁易怒,少腹胀痛,大便秘结,舌质紫黯,有瘀点,脉沉弦。

请分析:①患者的中医诊断和证型是什么?
②本病的调护指导有哪些?

【其他调护】

（一）饮食调护

1. 鳖甲炖鸽　鳖甲50g、鸽子1只。先将鸽子去毛和内脏,再将鳖甲打碎,放入鸽子腹内。共放砂锅内,加水适量,文火炖熟后调味服食。隔日1只,每月连服5~6次。功效滋补精血。适用于闭经肝肾不足证。

2. 桂圆粥　干桂圆肉9g、薏苡仁30g、红糖1匙。干桂圆肉与薏苡仁同煮粥,加红糖1匙即可食用,每日1次。功效健脾养血调经。适用于闭经气血虚弱证。桂圆肉性温,阴虚火旺者不宜服。

3. 姜丝炒墨鱼　生姜50~100g,墨鱼(去骨)400g,油、盐适量。将姜切细丝,墨鱼洗净切片,放油、盐同炒。每日2次,佐膳。功效补血通经,益脾胃,散风寒。适用于血虚闭经。

4. 糯米内金粥　鸡内金15g、生山药45g、糯米50g。先以文火煮鸡内金1小时,然后加糯米及山药再煮。每日分2次服。功效活血通经,健胃消食。适用于气滞血瘀所致的闭经。

5. 黑豆红花煎　黑豆30gg、红花6g、红糖60g。将黑豆、红花放入砂锅中煎水,冲红糖温服。功效活血化瘀,调经止痛。黑豆甘平,除胃热,消肿胀,散瘀血;红花活血化瘀,通经。凡因血脉瘀阻引起的妇女经闭、小腹胀痛者,皆可以此作辅助食疗。

（二）针灸调护

1. 毫针法　取天枢、关元、合谷、三阴交为主穴。肝肾亏虚加肝俞、肾俞、太溪;气血不足加气海、血海、足三里、脾俞;气滞血瘀加期门、太冲、膈俞;寒湿凝滞加中极、命门、大椎。实证用泻法,虚证用补法,寒者加灸。每日1次,留针20~30分钟。

2. 耳针法　取肝、脾、肾、内分泌、内生殖器、皮质下。每次选3~5穴,毫针中度刺激,留针15~30分钟,隔日1次。也可用耳穴压丸法或埋针,每2~3日1次,左右耳交换治疗。

3. 皮肤针法　叩刺腰骶部相应背俞穴和夹脊穴、下腹部相关经穴。轻度或中度叩刺,以局部皮肤潮红或微红出血为度,隔日1次。

4. 穴位注射法　主穴用肾俞、气海,配合足三里、三阴交、中都。取主穴加一配穴共3穴,每穴注入当归注射液0.5~1ml,隔日1次。

5. 皮内针法　取血海、足三里。常规消毒后,将环柄型皮内针刺入穴位,沿皮刺入0.5~1寸,针柄贴在皮肤上,用胶布固定,2~3日更换1次,秋冬季节可适当延长,7次为一个疗程。

6. 电针法　取关元配三阴交、中极配血海或归来配足三里。每次选用1~2组穴,以疏密波或续断波中度刺激,通电15~20分钟,每日或隔日1次,各组穴交替使用,10次为一个疗程。

7. 磁疗法　取耳穴肝、肾、腹、子宫、内分泌、皮质下。每次选3~4穴,将直径为2mm左右的小磁珠用胶布固定于其上,5日后取下,左右耳交替,7次为一个疗程。

（三）推拿调护

患者俯卧位,术者站立,用一指禅推或按揉背部经穴,尤其是腰骶部经穴,并配合推擦腰骶部八髎穴,以发热为度。患者改为仰卧位,术者用小鱼际擦法施于腹部,以关元穴为中心进行操作,并配以揉摩腹部,以腹部发热为佳。患者改为坐位,术者对头、颈、肩部位配以常规手法操作。

【按语】

1. 坚持平衡饮食,忌偏食、挑食等不良饮食习惯;身体肥胖者应节制饮食,增加体力活动,减轻体重;营养不良者要积极改善饮食,增进食欲,增强体质。

2. 采取有效的节育措施,避免多次人工流产、引产、刮宫等损伤。

3. 采用新法接生,避免产后大出血及感染。哺乳期不宜过长。注意及时治疗某些可能导致闭经的疾病,如炎症、结核、糖尿病、肾上腺及甲状腺疾病。注意勿将早期妊娠误诊为继发性闭经。

4. 调护闭经疗程较长,应嘱患者积极配合,坚持治疗。调畅情志,解除心理负担,稳定情绪,积极配合治疗。

复习思考题

1. 什么是闭经? 闭经与美容有何关系?

2. 闭经如何进行辨证调护?

3. 针对闭经应该进行哪些一般调护? 有哪些一般调护措施?

第七节　崩　漏

崩漏是以女性非行经期间阴道突然大量出血或淋漓不断为特征的病证。突然出血、来势急骤、出血量多者为"崩",又称"崩中";淋漓下血、来势缓慢、出血量少者为"漏",又称"漏下"。因二者可互相转化,常交替出现,故概称为"崩漏"。本病多见于青春期、产后及更年期。

崩漏与美容的关系:崩漏失血过多,就会出现面色苍白、唇色淡白、头晕目眩、精神倦怠、气短无力、心悸怔忡、失眠多梦、脉细弱等一系列贫血征象。

西医学的功能失调性子宫出血、生殖器炎症及某些生殖器肿瘤等引起的不规则阴道出血,可参考本节调护。

【病因病机】

本病的发病机制主要是冲任损伤,不能制约经血,使胞宫藏泻失常。《诸病源候论·妇人杂病诸候·漏下候》指出,崩中是因"冲任之气虚损,不能制其经脉,故血非时而下"所致。崩漏的常见证型有肾虚、脾虚、血热和血瘀。

1. 肾虚　先天不足,肾气稚弱,天癸初至,冲任未盛;或绝经期肾气渐衰,因故重虚;或久病大病穷必及肾;或房劳多产等均致肾虚。若耗伤精血,肾阴亏虚,阴虚失守,虚火动血,迫血妄行可致崩漏;若素体阳虚,命门火衰,肾阳虚损,封藏失职,冲任不固,难以制约经血,亦可引发崩漏。

2. 脾虚　素体脾虚,或忧思过度,饮食劳倦损伤脾气,脾虚则统摄无权,冲任不固,不能制约经血,而成崩漏。

3. 血热　素体阳盛血热;或素性抑郁,郁久化热;或过食辛辣,火热内盛,均可引起热扰冲任,迫血妄行,而成崩漏。

4. 血瘀 情志所伤,气滞血瘀;或经期、产后余血未净又感于寒热,以致邪与血结而成瘀;或崩漏日久,离经之血为瘀。瘀阻冲任,血不归经,发为崩漏。

【诊断要点】

1. 临床特征 月经的周期、经期、经量发生严重紊乱。表现为月经不按周期而妄行,出血或量多如注,或淋漓不断;行经时间超过半个月以上,甚至数月不净。出血量多日久者,常有不同程度的贫血表现。

2. 妇科检查 多无明显改变。

3. 辅助检查 为排除生殖器肿瘤、炎症,或全身性疾病引起的阴道出血,可根据病情选做 B 超、MRI、宫腔镜检查、诊断性刮宫、基础体温测定等。

【辨证调护】

(一) 调护原则

崩漏的主症是出血,故辨证应根据出血的量、色、质的变化,参合全身情况和舌脉以及发病的久暂,辨其虚、实、寒、热。经血非时暴下或淋漓难尽,色淡,质稀者,多属虚;经来无期,时来时止,或久漏不止,或时崩时闭,色黯有块,多属瘀;经血暴崩不止,或久崩久漏,血色淡黯,质稀者,多属寒、属虚。经血非时暴下,量多势急,继而淋漓不止,血色鲜红或深红,质稠者,多属热。一般而言,崩漏虚多实少,热多寒少,即使是热也多为虚热。

崩漏的调护,根据病情的轻重缓急,出血的久暂,采用"急则调其标,缓则调其本"的原则,灵活运用塞流、澄源、复旧三法。

塞流:即止血。用于暴崩之际,急当止血防脱,止血之法有固气止血、固涩止血、求因止血等。若出血势急量多者,急需中西医结合进行抢救。

澄源:即正本清源,亦是求因调本。是调治崩漏的重要阶段,一般用于暴血缓减后的辨证调护,常用补肾、健脾、清热、理气、化瘀等法。塞流与澄源两法常常可同步进行。

复旧:即调理善后。血止后,以调理月经周期为调本之法。对青春期患者重在补肾气、益冲任;对育龄期患者重在疏肝养肝、调理冲任;对更年期患者重在滋肾调肝、扶脾固冲任。

调治崩漏三法各有不同,又有内在联系,不可截然分开,必须结合具体病情相互参合,因证而施,灵活运用。

(二) 分型调护

1. 肾虚

(1)肾阴虚

证候:经血非时而下,量多或淋漓不尽,色鲜红,质稍稠,伴头晕耳鸣,腰膝酸软,五心烦热,舌质偏红,苔少,脉细数。

调护原则:滋肾益阴,固冲止血。

调护指导:左归丸去牛膝合二至丸加减(熟地黄、山药、枸杞子、山茱萸、菟丝子、鹿角胶、龟甲胶、墨旱莲、女贞子)。若肝阴失养,兼见咽干、眩晕者,加夏枯草、生牡蛎平肝潜阳;若心阴不足,心烦不寐者,加人参、麦冬、五味子补心安神;若阴虚内热甚者,症见颧红潮热,口燥咽干,便结溺黄,舌红苔少,脉细数,治宜滋阴清热,固冲止血,方用保阴煎加沙参、麦冬、阿胶。

(2)肾阳虚

证候:经来无期,经量多或淋漓不尽,色淡,质稀,面色晦暗,畏寒肢冷,腰膝酸软,小便清长,大便稀溏,舌淡黯,苔薄白,脉沉细。

调护原则:温肾益气,固冲止血。

调护指导:右归丸(制附子、肉桂、熟地黄、山药、山茱萸、枸杞子、菟丝子、鹿角胶、当归、杜仲)去肉桂、当归。若出血量多,加黄芪、人参补气摄血,甚者加覆盆子、赤石脂固肾涩血;若患者年少肾气不足,可加紫河车、淫羊藿加强补肾益冲之功;若血量多而色暗红有块、小腹疼痛者,为寒凝致瘀,可酌加乳香、没药、五灵脂、炮姜温经祛瘀止血。

课堂互动

如何鉴别肾阴虚型崩漏与肾阳虚型崩漏?

---

2. 脾虚

证候:经来无定期,量多如崩,或淋漓不断,血色淡而质稀,神疲气短,面色㿠白,四肢不温,纳呆食少,舌淡胖,苔薄白,脉细弱。

调护原则:健脾益气,固冲止血。

调护指导:固本止崩汤(人参、黄芪、白术、熟地黄、当归、黑姜)去当归,加升麻、山药、大枣、乌贼骨。若兼血虚者,加首乌、枸杞子、寄生以益肾养血;若久漏不止,或少腹胀痛者,加益母草、炒蒲黄以化瘀止血。

3. 血热

证候:经血非时暴下,或淋漓日久难止,血色深红,质稠,口渴烦热,便秘溺黄,舌红苔黄,脉洪数。

调护原则:清热凉血,固冲止血。

调护指导:清热固经汤加减(黄芩、焦栀子、生地黄、地骨皮、地榆、生藕节、阿胶、龟甲、牡蛎、生甘草)。若兼见少腹及两胁胀痛,心烦易怒,脉弦者,加柴胡、夏枯草、龙胆草以清肝泻热;若苔黄腻,少腹疼痛者,为湿热阻滞冲任,宜上方去阿胶,选加忍冬藤、红藤、黄柏、蚕沙、茵陈以清热利湿。

4. 血瘀

证候:经血非时而下,量时多时少,时出时止,或淋漓不断,血色紫黯有块,小腹疼痛拒按,舌质紫黯,苔薄白,脉涩。

调护原则:活血化瘀,固冲止血。

调护指导:四物汤合失笑散(熟地黄、当归、川芎、白芍、炒蒲黄、五灵脂)加三七、茜草炭、益母草、乌贼骨。若兼胁腹胀甚者,加川楝子、柴胡、枳壳、香附以疏肝理气;若兼见口苦,出血量多,色红者,加仙鹤草、地榆、夏枯草、牡丹皮以化瘀泻热;若兼有少腹冷痛者,加乌药、炮姜等温经散寒止痛。

知识链接

止血中药的选择

　　治疗崩漏时,为提高止血效果,可在辨证的基础上选用相应的止血药。益气补虚止血常用人参、党参、黄芪、山药、大枣等;清热止血可用贯众、黄芩、黄柏、大黄、夏枯草、红藤、败酱草、蒲公英等;凉血止血可用大蓟、小蓟、地榆、槐花、侧柏叶、白茅根、紫草、丹皮等;化瘀止血可用三七、益母草、茜草根(炭)、炒蒲黄、炒五灵脂等;温经止血可用炒艾叶、炒续断、炮姜炭、伏龙肝等;固涩止血常用龙骨、牡蛎、乌贼骨、仙鹤草、血余炭、棕榈炭、金樱子等;养血止血常用龟甲胶、阿胶、鹿角胶、当归炭、生地等。

【其他调护】

（一）饮食调护

1. 鲜藕取汁,加少许白糖食用,适用于血热妄行之崩漏。

2. 鲜生地黄 60g,粳米 100g,煮粥食用,适用于阴虚血热崩漏。

3. 生玉米、山药各 50g,粳米 100g,煮粥食用,适用于湿热下注或脾虚湿盛崩漏。

4. 山药、芡实、大枣各 30g,莲子 50g,粳米 100g,煮粥食用,适用于脾气虚崩漏。

5. 猪肾 1 对,核桃肉、莲子各 50g,续断(包)、桑寄生(包)15g,同炖煮后食肉喝汤,适用于肾虚不固之崩漏。

6. 黄芪、木耳各 15g,藕、黑豆各 30g,瘦猪肉 100g,做汤食用,适用于脾肾不足之崩漏。

（二）简便验方

1. 益母草 30g。水煎服(适用血瘀者)。

2. 仙鹤草、血见愁、墨旱莲各 30g。水煎服(适用于血热者)。

3. 白芍 1g,香附 12g,生熟蒲黄各 10g。水煎服(适用于气滞血瘀者)。

4. 墨旱莲、女贞子各 15g,山茱萸、贯众、地榆、生地黄各 12g。水煎服,适用于肾阴不足崩漏。

5. 赤石脂、补骨脂等分,共为细末。每服 3g,日服 3 次,适用于肾气虚寒崩漏。

6. 槐米、白术各 20g,黄芪、墨旱莲、乌贼骨各 30g,甘草 10g。水煎服,适用于脾虚失摄之崩漏。

7. 鹿角霜 15g、炮姜炭 10g、三七 6g。共为细末,每服 3g,日服 3 次,适用于脾肾阳虚崩漏。

8. 棕榈炭、莲房炭、血余炭各药等分。共为细末,每服 5g,日服 3 次。

9. 仙鹤草、生龙牡各 50g,乌贼骨 30g。水煎服,适用于各型崩漏。

（三）针灸调护

1. **毫针法**　取关元、三阴交、血海、膈俞为主。血热内扰加期门、行间、大敦;气滞血瘀加合谷、太冲;气血不足加足三里、脾俞、气海、隐白;肾阳亏虚加气海、命门;阴虚火旺加太溪、阴谷。毫针刺,虚则补之,实则泻之,寒者加灸。每日 1 次,每次留针 20~30 分钟。

2. **耳针法**　取子宫、肝、脾、肾、神门、内分泌、肾上腺、皮质下。每次取 3~4 穴,毫针中度刺激,留针 20~30 分钟,每日或隔日 1 次。也可用耳穴埋针或压丸法,每 2~3

日更换 1 次。左右耳交换治疗。

3. 三棱针法　在腰骶部督脉或足太阳经上寻找红色丘疹样反应点。每次 2~4 个点,用三棱针挑破 0.2~0.3cm 长、0.1cm 深,将白色纤维挑断。每月 1 次,连续挑刺 3 次。

4. 穴位注射法　取血海、气海、足三里、三阴交、膈俞。每次 2~3 穴,每穴注入当归注射液 1ml,每日 1 次,7 次为一个疗程。

5. 皮肤针法　叩刺腰骶部督脉、足太阳经,下腹部任脉、足少阴经、足阳明经、足太阴经。由上向下反复叩刺 3 次(出血期不叩打腹部股沟和下腹部),中度刺激。每日 1~2 次。

6. 电针法　取关元、气海、子宫、命门、肾俞、三阴交、阴陵泉、太冲。每次选用 3~4 穴,断续波,频率 20~40 次/min,中度刺激,通电 15~20 分钟,每日或隔日 1 次,10 次为一个疗程。

7. 灯火灸法　取隐白、大敦、太冲、中都、神阙。每次选 2~3 穴,取灯心草 3~4cm,将其一端浸入油中约 1cm,用棉纸吸去浮油,点火,垂直接近穴位,当灯心草头部发出"啪"的一声,火即熄灭,以此法施灸每个穴位,每日 1 次,10 次为一个疗程。

【按语】

1. 尽早调治月经过多、月经先期、经期延长等出血倾向明显的月经病,以防发展成崩漏。崩漏下血时,应卧床休息。注意观察出血量、色、质及伴随症状的变化,观察血压、脉搏等情况。

2. 重视经期卫生,尽量避免或减少宫腔手术。加强营养,宜进高蛋白及含铁高的饮食,忌食辛辣生冷之品。

3. 绝经期妇女如反复多次发病,应做相应的检查,排除肿瘤致病因素。

4. 患者应注意饮食调摄,注意调畅情志,加强营养,忌食生冷,避免精神刺激和过度劳累。

复习思考题

1. 崩漏发生的病因病机是什么?
2. 治崩三法的具体涵义是什么?
3. 肾阳虚型崩漏的主症特点、调护方法、调护指导是什么?

第八节　月经前后诸证

凡于经行前后或正值经期,反复出现周期性的乳房胀痛、头痛、身痛、发热、吐血衄血、口舌糜烂、泄泻、肢体浮肿、情志异常等一系列症状者,称为"月经前后诸证"。伴随月经周期出现,一般发生在经前或经期,经后诸症逐渐消失,以青壮年女性多见。根据主要病症不同,分别称为"经行乳房胀痛""经行头痛""经行身痛""经行发热""经行吐衄""经行口糜""经行泄泻""经行浮肿""经行情志异常"等。

经前紧张综合征机理

西医学对"经前期综合征"的病因和病理生理学,目前尚无统一学说,但可能与下述因素有关。①内分泌因素:长期以来不少学者认为黄体期孕酮分泌不足,雌激素相对过多是本病的病因。②脑神经递质学说:许多研究已证明雌孕激素可通过神经递质影响情感变化及对应激的行为反应。

一、经行乳房胀痛

每于行经前后或正值经期,出现乳房作胀,或乳头胀痒疼痛,甚至不能触衣,称"经行乳房胀痛"。

经行乳房胀痛与美容的关系:本病多由情志所伤,肝气郁结,气血运行不畅,脉络欠通;或因肝肾阴血不足,经脉失于濡养所致。临床上常见精神抑郁,善太息,腰膝酸软,两目干涩,咽干口燥,五心烦热等,日久则可见面部色斑形成等损美性疾病。

西医学的经前期综合征可参考本部分内容调护。

【病因病机】

本病多由情志所伤,肝气郁结,气血运行不畅,脉络欠通;或因肝肾阴血不足,经脉失于濡养所致。常见证型有肝气郁结和肝肾阴虚,临床以前者较多。

1. 肝气郁结　乳头属肝,乳房属胃,冲脉隶于阳明附于肝。情志不遂,郁结伤肝,肝失条达,经行阴血下注冲任,冲气偏盛,循肝脉上逆,使肝经气血郁滞更甚,肝络气血壅阻不通,遂致经行乳房胀痛,行经之后,冲脉气血恢复平缓,则胀痛得解。

2. 肝肾阴虚　素体阴虚,或久病失血伤津,经行则阴血愈虚,肝肾精血更感不足,致使乳络失养,经行乳房胀痛。

【诊断要点】

1. 临床特征　经期或行经前后出现乳房胀痛,扪诊时乳房胀满或触痛,月经干净后胀痛逐渐消失,连续两个月经周期以上。

2. 妇科检查　盆腔器官无异常。

3. 辅助检查　乳腺 B 超、红外线扫描或钼钯检查,可排除乳房实质性肿块所致的乳房胀痛。

【辨证调护】

（一）调护原则

本病有虚实之分,辨证时应根据乳房胀痛发生的时间、性质、程度,并结合伴随症状及舌脉来分析判断。一般实证多痛于经前,乳房按之胀满,经后胀痛渐止;虚证多痛于经后,乳房按之柔软无块。

调护以疏肝养肝,通络止痛为主。实者疏肝理气通络,常于经前开始用药;虚者滋补肝肾,佐以通络,并注意平时调治。

（二）分型调护

1. 肝气郁结

证候:经前或行经乳房胀满疼痛,或乳头痒痛,甚则痛不可触衣,伴胸胁胀闷,精神抑郁,善太息,经行不畅,血色暗红,小腹胀痛,舌淡红,苔薄白,脉弦。

调护原则:疏肝解郁,理气止痛。

调护指导:柴胡疏肝散(柴胡、枳壳、炙甘草、芍药、川芎、香附)加麦芽。若乳房胀硬有结节,加夏枯草、王不留行、山慈菇以通络散结;若见心烦易怒,口苦口干,尿黄便结,舌苔薄黄,脉弦数者,乃肝郁化热之象,治宜疏肝清热,方用丹栀逍遥散。

2. 肝肾阴虚

证候:经行或经后两乳胀痛,按之柔软无块,伴腰膝酸软,两目干涩,咽干口燥,五心烦热,月经量少,舌质红,苔薄或少苔,脉细数。

调护原则:滋养肝肾,理气通络。

调护指导:一贯煎加减(沙参、麦冬、当归、生地黄、川楝子、枸杞子)。

二、经行头痛

每当经期或行经前后,出现以头痛为主要症状者,称为"经行头痛"。

【病因病机】

本病主要发病机制是肝血不足,脑失所养;或气滞血瘀、肝火旺盛,侵扰清阳之府。常见证型有血虚、肝火和血瘀。

1. 血虚　素体血虚,或大病久病,耗伤气血,或脾虚气血化源不足,经行时精血下注冲任,阴血不足,血虚清窍失养,遂致头痛。

2. 肝火　内伤七情,致肝气郁结化火,而冲脉附于肝,足厥阴肝经循巅络脑,经行时阴血下聚,冲气偏盛,肝火随冲气上逆,清窍被扰,而作头痛。

3. 血瘀　头部损伤,或凤有瘀血,或情志不畅,肝失条达,气机郁结等,皆可致血行不畅,经行时气血下注胞宫,瘀血阻络,气血运行而受阻,使脑络阻滞不通加重,故致头痛。

【诊断要点】

1. 临床特征　每值经期或行经前后,即出现明显的头痛,经后即止。
2. 妇科检查　盆腔器官无异常。
3. 辅助检查　可行 CT 检查排除颅脑占位性病变。

【辨证调护】

(一) 调护原则

经行头痛以伴随月经周期出现头痛为特点。临床上按疼痛出现的时间、性质等不同,可分为虚、实两类。一般实证多于经前或经期疼痛,为胀痛或刺痛;虚证多在行经将净时或经后作痛,多为头晕隐痛。

本病调护以调理气血,舒经活络为主。

(二) 分型调护

1. 血虚

证候:经期或经后头痛绵绵,伴心悸失眠,面色无华,月经量少,色淡,质稀,舌淡苔薄白,脉细无力。

调护原则:补血益气。

调护指导:八珍汤(当归、川芎、白芍、熟地黄、人参、白术、茯苓、炙甘草)加枸杞子、何首乌。

2. 肝火

证候:经行头痛,甚或巅顶掣痛,伴头晕目眩,烦躁易怒,口苦咽干,月经量稍多,色红,质稠,舌质红,苔薄黄,脉弦细数。

调护原则:养阴清热,柔肝息风。

调护指导:杞菊地黄丸(熟地黄、山茱萸、山药、泽泻、牡丹皮、茯苓、枸杞子、菊花)加苦丁茶、夏枯草、白蒺藜。

3. 血瘀

证候:每逢经前、经期头痛剧烈,痛如锥刺,经色紫黯有块,伴小腹疼痛拒按,舌黯或边尖有瘀斑、瘀点,苔薄白,脉细涩或弦涩。

调护原则:活血化瘀,通络止痛。

调护指导:通窍活血汤加减(赤芍、川芎、桃仁、红花、老葱、麝香、生姜、红枣)。若肢冷畏寒者,若桂枝通络散寒;若兼胸胁、乳房胀痛者,加香附、枳壳、柴胡疏肝理气止痛。

三、经行身痛

每遇经行前后或正值经期,出现身体疼痛为主症称"经行身痛"。

【病因病机】

本病的病机主要是气血不和,肢体筋脉、关节失养或阻滞不畅。常见证型有血虚和血瘀。

1. 血虚 素体血虚,或大病久病之后,气血两虚,经行时阴血下注胞中,血随经泄,营血愈虚,筋脉失养,遂致身痛。

2. 血瘀 素有寒湿稽留经络、关节,血为寒湿凝滞,经行时经血下泄,气血欲行而脉络欠通,阻滞更甚,"不通则痛"。

【诊断要点】

1. 临床特征 经行时或行经前后,全身肢体关节酸痛,经净后疼痛渐减,伴随月经周期而发。

2. 妇科检查 盆腔器官无异常。

3. 辅助检查 血液检查红细胞沉降率及抗链球菌溶血素 O 正常,类风湿因子呈阴性。

【辨证调护】

(一) 调护原则

本病临床有虚、实之分。一般痛在经后者,多血虚;痛在经前或经期,多血瘀。

调护以调理气血,调和经脉为主。血虚宜益气和血,养营濡筋;血瘀则活血化瘀,散寒通络。

(二) 分型调护

1. 血虚

证候:经行时或经后肢体疼痛麻木,肢倦无力,伴面白无华,心悸失眠,月经量少,色淡,质稀,舌淡,苔薄白,脉细弱。

调护原则:补益气血,柔筋止痛。

调护指导:黄芪桂枝五物汤加减(黄芪、桂枝、白芍、生姜、大枣)。

2. 血瘀

证候:经前或经行时腰膝关节疼痛,屈伸不利,得热痛减,遇寒痛甚,月经后期,量少,色黯,或有血块,舌紫黯,或有瘀斑、瘀点,苔薄白,脉沉迟而涩。

调护原则:活血化瘀,散寒通络。

调护指导:趁痛汤加减(当归、黄芪、白术、炙甘草、桂心、独活、牛膝、生姜、薤白)。若肢体疼痛甚者,桂心易桂枝,以走四肢;若形寒肢冷,痛剧者,加细辛、小茴香以加强散寒止痛之效。

四、经行发热

每值经期或行经前后,出现以发热为主症,经后热退的病证,称"经行发热",亦称"经来发热"。

【病因病机】

本病主要由于经期气血变化急骤,阴阳不和,营卫失调所致。

1. 肝郁化火　过度抑郁,郁而化火,火热伏于冲任,经行时冲气旺盛,气火内扰,营卫失调,以致经行发热。

2. 肝肾阴虚　素体阴血不足,或房劳多产,或久病耗伤阴血,皆可致肝肾阴虚。经行之后,营阴愈虚,虚阳浮越,以致经行发热。

3. 气血虚弱　禀赋不足,或劳倦过度,或久病失养,耗伤气血,经后气血亏虚,营卫失调,遂致发热。

4. 瘀热壅阻　经期产后,余血未净,或因感寒饮冷,瘀血留滞胞中,瘀积化热,经行之际,冲任气血壅盛,瘀血阻滞更甚,营卫失调,遂致经行发热。

【诊断要点】

1. 临床特征　发热每随月经周期而作,经后其热自退。亦有经将净时发热,持续数日自解者。体温一般不超过38℃。

2. 妇科检查　一般无异常。若有急、慢性盆腔炎、盆腔结核病史,或素有瘀血留滞胞宫、胞脉者,检查时局部可扪及包块,有压痛,或触痛明显。

3. 辅助检查　血常规正常或白细胞升高。子宫输卵管碘油造影、盆腔 B 超、腹腔镜检查有助于诊断。

【辨证调护】

(一) 调护原则

临床根据发热时间、性质、特点,结合月经情况、全身症状、舌脉来辨证。经前发热多为实证;经后发热多为气虚、阴虚证;发热无时为实热;潮热有时为虚热;乍寒乍热为血虚;低热怕冷为气虚。

调护以调气血,和营卫为主。

(二) 分型调护

1. 肝郁化火

证候:经前或经期身热,伴烦躁易怒,胸胁、乳房、少腹胀痛,月经先期,量或多或少,经色紫红,舌质红,苔黄或黄腻,脉弦滑或弦数。

调护原则:疏肝解郁,清热泻火。

调护指导:丹栀逍遥散(牡丹皮、山栀子、当归、白芍、柴胡、白术、茯苓、炙甘草、煨姜、薄荷)加黄芩、钩藤。若胸胁、乳房胀痛甚,加川楝子、香附以加强疏肝之力;若口苦、便结者,去白术、煨姜,加生首乌、玄参、生地黄以滋阴润燥。

2. 肝肾阴虚

证候:经将净或经后出现午后潮热,伴颧红,五心烦热,烦躁少寐,月经量少,色红,舌红,苔少而干,脉细数。

调护原则:滋阴清热,凉血调经。

调护指导:两地汤(生地黄、地骨皮、玄参、白芍、阿胶、麦冬)加白薇。若兼虚热迫津外泄,夜热盗汗,加煅牡蛎、浮小麦以固表止汗;若兼虚热扰心,心悸失眠,加夜交藤、柏子仁养心安神。

3. 气血虚热

证候:经行或经后发热,伴乏力自汗,头晕目眩,面色无华,少气懒言,月经色淡,质稀,舌淡苔白润,脉细弱。

调护原则:益气固表,甘温除热。

调护指导:补中益气汤加减(人参、黄芪、炙甘草、白术、当归、陈皮、升麻、柴胡)。

4. 瘀热壅阻

证候:经前或经期发热,伴小腹痛而拒按,经色紫黯,夹有血块,舌黯或有瘀点、瘀斑,苔黄腻,脉沉弦数。

调护原则:活血化瘀,清热调经。

调护指导:血府逐瘀汤(当归、桃仁、红花、赤芍、生地黄、柴胡、枳壳、桔梗、牛膝、甘草、川芎)去川芎、加牡丹皮。若瘀热内盛,致腑气不通,兼见小腹胀痛,大便燥结,口干舌燥,舌质红,苔黄者,加大黄、败酱草以通腑泻热。

五、经行吐衄

每逢经行前后或正值经期,即出现吐血或衄血者,称"经行吐衄",亦称"倒经""逆经"。

【病因病机】

本病主要由于内有火热,值经期随冲气上逆,迫血妄行所致。常见证型有肝经郁火和肺肾阴虚。

1. 肝经郁火　情志不遂,或恼怒伤肝,肝郁化火,冲脉隶于阳明而附于肝,经行时冲脉气盛,冲气挟肝火上逆,迫血上行,而为吐血、衄血。

2. 肺肾阴虚　肺肾素虚,经行时阴血下注冲任,阴血益虚,内生虚火,冲脉气盛上逆,引虚火上炎,灼伤血络,而致吐衄。

【诊断要点】

1. 临床特征　每逢月经期即出现吐血或衄血,经净后逐渐停止,呈周期性发作。常伴月经量少,甚至闭经。

2. 妇科检查　盆腔器官无异常。

3. 辅助检查　胸部 X 线片、纤维内镜检查,排除鼻、咽、气管、支气管、肺、胃等处的器质性病变。

【辨证调护】

(一) 调护原则

本病因血热气逆而发,证有虚、实之分。调护以清热降逆,引血下行为主。但不可过用苦寒攻伐之剂,以免耗伤气血。

(二)分型调护

1. 肝经郁火

证候:经前或经期吐血、衄血,量较多,色鲜红,伴烦躁易怒,或乳胁胀痛,口苦咽干,头晕耳鸣,月经常先期,量少,甚或不行,舌红苔黄,脉弦数。

调护原则:疏肝清热,引血下行。

调护指导:清肝引经汤加减(牡丹皮、栀子、当归、白芍、生地黄、黄芩、川楝子、茜草、牛膝、白茅根、甘草)。如兼小腹疼痛者,酌加三七、蒲黄以活血化瘀止痛;若兼尿赤、便秘者,加大黄泻热通便。

2. 肺肾阴虚

证候:经前或经期吐血、衄血,伴腰膝酸软,咳嗽少痰,手足心热,颧红盗汗,咽干鼻燥,月经常先期而至,量少,色红,舌红少苔,脉细数。

调护原则:滋肾润肺,引血下行。

调护指导:顺经汤(当归、熟地黄、沙参、白芍、茯苓、黑芥穗、牡丹皮)加牛膝、侧柏叶、白茅根、墨旱莲。

知识链接

止 血 方 法

出血量多时应及时止血。吐血可口服大黄粉,或田七粉,或云南白药;衄血可用纱条压迫鼻腔止血,加用1%麻黄素滴鼻。

六、经行口糜

每值临经或经行时,口舌生疮、糜烂,经后渐愈者,称"经行口糜"。

【病因病机】

本病病位在口、舌,口为胃之门户,舌为心之苗,发病多由心、胃之火上炎所致。有阴虚火旺,热乘于心;有胃热熏蒸。其主要发病机制为素有火热内蕴,值经期冲脉气盛,火随气上,灼伤口舌,出现"经行口糜"。

1. **阴虚火旺**　素体阴虚,或郁火伤阴,或热性病后,阴津耗伤,值经期阴血下注冲任,营阴愈虚,虚热内炽,随冲气而上,灼伤口舌,致口糜。

2. **胃热熏蒸**　嗜食辛辣香燥之品或膏粱厚味,致使胃肠蕴热,而冲脉隶于阳明,经前冲气偏盛,冲气挟胃热上炎,灼伤口舌,致口舌糜烂。

【诊断要点】

1. **临床特征**　经前或经时口舌生疮、糜烂,伴随月经周期而发,经后渐愈。

2. **妇科检查**　盆腔器官无异常。

3. **辅助检查**　实验室检查多无明显改变,但对口糜较重者,必要时应对病变局部渗出液进行培养,以排除其他疾病。

【辨证调护】

(一)调护原则

经行口糜多属热证,临证宜详辨虚实。调护时实者清热泻火;虚者养阴清热。若夹脾湿,应利湿清热,用药宜甘寒之品,使热除而无伤阴之弊。

（二）分型调护

1. 阴虚火旺

证候:经期口舌生疮、糜烂,伴五心烦热,形体消瘦,口干咽燥,月经量少,色红,舌红少苔,脉细数。

调护原则:滋阴降火。

调护指导:知柏地黄汤加减(熟地黄、山茱萸、山药、泽泻、茯苓、牡丹皮、知母、黄柏)。若兼心经火炽,心悸失眠者,加莲子心、淡竹叶清心降火。

2. 胃热熏蒸

证候:经前、经期口舌生疮,糜烂疼痛,伴渴喜冷饮,或口臭,大便秘结,小便短赤,月经量多,色深红,舌红苔黄,脉滑数。

调护原则:清胃泻热。

调护指导:凉膈散加减(大黄、朴硝、甘草、栀子、薄荷、黄芩、连翘、竹叶)。兼脾虚湿热内盛,见口糜或口唇疱疹,脘腹胀满,大便溏臭者,宜芳香化浊,清热利湿,方用甘露消毒丹。

七、经行泄泻

每值经行前后或经期,见大便溏薄,甚或清稀如水,日数次,经净即止,称"经行泄泻",又称"经行而泄"。

【病因病机】

本病主要责之于脾、肾。因脾主运化,肾为胃之关,主司二便。发病机制是脾肾阳虚,运化失司,水湿之邪从大肠而下,致泄泻。

1. 脾虚　素体脾虚,或忧思劳倦,或肝郁犯脾,损伤脾气,经前或行经时气血下注冲任,脾气益虚,失于运化,湿浊内停,走于肠间,为泄泻。

2. 肾虚　素体肾虚,或久病伤肾,命门火衰,经行时经水下泄,肾气益虚,不能上温脾阳,脾失温煦,运化失司,遂成泄泻。

【诊断要点】

1. 临床特征　每逢经行前后或经期,即大便稀薄,甚者如水样,或大便次数增加,经净则止。

2. 妇科检查　盆腔器官无异常。

3. 辅助检查　大便常规检查及肠镜检查,未发现异常。

【辨证调护】

（一）调护原则

本病有脾虚、肾虚之别。若大便溏薄,脘腹胀满,多为脾虚之候;若大便清稀如水,每于黎明时腹泻,伴畏寒肢冷者,多为肾虚所致。

调护原则是健脾温肾,除湿止泻。

（二）分型调护

1. 脾虚

证候:月经将潮或正值经期大便溏薄,伴脘腹胀满,神疲乏力,少气懒言,或面浮肢肿,经行量多,色淡,质稀,舌淡,苔白或白腻,脉濡缓。

调护原则:健脾益气,渗湿止泻。

调护指导:参苓白术散加减(人参、白术、扁豆、茯苓、甘草、山药、莲子、桔梗、薏苡仁、砂仁)。若脾虚肝木乘之,则腹痛即泻,泻后痛即止,伴见两胁胀痛,治宜扶土抑木,方用痛泻要方。

2. 肾虚

证候:经前或经期大便泄泻,或五更泄泻,腰膝酸软,头晕耳鸣,畏寒肢冷,经色淡,质稀,舌淡苔白,脉沉迟无力。

调护原则:温肾健脾,除湿止泻。

调护指导:健固汤合四神丸加减(党参、白术、茯苓、薏苡仁、巴戟天、补骨脂、吴茱萸、肉豆蔻、五味子)。若泻前腹痛,可酌加白芍以柔肝止痛;若洞泄不止,腹中冷,稍加干姜以温中散寒;若肾虚带下不固,白带量多、质稀,加桑螵蛸、芡实固涩止带。

八、经行浮肿

每逢经行前后,或正值经期,出现头面四肢浮肿者,称"经行浮肿"。

【病因病机】

本病多因脾肾阳虚,气化不利,水湿不运;或因肝郁气滞,血行不畅,水液输布失司,水湿泛溢肌肤而为浮肿。

1. 脾肾阳虚　平素思虑劳倦过度,损及脾肾,经行之时,精血下注冲任,脾肾益虚,阳虚不能运化水湿,水湿停聚,溢于肌肤,而发浮肿。

2. 气滞血瘀　情志内伤,肝气郁结,疏泄不利,致气滞血瘀,经期冲任气血壅盛,气血瘀滞更甚,气郁湿停,溢于肌肤,而致浮肿。

【诊断要点】

1. 临床特征　经行前后,或正值经期,面目四肢或全身浮肿,伴随月经周期反复发作,经净则浮肿自消。

2. 妇科检查　盆腔器官无异常。

3. 辅助检查　心、肝、肾、甲状腺功能检查正常。

【辨证调护】

(一) 调护原则

本病宜详辨虚实。若经行面浮肢肿,按之凹陷不起,为脾肾阳虚;若经行肢体肿胀,按之随手而起,为肝郁气滞。

调护原则:虚者宜温肾健脾利水;实者宜行气活血利水。

(二) 分型调护

1. 脾肾阳虚

证候:经行面浮肢肿,按之没指,伴脘闷腹胀,纳呆,便溏,腰膝酸软,小便不利,畏寒肢冷,经行量多、色淡、质稀,舌淡胖,苔白滑,脉沉迟或濡细。

调护原则:温肾健脾,利水消肿。

调护指导:苓桂术甘汤(茯苓、白术、山药、甘草)加补骨脂、川芎、巴戟天。

2. 气滞血瘀

证候:经行肢体肿胀,尤以下肢为甚,伴胸胁胀闷,善太息,月经延后,量少,色紫黯有块,舌紫黯,或有瘀斑、瘀点,脉弦涩。

调护原则:理气行滞,活血消肿。

调护指导:八物汤(当归、川芎、芍药、熟地黄、延胡索、川楝子、炒木香、槟榔)加泽兰、茯苓皮。

九、经行情志异常

每值经行前后,或正值经期,出现烦躁易怒,或情志抑郁,悲伤啼哭,喃喃自语,或彻夜不眠,经后如常人,称"经行情志异常"。

【病因病机】

本病多由情志内伤,肝气郁结或痰火内扰,遇经行气血骤变,扰动心神所致。

1. 肝气郁结　情志不遂,肝气不舒,郁而化火,冲脉隶于阳明而附于肝,经期冲气旺盛,挟肝火上逆,扰乱心神,遂致情志异常。

2. 痰火上扰　素体痰盛,或情志郁结,郁而化火,加之肝郁伐脾,痰湿内生,痰火互结,蕴于胸中,经期气血下注冲任,冲气旺盛,挟痰火上扰,蒙蔽清窍,神明逆乱,以致情志异常。

【诊断要点】

1. 临床特征　行经前或经期出现烦躁易怒,或情志抑郁、悲伤啼哭等情志异常现象,随月经周期反复发作,经净后即恢复正常。

2. 妇科检查　无异常改变。

3. 辅助检查　血清催乳素升高,雌激素与孕激素之比值升高。

【辨证调护】

(一) 调护原则

本病以经前或经期出现周期性情志异常,经后自行消失为特点,结合舌、脉、兼证来辨明属肝郁还是痰火。

本病的调护以养心安神为主。因于肝郁者,当养血疏肝;发于痰火者,宜清热涤痰。

(二) 分型调护

1. 肝气郁结

证候:经前或经期精神抑郁不乐,坐卧不安,或烦躁易怒,胸闷胁胀,心烦失眠,伴不思饮食,月经先后无定期,量或多或少,夹有血块,苔薄腻,脉弦细。

调护原则:疏肝理气,解郁安神。

调护指导:逍遥散(柴胡、当归、茯苓、白芍、白术、炙甘草、煨姜、薄荷)加柏子仁、郁金、胆南星。若肝火重,加牡丹皮、栀子以清肝泻热;若夜难入睡,加钩藤、夜交藤、龙骨、牡蛎以平肝降逆,安神定志;若悲伤欲哭,加五味子、浮小麦、麦冬以益气养阴,宁心安神;若热盛津少,大便燥结,加龙胆、大黄泻火通便。

2. 痰火上扰

证候:经前或经期狂躁不安,烦躁谵语,心烦不寐,伴面红目赤,经量多、色红、质稠,舌红苔黄腻,脉滑数。

调护原则:清热涤痰,宁心安神。

调护指导:生铁落饮加减(天冬、麦冬、贝母、胆南星、橘红、远志、连翘、茯苓、茯神、玄参、钩藤、丹参、辰砂、石菖蒲、生铁落)。若大便秘结者,加生大黄、风化硝以通腑泻热;若痰多,加天竺黄、竹沥以豁痰醒神。

【其他调护】

（一）饮食调护

1. 益智仁莲子粥　将莲子 30g 洗净,放入温水中浸泡 1 小时,备用。将益智仁 20g 拣去杂质,洗净,放入砂锅,加水浓煎 2 次,每次 30 分钟,提取浓缩液 60ml,备用。将粳米 100g 淘洗干净,与莲子同放入砂锅,加适量水,用小火煨煮 1 小时,待莲子酥烂、粥黏稠时,调入益智仁浓缩液与白糖 20g,拌匀,再煨煮至沸即成。早、晚分食。功效温肾健脾,适于脾肾虚引起的经前浮肿。

2. 健固粥　将白术 15g、巴戟天 15g、茯苓 30g、人参 6g,加水先煎汤,取汁入薏苡仁 60g 煮成粥,米熟为度。上为 1 日量,分早、晚佐餐食,经前、经期连服 10 日。功效健脾固土,益肾止泻,用于经行腹泻属脾虚失运者。

3. 山药羹　将山药 200g 洗净,刨去外皮,切碎,剁成山药糜糊,备用。将枸杞子 15g 洗净,放入砂锅,加适量水,中火煨煮 30 分钟,调入山药糜糊,改用小火煨煮片刻。鲜牛奶 200ml 用另一锅煮沸,沸后即离火,缓缓调入枸杞山药糊中,拌和均匀即成。早、晚分食。功效温肾健脾,适于脾肾虚引起的经前浮肿。

4. 参归海参羹　将党参 15g、当归 15g、炙黄芪 15g 洗净,切成片,同入砂锅,加水浓煎 2 次,每次 30 分钟,合并 2 次滤汁,备用。将海参 50g 泡发,纵剖成细条状,切成黄豆大小的海参丁,待用。将红枣 15 枚洗净,放入砂锅,加适量水,用大火煮沸,放入党参、黄芪、当归煎汁,改用小火煨煮 20 分钟,放入海参丁,加红糖 20g,共煮 10 分钟,用湿淀粉勾芡成羹即成。早、晚分食。功效养肝补血定眩,适于肝血不足引起的经前眩晕。

5. 天麻猪脑羹　取猪脑 1 个洗净,天麻 10g 蒸软切片,一并入锅,加水适量,煮沸后以小火炖 60 分钟,成稠厚羹汤,拣去药渣,晾温。上为 1 日量,喝汤吃猪脑,经常食用。功效补血健脑,育阴潜阳,适于经前或经期偏头痛及神经性头痛属阴血亏虚者。

6. 党参鲫鱼汤　将党参 30g 洗净,切成片,盛入碗中,备用。将鲫鱼 500g 宰杀后洗净,把党参片塞入鲫鱼腹中,待用。炒锅置火上,加植物油适量,中火烧至六七成热时加入适量葱花、姜末煸炒出香,放入鲫鱼煸至两面呈淡黄色,烹入黄酒适量,加适量清汤(或清水),改用小火煨炖 40 分钟,待鲫鱼熟烂,加精盐、五香粉适量,再煨至沸,淋入麻油适量即成。可当汤佐餐,随意食用。功效温肾健脾,适于脾肾虚引起的经前浮肿。

7. 牡蛎海带汤　将鲜牡蛎肉 250g 洗净,切成片。将海带 50g 用冷水泡发,漂洗干净,切成菱形片,放入砂锅,加适量水,用小火煮沸。待海带熟软后加入鲜牡蛎肉,并加适量植物油,煮沸后烹入黄酒,加葱花、姜末、精盐、五香粉适量,再煮至沸,淋入麻油适量即成。可当汤佐餐,随意食用。功效滋阴降火,适于阴虚火旺引起的经行口疮。

8. 柴胡枳壳蜜饮　将柴胡 10g、枳壳 10g 入锅,加适量水,用小火煎煮 30 分钟,取汁,待温后调入蜂蜜 20ml 即成。上、下午分服。功效疏肝理气,解郁消胀,适于肝郁气滞引起的经前乳胀。

（二）针灸调护

针刺调护时取中极、关元、足三里、三阴交为主穴,选用直径为 0.30mm、长为 40～75mm 的毫针,采用平补平泻法,进针得气后,留针 20～30 分钟。每于行经前 3～4 日进行针刺治疗,连针 2 个月经周期。若腹寒伴痛经者针灸并用;若头痛头晕者加印堂、百会、合谷;若易激动失眠者加神门、内关;胸闷乳房胀痛者加乳根、期门;若浮肿加气海、水分;若泄泻加中脘、天枢;发热加大椎、曲池。

【按语】

1. 月经前后诸证多因情志所伤,故应注意调畅情志,避免恼怒忧思。

2. 经期注意劳逸结合,避免剧烈运动。饮食宜清淡,忌食辛辣香燥,或生冷寒凉之品。

3. 注意经期卫生,保持阴部清洁,禁房事,忌冒雨涉水、盆浴。

复习思考题

1. 月经前后诸证的定义是什么?包括哪些证?

2. 月经前后诸证的一般调护有哪些?还有哪些其他调护措施?

第九节 绝经前后诸证

妇女绝经前后,随着月经紊乱或绝经,出现阵发性烘热汗出、五心烦热、烦躁易怒、情绪不稳、头晕耳鸣、心悸失眠、面浮肢肿,或皮肤蚁走样感等症状,称为绝经前后诸证,亦称"经断前后诸证"。常见于 45~55 岁妇女。

知识链接

绝经的分类

绝经分自然绝经和人工绝经。自然绝经是指卵巢内卵泡生理性耗竭所致的绝经;人工绝经是指双侧卵巢被切除或接受放射治疗后所致的绝经。人工绝经患者更易发生绝经综合征。

绝经前后诸证与美容的关系:绝经前后皮肤出现皱纹,皮肤粗糙,手背、面部可见褐色老年斑,毛发脱落并逐渐变白。

西医学的更年期综合征、双侧卵巢切除或放射治疗后双侧卵巢功能衰竭者,可参考本节调护。

【病因病机】

妇女年值绝经前后,肾气渐衰,天癸渐竭,冲任二脉虚衰,月经停闭至绝经,生殖能力降低以至消失,属正常的生理变化。多数妇女通过脏腑之间的调节,能顺利度过这一阶段。部分妇女由于体质较弱,或产育、疾病、营养,以及外界环境、精神因素等方面影响,使机体阴阳失衡,脏腑气血不调,出现绝经期的诸多症状。

1. 肾阴虚 素体阴虚,或房劳、多产、久病等,致阴血不足,绝经前后,天癸渐竭,肾阴益亏,机体阴阳失调,脏腑功能紊乱,遂发绝经期前后诸证。若肾阴虚不养肝,易致肝肾阴虚或肝阳上亢病证;若肾水不足,不能上济于心,致心火亢盛,出现心肾不交病证。

2. 肾阳虚 素体阳虚,或过度贪凉饮冷及过用寒凉、房事过度等,致肾阳亏虚,绝经之年,肾气渐衰,则肾阳益见不足。肾阳为一身阳气之根本,肾阳既虚,脏腑失养,而出现绝经前后诸证。若肾阳虚,命门火衰,不能温煦脾阳,又可出现脾肾阳虚之证;脾肾阳虚,不能化水,久之聚成痰湿,则成痰湿之证;或阳气亏虚,无力行血,血行不畅,又可成瘀血内停之证。

3. 肾阴阳两虚　绝经前后,肾精亏虚,天癸渐竭,肾气不充,或阴损及阳,阳损及阴,以致真阴真阳不足,不能温煦、濡养脏腑,机体的生理活动失调,出现诸证。

本病以肾虚为主,心、肝、脾功能失调为标。有偏于阴虚,或阳虚,或阴阳两虚的差别。

【诊断要点】

1. 临床特征　发病年龄多在 45~55 岁,证候因人而异,轻重不一,最多出现的症状为月经紊乱、潮热汗出和情绪改变。亦可出现头晕耳鸣、心悸失眠、腰背酸楚、面浮肢肿、皮肤蚁走样感等症状。

2. 妇科检查　绝经后外生殖器开始萎缩,阴道黏膜变薄,子宫、输卵管、卵巢及乳腺等组织也逐渐萎缩。

3. 辅助检查　血雌二醇(E2)、黄体生成激素(LH)、卵泡刺激素(FSH)、催乳素(PRL)等,见 LH、FSH 增高,E2 及 PRL 减少,绝经后 3 年,FSH 平均分泌量约为生育年龄的 13~14 倍,LH 增加约为 3 倍,FSH/LH>1,绝经后 E2 水平周期性变化消失。

课堂互动

绝经期性激素有何变化?

【辨证调护】

(一) 调护原则

本病以肾虚为本。临证时应根据临床表现、月经情况及舌脉辨其属阴、属阳。调护应注重调补肾之阴阳。清热不宜过于苦寒,祛寒不宜过于辛热,更不可妄用攻伐之品。

(二) 分型调护

1. 肾阴虚

证候:头晕耳鸣,阵发性烘热汗出,五心烦热,腰膝酸痛,足跟疼痛,月经紊乱,量或多或少,经色鲜红,或皮肤干燥、瘙痒、口干,大便干结,小便短赤,舌红少苔,脉细数。

调护原则:滋养肾阴,佐以潜阳。

调护指导:左归饮(熟地黄、山药、枸杞子、山茱萸、茯苓、炙甘草)加制首乌、龟甲。若皮肤瘙痒,酌加蝉蜕、防风、海桐皮、玉竹以疏风润燥。若见双目干涩等肝肾阴虚证时,治宜滋肾养肝,方用杞菊地黄丸加减。

若肝肾阴虚,肝阳上亢,兼见胁痛口苦,急躁易怒,失眠多梦,面色红赤等症者,治宜镇肝息风,滋阴潜阳,方用镇肝熄风汤。

若见肾水亏虚,不能上济心火,以致心肾不交,出现头晕耳鸣,心悸怔忡,失眠多梦,甚至情志异常者,治宜滋肾宁心安神,方用天王补心丹。

2. 肾阳虚

证候:经断前后,腰膝酸冷,面色晦暗,神疲乏力,形寒肢冷,或纳呆腹胀,大便溏薄,或经行量多,经色淡黯,或崩中漏下,或面浮肢肿,或夜尿多,小便频数或失禁,或带下清稀,舌淡,或胖嫩,边有齿印,苔薄白,脉沉迟无力。

调护原则:温肾扶阳。

调护指导:右归丸(肉桂、附子、山药、枸杞子、熟地黄、杜仲、山茱萸、鹿角胶、菟丝子、当归)去当归、制附子,加仙茅、淫羊藿、覆盆子。若兼月经量多或崩中漏下者,加鹿角霜、赤石脂、补骨脂以增温肾固冲止崩之力;若腰背冷痛明显者,加川椒、巴戟天以补肾壮阳,温补督脉;若兼见面浮肢肿,纳呆便溏,甚或五更泄泻等脾肾阳虚证时,治宜温肾健脾,方用右归丸合理中丸去当归。

3. 肾阴阳两虚

证候:绝经前后,月经紊乱,量或多或少,腰背冷痛,头晕耳鸣,健忘,乍寒乍热,烘热汗出,汗出恶风,舌淡,苔薄白,脉沉细。

调护原则:阴阳双补。

调护指导:二至丸和二仙汤(墨旱莲、女贞子、仙茅、淫羊藿、巴戟天、知母、黄柏、当归)加生龙骨、生牡蛎。若便溏者,去当归,加茯苓、炒白术、薏苡仁以健脾止泻;若腰背冷痛较重者,加川椒、桑寄生、川断、杜仲以补肾壮腰。

【其他疗法】

(一) 饮食调护

1. 莲子百合粥　莲子、百合、粳米各30g同煮粥,每日早晚各服1次。适用于绝经前后伴有心悸不寐、怔忡健忘、肢体乏力、皮肤粗糙者。

2. 甘麦饮　小麦30g、红枣10枚、甘草10g,水煎,每日早晚各服1次。适用于绝经前后伴有潮热出汗、烦躁心悸、忧郁易怒、面色无华者。

3. 杞枣汤　枸杞子、桑椹子、红枣各20g,水煎服,早晚各1次;或用怀山药30g、瘦肉100g炖汤,每日1次。适用于绝经前后头晕目眩、饮食不香、困倦乏力及面色苍白者。

4. 赤豆薏苡仁红枣粥　赤小豆、薏苡仁、粳米各30g,红枣10枚,熬粥食之,每日3次。适用于绝经前后肢体水肿、皮肤松弛、关节酸痛者。

5. 枸杞肉丝冬笋　枸杞子、冬笋各30g,瘦猪肉100g,猪油、食盐、酱油、淀粉各适量。炒锅放入猪油烧热,投入肉丝、枸杞子和笋丝炒至熟,放入其他佐料即成。每日1次。适用于绝经前后头目昏眩、心烦易怒、经血量多、面色晦暗、手足心热等。

6. 枣仁粥　酸枣仁30g、粳米60g。洗净酸枣仁,水煎取汁,与粳米共煮成粥,每日1次,连服10日为一个疗程。适用于绝经前后精神失常、喜怒无度、面色无华、食欲欠佳等症。

7. 附片鲤鱼汤　制附片15g、鲤鱼1尾(重约500g)。先用清水煎煮附片2小时,将鲤鱼洗净,用药汁煮鲤鱼,食时入姜末、葱花、盐等。适用于绝经前后头目眩晕、耳鸣腰酸,或下肢水肿、喜温恶寒,或白带清冷、小腹冷痛及面色无华等症者。

8. 合欢花粥　合欢花(干品)30g或鲜品50g、粳米50g,红糖适量。将合欢花、粳米、红糖同放锅内加水500ml,用文火煮至粥熟即可。每晚睡前1小时空腹温热食用。

具有安神解郁、活血悦颜、利水消肿等功效。适用于绝经前后易怒忧郁、虚烦不安、健忘失眠等症。

9. 甘麦大枣粥　大麦、粳米各 50g,大枣 10 枚,甘草 15g。先煎甘草,去渣,后入粳米、大麦及大枣同煮为粥。每日 2 次,空腹食用。具有益气安神,宁心美肤的功效。适用于妇女绝经前后精神恍惚、时常悲伤欲哭、不能自持或失眠盗汗、舌红少苔、脉细而数者。

（二）针灸调护

1. 毫针法　取百会、关元、肾俞、三阴交、太溪为主穴。肾阴亏虚加照海;肝阳上亢加太冲、风池;心肾不交加神门、内关、劳宫、心俞;肾阳虚加气海、足三里、脾俞。毫针刺,实证用泻法,虚证用补法,寒者加灸。每日 1 次,留针 20~30 分钟。

2. 耳针法　取肾、内生殖器、交感、神门、皮质下、内分泌。每次取 2~3 穴,毫针刺或埋针、压丸法,隔日 1 次。左右耳交换治疗。

3. 皮肤针法　用皮肤针取颈项部、头顶部、腰部、骶部、小腿内侧、内关。重点叩刺百会、大椎、肾俞、腰部、骶部、三阴交、内关。中等强度刺激,由上向下反复叩打 4~5 次,每日 1 次。

4. 电针法　取三阴交、太溪。针刺得气后接电针仪,用疏密波弱刺激,以患者稍有刺激感为度,通电 20~30 分钟,每日 1 次。

5. 埋针法　取内关、膻中穴。用麦粒型皮内针刺入穴位,刺膻中穴时,将针体平放,针尖沿胸骨向下平刺,然后用胶布固定针柄,埋针 1~2 日,每隔 3 日治疗 1 次,7 次为一个疗程。

（三）推拿调护

患者仰卧位,术者坐其旁,以掌按揉腹部起手;用㨰法或一指禅推腹部,以气海、关元、中极为重点穴位。再配以捏拿、分推、揉摩胃脘部和下腹部发热内透;配以按揉四肢的内关、神门、阴陵泉、三阴交、足三里及背部肝俞、肾俞、命门等穴;用指按压膀胱经腰骶部穴位,再配以捏拿、击拍、推擦腰骶部,至发热内透;头面部常规操作,重点按压印堂,按揉前额及眼眶 7 穴。

【按语】

1. 定期进行体格检查、妇科检查及防癌检查,发现问题及早防治。绝经后应及时取出宫内节育器。

2. 饮食、针灸、推拿及心理调护对本病有较好的疗效,但调护时宜对患者加强精神疏导与情绪调节,使患者保持乐观豁达的心态,避免忧郁、焦虑、急躁情绪。

3. 注意劳逸结合,保证充足睡眠,加强锻炼,多进行户外活动,如散步、打太极拳等以增强体质。注意饮食调养,可适当辅助食疗。

复习思考题

1. 绝经前后诸证的病因病机是什么?
2. 绝经前后诸证的主要症状是什么?
3. 绝经前后诸证应该进行哪些一般调护?还有哪些其他调护措施?

第十节 带 下 病

带下病是指女性阴道内白带明显增多,并见色、质、气味发生异常为特征的一种妇科病证,可伴有全身或局部症状,亦称"带证""下白物"。

带下病与美容的关系:带下病虽然是妇科疾病,但和妇女美容有着内在的因果关系,会引起一系列皮肤、形体等方面的美容问题,比如面色苍白或萎黄、皮肤色斑、容貌憔悴,形体消瘦或肥胖、体臭等。

西医学的阴道炎、子宫颈或盆腔炎症、内分泌失调、宫颈及宫体肿瘤等疾病引起的白带增多等,可参考本节进行辨证调护。

【病因病机】

本病主要病因是湿邪为患,伤及任、带二脉,使任脉不固,带脉失约而致。内湿主要涉及脾、肾、肝三脏,脾虚失运,水湿内生;肾阳虚衰,气化失常,水湿内停;肝郁乘脾、湿热下注等均可产生内湿。外湿多因久居湿地,或冒雨涉水或不洁性交等感受湿邪引起。

1. **脾虚湿困** 素体脾虚,或劳倦过度,或饮食所伤,或思虑太过,皆可损伤脾气,致其运化失职,水液不运,聚而生湿。湿性趋下,流注下焦,伤及任、带二脉,使任脉不固,带脉失约,故致带下过多。

2. **肾阳虚** 先天禀赋不足,或年老体虚,或房劳过度,或早婚多产,或久病伤肾,致肾阳亏虚,命门火衰,寒湿内生,使带脉失约,任脉不固,而为带下;或因肾气亏损,封藏失职,精液滑脱,而致带下过多。

3. **阴虚夹湿** 素体阴虚,或年老、产后、久病等,都可损伤阴液,阴虚失守,下焦感受湿热之邪,损及任带,固约无力,致带下量多。

4. **湿热下注** 经行产后,胞脉空虚,摄生不洁,或淋雨涉水,居处潮湿等,皆可感受湿邪,蕴久化热;或因脾虚生湿,湿蕴化热;或肝气郁结,久而化热;肝郁乘脾,肝热脾湿,湿热互结,流注下焦,损伤任、带二脉,而为带下过多。

5. **热毒蕴结** 经期产后,胞脉空虚,摄生不慎,或房室不禁,或阴部手术消毒不严,或手术损伤,感染热毒,或湿热蕴久成毒,热毒损伤任、带二脉,而为带下过多。

知识链接

带下病的诱因

西医学认为,当阴道、宫颈的自然防御功能受到损伤,可导致炎性带下病的发生,发病的诱发因素主要有以下几方面:①生殖道与外界直接相通,易受到病原体侵袭感染;②经期及性卫生不良;③流产及引产、分娩、产妇阴道宫颈损伤,调护不洁;④阴部手术损伤及医源性的污染;⑤异物、腐蚀性物质损伤阴道、宫颈;⑥邻近器官炎症向下蔓延至阴道、宫颈。

【诊断要点】

1. **临床特征** 带下量明显增多,并伴带下色、质、气味的异常,或伴有阴部瘙痒、灼热、疼痛,或兼有尿频、尿痛、小腹痛、腰骶痛等局部和全身症状。

2. 妇科检查　可见各类阴道炎、宫颈炎、盆腔炎等炎症体征,也可发现肿瘤。

3. 辅助检查　阴道分泌物涂片检查,或可查到有滴虫、白念珠菌及其他病原体。必要时行宫颈拭子支原体培养。B 超检查对盆腔炎症及盆腔肿瘤有诊断价值。

【辨证调护】

（一）调护原则

本病主要以带下的量、色、质、气味的特点为依据,并结合全身症状、舌脉辨清虚实、寒热。量多、色淡、质稀者,多属寒;量多、色黄、质稠、臭秽者,多属实、属热;带下量多,色黄或赤白带下、五色带,质稠如脓,有臭味或腐臭难闻者,多为热毒。

调护以除湿为主,一般调脾宜运、宜升、宜燥;调肾宜补、宜涩;湿热和热毒宜清、宜利。还可配合其他疗法以提高疗效。

（二）分型调护

1. 脾虚湿困

证候:带下量多,色白或淡黄,质稀,或如涕如唾,无气味,伴面白无华,四肢不温,腹胀纳少,便溏,肢倦,或肢体浮肿,舌淡胖,苔白或腻,脉缓弱。

调护原则:健脾益气,升阳除湿。

调护指导:完带汤加减(白术、山药、人参、白芍、苍术、甘草、陈皮、黑芥穗、柴胡、车前子)。若肾虚腰痛,加杜仲、菟丝子、鹿角霜、覆盆子等温补肾阳;若寒凝腹痛,加香附、艾叶以温经散寒止痛;若气虚明显,加黄芪补气;若血虚,加当归补血;若带下日久,正虚不固,加金樱子、芡实、乌贼骨、白果、莲子肉、龙骨之类以固涩止带;若纳呆,加砂仁、厚朴以理气醒脾;若便溏、肢肿,加泽泻、桂枝、仙茅以温阳化气利水。若湿邪蕴久化热,带下量多、色黄、质稠、有臭味者,宜健脾祛湿,清热止带,方用易黄汤。

2. 肾阳虚

证候:带下量多,清冷如水,绵绵不断,伴腰膝酸软冷痛,形寒肢冷,小腹冷感,面色晦暗,小便清长,或夜尿增多,大便溏薄,舌淡,苔白润,脉沉弱,两尺尤甚。

调护原则:温肾助阳,固任止带。

调护指导:内补丸加减(鹿茸、菟丝子、沙苑子、黄芪、肉桂、桑螵蛸、肉苁蓉、制附子、白蒺藜、紫菀)。若便溏,去肉苁蓉,加补骨脂、肉豆蔻涩肠止泻;若小便清长或夜尿增多,加益智仁、台乌药、覆盆子以温肾缩尿;若带下如崩,加鹿角霜、煅牡蛎、巴戟天、金樱子以补肾涩精止带。

3. 阴虚夹湿

证候:带下量多或少,色黄或赤白相兼,质黏稠,有臭气,伴阴部干涩,有灼热感或瘙痒,腰膝酸软,头晕耳鸣,五心烦热,咽干口燥,失眠多梦,或面部烘热,舌质红,苔少或黄腻,脉细数。

调护原则:滋阴益肾,清热除湿。

调护指导:知柏地黄丸(熟地黄、山茱萸、山药、牡丹皮、茯苓、泽泻、知母、黄柏)加芡实、金樱子。若兼失眠多梦,加柏子仁、酸枣仁、远志、麦冬以养心安神;若咽干口燥甚,加麦冬、沙参、玄参以养阴生津;若五心烦热甚,加地骨皮、银柴胡以清退虚热;若兼头晕目眩,加墨旱莲、女贞子、白菊花、龙骨以滋阴清热,平肝息风;若带下较多,加乌贼骨、桑螵蛸固涩止带。

4. 湿热下注

证候:带下量多,色黄或呈脓性,质黏稠,有臭气,或带下色白质黏,如豆渣状,伴外阴瘙痒,小腹作痛,脘闷纳呆,口苦口腻,小便短赤,舌质红,苔黄腻,脉滑数。

调护原则:清热利湿止带。

调护指导:止带方加减(猪苓、茯苓、车前子、泽泻、茵陈、赤芍、牡丹皮、黄柏、栀子、牛膝)。若带下有臭气,加土茯苓、苦参以清热燥湿;若腹痛,加川楝子、延胡索以理气活血止痛;若兼阴部瘙痒,加苦参、蛇床子以清热杀虫止痒。若肝经湿热下注,带下量多,色黄或黄绿,质黏稠,呈泡沫状,有臭气,阴部瘙痒,烦躁易怒,头晕目眩,口苦咽干,便结尿赤,舌边红,苔黄腻,脉弦滑数,宜清肝除湿止带,方用龙胆泻肝汤。

5. 热毒蕴结

证候:带下量多,黄绿如脓,或赤白相兼,或五色杂下,质黏稠,气臭秽,伴小腹疼痛,拒按,腰骶酸痛,口苦咽干,大便干结,小便短赤,舌质红,苔黄或黄腻,脉滑数。

调护原则:清热解毒。

调护指导:五味消毒饮(蒲公英、金银花、野菊花、紫花地丁、青天葵)加土茯苓、薏苡仁、败酱草加减。若腰骶酸痛,带下恶臭难闻,加穿心莲、半枝莲、鱼腥草、椿根皮以清热解毒除秽;若小便淋痛,兼有白浊,加土牛膝、虎杖、车前子、甘草梢以清热解毒,利尿通淋。

【其他调护】

(一) 饮食调护

1. 白果黄芪乌鸡汤　白果30g、黄芪50g、乌鸡1只(约500g)、米酒50ml。将乌鸡去内脏、头足,洗净,把白果放入鸡腹中,用线缝口,与黄芪一起放入砂锅内,加酒及水适量,用文火炖熟,调味分次饮汤食肉即可。功效健脾益气,固肾止带。

2. 芡实糯米鸡　芡实50g、莲子50g、乌骨鸡1只(约500g)、糯米100g。将乌骨鸡去内脏,洗净,将莲子、芡实、糯米放入鸡腹中,用线缝口,放在砂锅内,加水适量,用文火炖烂熟,分次酌量食用。连服2周。功效健脾补肾,除湿止带。

3. 山药羊肉粥　羊肉500g、山药50g、生姜15g、葱30g、胡椒6g、绍酒20g、食盐3g。把羊肉入沸水中余去血水,将山药清水焖透后切片,与羊肉同煮,投入葱、姜和调料,武火烧沸后去浮沫,再以文火炖至酥烂。羊肉捞出切片,放入碗中,把原汤连山药一同倒入羊肉碗中,佐餐食用,每日1次,连服1个月。功效补脾益肾,温中暖下。

4. 扁豆山药茶　白扁豆、山药各20g。将白扁豆炒黄,捣碎,山药切片,二者水煎取汁,加糖令溶。代茶频饮。功效健脾益气,化湿止带。

5. 韭菜粥　韭菜50g、粳米50g。将韭菜切碎,同粳米共入锅中,加水煮至粥成即可。每日1次,供早餐服食,连用半个月。功效补肾壮阳,固精止带。

6. 芡实核桃粥　芡实粉30g、核桃肉15g、红枣7枚。将核桃肉打碎,红枣去核,芡实粉用凉开水打成糊状,放入开水中搅拌,再入核桃肉、红枣,煮成粥,加糖食用。每日1次,可作点心,连用半个月。功效益气温肾,止带。

7. 马齿苋粥　马齿苋30g、粳米60g。将马齿苋切成长段,与粳米一起放入锅内,加水适量煮粥。早或晚食用,每日1次。功效清热利湿,解毒止带。

8. 银花绿豆粥 金银花 20g、绿豆 50g、粳米 100g。将金银花加水煎取汁,加绿豆、粳米共煮成粥,白糖调味。每日 1 次,温热服食。功效清热解毒,除湿止带。

(二) 针灸调护

1. 毫针法 取带脉、关元、三阴交、白环俞为主穴。脾虚湿困加足三里、阴陵泉;肾阳不足加肾俞、命门、次髎;肾阴亏虚加肾俞、太溪;湿热下注加中极、阴陵泉。毫针刺,脾虚湿困用补法或平补平泻法,肾阳不足用补法,均可加灸;肾阴亏虚用补法;湿热下注用泻法,只针不灸。每日 1 次。留针 20~30 分钟。

2. 耳针法 取肝、脾、肾、三焦、内生殖器、神门、肾上腺。每次取 2~4 穴,毫针中度刺激,留针 20 分钟,隔日 1 次。也可用耳穴压丸法或埋针,每 2~3 日更换 1 次,左右耳交换治疗。

3. 穴位注射法 取三阴交、关元、白环俞。常规消毒,每穴每次注入当归注射液 0.5~1ml,每日或隔日 1 次。

4. 电针法 取带脉、三阴交。针刺得气后左右分别接一组线,通电 15~20 分钟,刺激强度以患者能耐受为度。

5. 皮肤针法 取下腹部、脊柱两侧、腹股沟。重点叩打阳性反应点及三阴交、期门、带脉等穴,中度或轻度刺激。

6. 腕踝针法 取双侧下 2(在内踝高点上 3 横指,靠胫骨后缘)。采用 30 号 1.5 寸毫针,针体与皮肤表面呈 30°角,刺进皮下的长度为 1.4 寸。留针 20~30 分钟,每日 1 次,7 次为一个疗程。

(三) 推拿调护

患者仰卧位,术者站立,以掌顺时针揉摩腹部起手,小鱼际擦、一指禅推少腹部,重点是关元、气海等穴;配以捏拿、直推、揉摩腹部,以发热内透为度;患者改俯卧位,术者推擦膀胱经、督脉和腰骶部,以发热内透为度。

【按语】

1. 应养成良好的卫生习惯,注意经期卫生及孕产期调护,经常保持会阴部清洁卫生;注意经期、产后卫生,禁盆浴;注意性卫生,对具有交叉感染的带下病,在调护期间应禁止房事,且性伴侣应同时接受治疗。

2. 勿淋雨涉水或久居阴湿之地,以免感受寒湿之邪。注意合理饮食,避免饥饱无度,或过食肥甘、辛辣之品,以免损伤脾胃,滋生湿热。注意生活调养,清心寡欲,减少房事,注意劳逸适度,多行户外活动。

3. 治疗期间禁止游泳或使用公共洁具,以免再受感染或感染他人。病情较重者可配合药物内服及外阴部药物洗浴等方法,以增强疗效。

复习思考题

1. 带下病的主要症状是什么?
2. 带下病的调护原则是什么?
3. 湿热下注型带下病如何进行辨证调护?

(彭丽坤)

第十一节　不　孕　症

凡女子婚后,夫妇同居 2 年以上,男方生殖功能正常,未避孕而未受孕者;或曾孕育过,未避孕又 2 年以上未再受孕者,称为"不孕症"。前者称为"原发性不孕症",后者称为"继发性不孕症"。不孕症临床有先天性生理缺陷和后天病理之分。凡属于女性先天性生理缺陷或畸形不孕,非药物能奏效的,不属于本节讨论范围。

知识链接

不孕相关知识

根据国内一些流行病学的调查,不孕夫妇中女方因素占 50%~60%,男方因素占 30%~40%,双方同时不能孕育占 10%。至于不孕的发病率,国外报道为 10%~25%,国内报道为 10%~15%。不孕率的发生与结婚年龄过早或过迟、受教育程度、月经初潮年龄、民族、居住地区、生活条件、遗传基因等多种因素有关。

不孕症与美容的关系:不孕症的主要病因是肾虚,肾阳虚者,可伴有腰膝酸软,夜尿多,眼眶黯,面色暗斑,或唇黯;肾阴虚者,可伴有形体消瘦,头晕耳鸣,腰膝酸软,五心烦热,肌肤失润等,严重影响女性的美容。

西医学的排卵功能障碍、盆腔炎症、盆腔肿瘤导致的不孕等可参考本节进行调护。

【病因病机】

正常妊娠是男女双方在肾气盛,天癸至,冲任二脉通盛的前提下,女子月事以时下,男女精气溢泻,通过两性相合,方可受孕。肾主生殖,"胞脉者系于肾",故肾虚是不孕症的主要原因,并与天癸、冲任、胞宫的功能失调,或脏腑气血不和,影响胞脉、胞络功能密切相关。

1. 肾虚　禀赋素弱,肾气不足;或早婚、房事不节,耗伤精血;或大病久病均可伤肾。肾阳虚则命门火衰,不能温煦胞宫,致胞宫虚冷;肾阴虚则天癸乏源,冲任虚衰,胞脉失养;或阴虚内热,热扰冲任血海,均使胞宫不能摄精成孕。

2. 肝郁　忧思恼怒,情怀不畅;或因盼子心切,焦虑不安,肝气郁结,疏泄失常,气血不和,冲任不能相资,以致胞宫不能摄精受孕。

3. 痰湿　素体肥胖,或恣食膏粱厚味,躯脂满溢,阻塞气机,闭塞胞宫;或饮食不节,脾失健运,痰湿内生,痰湿壅阻胞脉、胞络,阻滞气机,不能摄精成孕。

4. 血瘀　经期或产后余血未净之时,感受寒邪;或不禁房事,邪入胞宫,与血相结。瘀阻胞脉,两精不能结合,以致不能摄精成孕。

【诊断要点】

1. 临床特征　夫妇同居 2 年以上,男方生殖功能正常,未采取避孕措施而未怀孕,常伴月经不调、带下异常等病证。

2. 妇科检查　注意第二性征的发育情况,内外生殖器有无畸形、炎症及肿瘤等。

3. 辅助检查　临床通过男女双方全面检查找出原因,这是诊断不孕症的关键。应排除导致不孕的非妇科因素,然后再依次进行有关女性不孕的特殊检查。如卵巢功能检查、输卵管通畅试验、生殖免疫功能检查、宫腔镜检查、腹腔镜检查、CT、MRI检查等。

【辨证调护】

（一）调护原则

补肾益精，调理冲任。虚者宜温肾填精，养血益冲任；实者当疏肝解郁，化痰除湿，疏通冲任。

（二）分型调护

1. 肾虚

（1）肾阳虚

证候：婚久不孕，月经延后、量少色淡，或闭经，白带量多、清稀，面色晦暗，腰酸腿软，性欲淡漠，畏寒肢冷，小便清长，大便不实，舌质淡，苔白，脉沉细或沉迟。

调护原则：补肾暖宫，养血温冲。

调护指导：毓麟珠（人参、白术、茯苓、白芍、川芎、炙甘草、当归、熟地、菟丝子、鹿角霜、杜仲、川椒）加紫河车、丹参、香附。

（2）肾阴虚

证候：婚久不孕，月经提前，经量少，色红，无血块，形体消瘦，头昏眼花，耳聋耳鸣，五心烦热，失眠多梦，腰酸腿软，舌质偏红，苔少，脉沉细或细数。

调护原则：滋肾养血，调补冲任。

调护指导：养精种玉汤（熟地、当归、白芍、山茱萸）加女贞子、旱莲草。若兼有颧红潮热，五心烦热，可加地骨皮、鳖甲、知母、生龟板以滋阴清热；若兼见月经量少，酌加紫河车、枸杞、淮山药、鸡血藤、泽兰等滋阴填精，养血活血以调经种子。

2. 肝郁

证候：多年不孕，经期先后不定，量或多或少、色黯、有小血块，经前、经期乳房或小腹胀痛，精神抑郁，善叹息，或烦躁易怒，舌淡红或暗红，苔薄白，脉弦。

调护原则：疏肝解郁，养血理脾。

调护指导：开郁种玉汤（香附、当归、白芍、丹皮、白术、茯苓、天花粉）加柴胡。若兼经行乳胀有块者，酌加枳壳、猫爪草、橘核、海藻以通络散结；如胸胁胀满甚者，去白术，加青皮、玫瑰花、绿萼梅行气解郁。

3. 痰湿

证候：婚久不孕，形体肥胖，经行后期，量少，甚或闭经，带下量多，质黏稠，面色㿠白，头晕心悸，胸闷泛恶，苔白腻，脉滑。

调护原则：燥湿化痰，理气调冲。

调护指导：启宫丸（制半夏、苍术、香附、茯苓、神曲、陈皮、川芎）加石菖蒲。若兼心悸失眠者，加远志、生苡仁、胆南星以利湿化痰，宁心安神；如月经延后或闭经者，酌加肉桂、鹿角霜、仙灵脾、丹参、益母草、蚕沙、川牛膝以温阳化痰，活血调经；若痰瘀互结成癥者，加昆布、白芥子、莪术、穿山甲等软坚散结，破瘀消癥。

4. 血瘀

证候：婚久不孕，月经后期，量少、色紫黯，有血块，或痛经，块下痛减，平时可有少腹作痛，拒按，舌质紫黯或舌边有瘀点，脉细弦。

调护原则：活血化瘀，温经通络。

调护指导：少腹逐瘀汤(小茴香、干姜、延胡索、没药、当归、川芎、肉桂、赤芍、蒲黄、五灵脂)加乌药、香附。若兼有气虚者，加黄芪、党参以补益中气；胸胁胀痛，加柴胡、郁金疏肝解郁；若兼阴虚有热，症见五心烦热，或午后潮热者，去干姜，加生地、丹皮、知母以滋阴清热；若婚久不孕，胞络瘀阻，加王不留行、透骨草以助活血通络，调经种子。

病案分析

刘某，女，30岁。

患者结婚3年，同居，未避孕，但未怀孕。既往月经规律，经量少、色淡。平素腰膝酸痛，畏寒肢冷，性欲淡漠，面色晦暗，舌质淡，苔薄白，脉沉细。配偶体健。

请分析：①患者的中医诊断和证型是什么？
②本病的调护指导有哪些？

【其他调护】

（一）饮食调护

戒除烟酒；注意饮食均衡，加强营养，不可挑食、偏食，也不可暴饮暴食，饥饱无度；痰湿盛者，少食肥甘厚味；肝气郁滞者，少食酸涩收敛之品；体质虚弱者，可多食补益类食物，如猪肉、羊肉、甲鱼等。

（二）针灸调护

取关元、子宫、中极、血海、三阴交、足三里、阴陵泉等。于月经周期第12日开始针灸，隔日1次，连续3次，观察7~10日，若基础体温未上升，则可重复2~3个疗程。

（三）外治法调护

1. 中药热敷法 皂角刺、乌头、艾叶、鸡血藤、防风、白芷、川椒、红花、独活、威灵仙各20g，上药为末，布包隔水蒸，热敷小腹。每日1~2次，10日为一个疗程。适用于盆腔包块者。

2. 宫腔注入法 于月经干净后3~7日，用鱼腥草注射液，或丹参注射液，缓慢注入宫腔，每次20ml，连用2~3日为一个疗程。用于治疗输卵管轻度阻塞。

3. 中药保留灌肠 三棱15g，莪术15g，苏木10g，蜂房10g，红花10g，皂刺20g，蒲公英30g，浓煎至100ml，温热做保留灌肠。每日1剂，每晚1次。经净后3日开始，连用10日，3个月为一个疗程。适用于输卵管粘连或盆腔包块者。

【按语】

1. 夫妇双方注意生活规律，劳逸结合；经期注意保暖，防止寒邪侵袭，不可过度劳累或过度紧张；平时进行适当的体育锻炼，如跑步、健身、散步等，以增强体质。

2. 提倡婚前检查，尽早发现男女双方生殖器官的畸形及其他不利于受孕的因素，及早进行治疗。

3. 积极调治劳伤痼疾，其中调经、治带、消癥尤为重要。注意经期、产后卫生，预防感染及性传播疾病，及时治疗生殖道炎症。

4. 进行性生理知识教育，让患者掌握一定的性知识和技巧，注意适度的性生活。做好计划生育，尽量避免人工流产、引产对肾、胞宫的损伤而造成继发性不孕。

1. 不孕症的病因病机是什么？
2. 不孕症如何进行辨证调护？
3. 不孕症应该进行哪些一般调护？

第十二节　妊娠期调护与保健

妊娠期间，发生与妊娠有关的疾病，称为"妊娠病"。妊娠病常可影响孕妇的身体健康、胚胎或胎儿的正常发育，故应积极预防，及时调护。

知识链接

围产医学

围生医学又称围产医学，是研究在围生期内加强围生儿及孕产妇的卫生保健，也是研究胚胎的发育、胎儿的生理病理以及新生儿和孕产妇疾病的诊断与防治的科学。因此，围生期是指产前、产时和产后的一段时间。国际上对围生期的规定有 4 种：①围生期Ⅰ：从妊娠满 28 周（即胎儿体重≥1000g 或身长≥35cm）至产后 1 周；②围生期Ⅱ：从妊娠满 20 周（即胎儿体重≥500g 或身长≥25cm）至产后 4 周；③围生期Ⅲ：从妊娠满 28 周至产后 4 周；④围生期Ⅳ：从胚胎形成至产后 1 周。我国采用其中的围生期Ⅰ来计算围生期死亡率。

妊娠期疾病与美容的关系：妊娠期间，由于激素的作用，新陈代谢旺盛，皮脂分泌增多，可使皮肤失去光泽，色素沉着增加，雀斑、黄褐斑加重。气滞或虚寒时，津液输布排泄障碍，气血亏虚时，肌肤无以濡养，均可导致面色无华或萎黄，肌肤干燥，毛发干枯，视物模糊，面部瘀斑，皮肤皱纹增多等。

妊娠期常见病因有外感六淫、情志内伤、过度劳累、房事不节、跌仆闪挫及素体虚弱等。妊娠病的辨证首先要明确是否妊娠。可根据停经史、早孕反应、乳头乳晕着色、脉滑尺脉尤甚等临床表现，结合辅助检查如妊娠试验、B 超、基础体温测定等判断是否妊娠。自始至终要注意胎儿的发育情况和母体的健康状况，特别注意胎元已殒与未殒的鉴别，并注意排除畸胎。

妊娠病的调护原则是治病与安胎并举。辨证时注意三点：一是应依据病情分清母病、胎病。因病而胎动不安者，重在治病，病去则胎自安；因胎动不安而致母病者，重在安胎，胎安则病自愈。二是安胎之法以补肾健脾，清热养血为主。补肾为固胎之本，使胎有所系；健脾乃益气血之源，则胎有所养，本固血足则胎自安。又孕后血聚养胎，阴血偏虚，阴虚生内热，迫血不循经，或热扰胎元使胎动不安，清热养血使血能循经以养其胎。三是若胎元不正、胎堕难留或胎死腹中，则安之无益，宜速下胎以益母。

一、妊娠恶阻

妊娠恶阻是指妊娠早期（6~12 周）反复出现恶心呕吐，头晕厌食，甚至食入即吐，有如阻隔之象的一类疾病，又称"妊娠呕吐""子病""阻病"。若早孕时仅出现头晕、乏力、食欲不振、择食或晨间偶有恶心呕吐等现象,为妊娠早期常有的反应,一般妊娠3个月后可自行缓解,此种情况无需治疗,不属妊娠恶阻范畴。

妊娠恶阻与美容的关系:妊娠期间,由于激素的作用,新陈代谢旺盛,皮脂分泌增多,可使皮肤失去光泽,色素沉着增加,雀斑、黄褐斑加重。妊娠恶阻较重者呈持续性或剧烈呕吐,不能进饮食,全身乏力,头昏眼花,精神萎靡,身体明显消瘦,小便少,皮肤黏膜干燥,眼球凹陷等脱水或营养不良,眩晕严重者甚至会晕倒。

西医学的妊娠剧吐可参考本部分辨证调护。

【病因病机】

1. 脾胃虚弱　受孕以后,阴血下聚胞宫以养胎,冲脉之气偏盛,又冲脉隶于阳明,若脾胃素虚,或孕后因饮食劳倦等生活因素损伤脾胃,冲气乘虚挟胃气上逆,胃失和降,反随冲气上逆而作呕。

2. 肝胃不和　平素性躁易怒,肝火偏旺,孕后血聚养胎,肝血不足,肝火愈旺。肝经的循行路线夹胃贯膈,冲脉气盛,冲脉附于肝,隶于阳明,冲气并肝火上逆犯胃,胃失和降而发呕恶。

3. 痰湿中阻　孕后经血停闭,冲气偏盛,若平素脾虚,或素体肥胖,又或孕后为饮食劳倦所伤,痰湿内停,冲气挟痰饮上逆,胃失和降,而发为恶阻。

4. 气阴两亏　呕吐不止,甚则饮食难进,或剧烈频繁呕吐,而导致阴液亏损,精气耗散,成气阴两亏之证。

妊娠恶阻的主要病机是冲气上逆,胃失和降。恶阻发生的关键取决于孕妇的体质因素以及脏腑功能是否失调。发病的根本是素体胃虚。发病的诱因是怀孕以后,月经停闭,血海之血专供养胎,使冲脉之血不足,而冲脉之气相对有余,冲脉气盛,冲气上逆犯胃而致病。

【诊断要点】

1. 临床特征　轻者,妊娠早期呕吐,食后多见,伴厌食倦怠,头晕嗜睡,体温脉搏正常。中重度者,呕吐频繁,不能进食,呕吐物含胆汁、咖啡样物或血丝,精神萎靡,体重减轻,皮肤、黏膜干燥,双眼凹陷,体温升高,脉搏加快,甚至出现黄疸、血压降低、少尿或无尿、嗜睡或昏迷等。

2. 孕期检查　为妊娠子宫。

3. 辅助检查　妊娠试验阳性,呕吐较重时尿酮体试验可为阳性。并发酸中毒时,二氧化碳结合力可降低。钾、钠、氯等电解质测定可有不同程度的紊乱。心电图检查有助于了解血钾高低及有无心肌损害。另外,肝、肾功能检查及眼底检查均能帮助了解病情的严重程度及全身情况。

【辨证调护】

（一）调护原则

调气和中,降逆止呕。虚证补其不足,如健脾和胃,益气养阴;实证泻其有余,如清肝和胃,化痰除湿。还需调节饮食和情志,并讲究服药方法。注意"中病即止",用药须严格掌握剂量,"衰其大半而止",以免伤胎。

（二）分型调护

1. 脾胃虚弱

证候：妊娠早期，反复恶心呕吐，吐出清水痰涎或食物，甚则食入即吐，口淡，纳少，脘腹胀闷，头晕神疲，倦怠思睡，舌淡苔白，脉缓滑无力。

调护原则：健脾和胃，降逆止呕。

调护指导：香砂六君子汤加减（人参、白术、茯苓、甘草、半夏、陈皮、木香、砂仁、生姜、大枣）。若脾胃虚寒，脘腹冷痛，加丁香、白豆蔻；若呕吐较剧，加伏龙肝（灶心土）、柿蒂；若呕吐不已，胃阴已伤，去木香、砂仁、茯苓，加麦冬、石斛、玉竹、沙参。

2. 肝胃不和

证候：妊娠早期，恶心呕吐，呕吐酸水或苦水，胸胁满闷，嗳气叹息，头晕目眩，烦渴口苦，便黄溲赤，舌红，苔黄燥，脉弦滑数。

调护原则：清肝和胃，降逆止呕。

调护指导：苏叶黄连汤加味（苏叶、黄连、半夏、陈皮、竹茹、白芍）。若呕甚伤津，五心烦热，口干舌红，加沙参、石斛、麦冬以养阴清热；若便秘者，加胡麻仁、生首乌润肠通便。

3. 痰湿中阻

证候：妊娠早期，呕吐痰涎，口中淡腻，胸膈满闷，不思饮食，头晕目眩，心悸气短，四肢倦怠，舌淡胖，苔白腻，脉滑。

调护原则：化痰除湿，降逆止呕。

调护指导：小半夏加茯苓汤加味（半夏、生姜、茯苓、白术、砂仁、陈皮）。若夹热，加竹茹；兼寒者，加干姜、丁香、白豆蔻。

4. 气阴两亏

证候：呕吐不止，或剧烈频繁呕吐；神疲乏力，口渴，尿少便秘，唇舌干燥；舌红，苔薄黄或光剥，脉细滑数无力。

调护原则：益气养阴，和胃止呕。

调护指导：生脉散合增液汤加味（人参、麦冬、五味子、生地黄、玄参、竹茹、芦根、乌梅）。若呕吐带血样物，加藕节、乌贼骨、乌梅炭以养阴清热，凉血止血。

【其他调护】

（一）饮食调护

1. 鲤鱼 1 条（500g 以上），再取砂仁 10g（捣碎）、生姜 20g（切片），入鱼腹内炖熟，1 日内食完。

2. 粳米 250g、生姜汁 3 汤匙，同炒至粳米焦黄，然后将其研为细粉，每日早晚用开水调服 2 汤匙。

3. 鲜橘皮 1 个，切成细丝，生姜 15g，切为碎末，白糖适量，同放杯中，沸水冲泡，代茶频饮。

4. 芝麻、红糖各 250g，生姜汁 5 汤匙，同放锅内炒焦，随意适量嚼食。

（二）针灸调护

1. 毫针法　取内关、足三里、中脘、公孙为主穴。脾胃虚弱，加灸脾俞、胃俞以助中阳、健脾止呕；肝气犯胃，加期门、太冲以疏肝理气、平降冲逆；痰饮阻滞加三阴交、丰隆以健脾利湿、化饮降浊；神倦嗜卧者加灸百会、气海以益气养血；少寐、多梦、心悸者加心俞、神门以宁心安神。毫针刺,内关穴浅刺、轻刺;腹部腧穴刺以 1~1.5 寸为宜,慎用提插法;虚证用补法或平补平泻。

2. **皮肤针法**　按针灸处方局部叩刺,或选胸 4~腰 5 夹脊穴、背俞穴,自上向下呈带状叩刺。均予轻刺激,使局部皮肤微红即止。

3. **耳针法**　取胃、肝、脑、神门、内分泌、皮质下。每次选 2~3 穴,用针刺或压籽法、压磁法。针刺留针 20~30 分钟,每日或隔日 1 次。

4. **电针法**　按针灸处方选 1~2 对主穴,用疏密波、慢频率、弱刺激,每次 30 分钟左右。

5. **穴位注射法**　取膈俞、肝俞、脾俞、胃俞、足三里、内关等穴,每次选用 2 穴,注入 10% 葡萄糖注射液或 2% 盐酸利多卡因注射液,每穴注入 1~2ml,每日 1 次,可用 2~3 日。

6. **艾灸法**　灸至阴,配中脘、足三里、内关。

（三）推拿调护

患者取仰卧位,术者位于患者左侧,施拇指按、揉法于内关、足三里,每穴 2 分钟。再令患者取坐位,术者位于患者左侧,施拇指按揉法于脾俞,并沿脊柱两侧膀胱经按揉 3 遍。

（四）刮痧调护

取大椎、大杼、膏肓、神堂、背腹部压痛点,配以幽门、天突、中脘、内关、足三里、太冲等穴部。先刮拭大椎、大杼、膏肓、神堂及背、腹压痛点 3~5 分钟,配合刮拭其他经穴部位 3~5 分钟。

辨证刮拭:痰湿壅盛,加刮公孙、丰隆;呕吐苦水,加刮阴陵泉;头晕头胀,加刮百会、印堂、太阳;肝气不疏,加强刮太冲;心神不宁,加强刮大椎、大杼、膏肓、神堂。幽门、中脘、足三里、阴陵泉、天突、内关配合使用,使脾气得升,胃气得降。

（五）敷贴调护

1. 公丁香 15g、陈皮 10g、半夏 20g,共研细末。取鲜生姜 30g,煎浓汁与上药末调成糊状,取适量敷于肚脐中心神阙穴,覆盖纱布,用胶布固定。每日换药 1 次,连敷 2~3 日。对脾胃虚寒、胃失和降、早孕反应呕吐效佳。

2. 半夏 15g,砂仁、白豆蔻各 3g,生姜汁 1 小杯,前三味研成细末备用。取药末适量,以生姜汁调匀成糊状,敷于神阙穴。以纱布覆盖,胶布固定,每日换药 2 次。本法适用于脾胃虚弱之妊娠恶阻者。

【按语】

1. 饮食宜清淡且富营养,如米汤、稀粥、豆浆、藕粉等,多食新鲜水果、蔬菜,必要时可根据患者的爱好选择食物,并注意色、香、味的调配,鼓励进食,但应少量多餐。经常调换饮食、蔬菜品种,避免过食油腻肥甘之品,以免助湿伤脾。忌食辛辣、烟酒等动火刺激之品。保持大便通畅,便秘者可以蜂蜜调服。平时宜多食水果,如梨、香蕉、甘蔗、西瓜等。

2. 严重恶阻者,须结合妇科检查及 B 超排除葡萄胎,并必须做尿醋酮检查,必要时须配合静脉输液治疗,以防脱水和电解质紊乱。

病案分析

叶某,女,26岁。

患者停经50日开始恶心呕吐,不能进食,近1周呕吐加重,频频不止,伴有头晕嗜睡,脘腹胀闷,神疲乏力,形体渐瘦,舌质淡,苔白,脉缓滑无力。

请分析:①患者的中医诊断和证型是什么?

②本病的调护指导有哪些?

二、妊娠腹痛

妊娠期间出现以小腹疼痛反复发作为主症的疾病,称为"妊娠腹痛"。多因胞脉、胞络阻滞或失养,气血运行不畅所致。

妊娠腹痛与美容的关系:气血充盈,阴阳调和时,面色红润,毛发润泽,神采奕奕,肌肤细腻净洁。气滞或虚寒时,津液输布排泄障碍,气血亏虚时,肌肤无以濡养,均可导致面色无华或萎黄、肌肤干燥、毛发干枯、视物模糊、面部瘀斑、皮肤皱纹增多等。

西医学的先兆流产可参考本部分调护。

【病因病机】

1. 血虚 孕妇素体血虚,或因劳倦思虑、饮食失节而致脾虚化源不足,或孕前失血过多而血虚,复因孕后阴血聚下以养胎元,阴血益感亏乏,小腹为胞宫所居、胞脉所过之处,血虚而乏于下注,则血海阴血不盛,胞脉失养;加之血少气行不利,胞脉受阻,以致腹痛。

2. 虚寒 胞脉系于肾,孕妇素体阳虚,阴寒内生,妊娠之后,肾阳益虚,以致子脏寒冷,不能生血行血,胞脉失于温煦,更致气血运行不畅,胞脉受阻,因而发生腹痛。

3. 气滞 肝主藏血,而司血海,性喜条达。孕后血聚于下以养胎,则肝血自虚;加之素性忧郁,或孕后为情志所伤,或胎体渐长阻碍气机,肝郁气滞,血行不畅,胞脉受阻,不通则痛。

本病的主要病机是胞脉阻滞或失养,气血运行不畅。胞脉阻滞,不通则痛,表现为实证;胞脉失养,不荣则痛,表现为虚证。病位在胞脉、胞络,与肝、肾、脾关系密切。但若腹痛不已,反复发作者,可进一步损害胎元,导致胎动不安,甚或堕胎小产。

【诊断要点】

1. 临床特征 以妊娠期间出现小腹部疼痛为主症,一般为小腹绵绵作痛,或冷痛不适,或小腹连及胁肋胀痛,痛势较缓,疼痛反复发作,无阴道流血症状。

2. 孕期检查 妊娠子宫,大小与停经月份相符,腹部柔软不拒按。

3. 辅助检查 必要时结合妇科检查、腹部检查、后穹窿穿刺、血常规、B超等检查,以排除其他疾病所致的腹痛。

【辨证调护】

(一) 调护原则

妊娠腹痛以养血理气,止痛安胎为调护原则。调护过程中应针对胞脉阻滞或胞脉失养,而致气血运行不畅的病机,采用虚者补之、实者疏之、寒者热之等调理气血诸法,使胞脉顺畅,通则不痛。

（二）分型调护

1. 血虚

证候：妊娠期间小腹绵绵作痛，按之痛减，面色萎黄，头晕目眩，心悸怔忡，失眠多梦，舌淡，苔薄白，脉细滑而弱。

调护原则：补血养血，止痛安胎。

调护指导：当归芍药散去泽泻，加制首乌、桑寄生（当归、白芍、川芎、茯苓、白术、制首乌、桑寄生）。若心悸多梦，加五味子、酸枣仁以养血安神；若血虚甚，加枸杞子、阿胶、熟地黄以滋补精血，濡养胞脉。

2. 虚寒

证候：妊娠期间小腹冷痛，喜温喜按，得热痛减，面色㿠白，形寒肢冷，倦怠乏力，食少便溏，舌淡，苔薄白，脉沉弱。

调护原则：暖宫止痛，养血安胎。

调护指导：胶艾汤加减（艾叶、当归、川芎、白芍、干地黄、甘草）。若腰膝酸痛，加补骨脂、巴戟天、杜仲、补骨脂以温肾助阳，壮腰固冲；若食少便溏，加白术、砂仁以健脾除湿。

3. 气滞

证候：妊娠期间胸腹胀满疼痛，两胁为甚，心烦易怒，嗳气叹息，舌红，苔薄黄，脉弦滑。

调护原则：疏肝解郁，理气止痛。

调护指导：逍遥散加苏梗、陈皮（柴胡、当归、茯苓、白芍、白术、炙甘草、煨姜、薄荷、苏梗、陈皮）。若郁而化热，出现口苦、咽干者，加栀子、黄芩以清肝泻火。

【其他调护】

（一）饮食调护

1. 胶艾汤　阿胶、艾叶各 10g。将艾叶水煎取汁，纳入阿胶烊化饮服，每日 1 剂，连续 3～5 日。可养血安胎，暖宫止痛，适用于妊娠期间小腹冷痛，形寒肢冷，纳少便溏，小便清长，面色㿠白等。

2. 胶艾四物粥　阿胶 5g，艾叶、当归、川芎、白芍、熟地黄、甘草各 9g，大米 100g。将诸药水煎取汁，加大米煮粥，待熟时调入捣碎的阿胶，再煮一二沸即成，每日 1 剂，连续 3～5 日。可养血散寒，温阳止痛，适用于虚寒腹痛。

3. 当归芍药粥　当归、白芍、川芎、茯苓、白术各 6g，大米 100g。将诸药水煎取汁，纳入大米煮粥，每日 1 剂，连续 3～5 日。可养血益气止痛，适用于血虚腹痛，腹痛隐隐，按之痛减，头目眩晕等。

4. 艾归鸡汁粥　艾叶、当归各 5g，大米 50g，鸡汁适量，食盐少许。将艾叶、当归水煎取汁，纳入大米煮粥，待熟时调入鸡汁、食盐，再煮一二沸即成，每日 1 剂，连续 3～5 日。可养血散寒止痛，适用于虚寒腹痛。

5. 梅花当归粥　梅花、当归各 5g，大米 50g。将二药水煎取汁，加大米煮为稀粥，每日 1 剂。可疏肝理气，适用于肝郁气滞之脘腹胀痛，烦躁易怒，嗳气吞酸等。

（二）针灸调护

1. 毫针法　取中极、归来、漏谷、足三里、曲骨、子宫、地机、三阴交为主穴，腹痛甚者加内关。下腹部穴位，进针得气后用补法；下肢穴位平补平泻法。留针 15～30 分钟。每日 1 次,15 次为一个疗程。

2. 耳针法　取交感、内分泌、皮质下、肝,每次选 2～3 穴,用埋针或压籽法、压磁法。每日或隔日 1 次。

(三) 推拿调护

1. 血虚　患者侧卧,术者以掌根揉膈俞、脾俞、胃俞各 2 分钟,单掌横擦膈俞、脾俞、胃俞各 2 分钟,以温热为度。患者仰卧,术者用拇指指腹点揉膻中穴,并施以一指禅推法,由轻渐重 3 分钟;食、中、无名指并拢,指面附着于气海穴,以指摩法轻揉 3 分钟,不可用力;点揉血海、三阴交、足三里各 3 分钟,然后沿大腿内侧由下至上施以大鱼际擦法 5 次,压力适中。

2. 虚寒　术者双手掌心相对,用力搓擦,以发热为度,将掌心置于章门、关元穴处。揉中脘、足三里各 2 分钟。术者双手掌心相对,搓擦发热后温暖腰骶部、脾俞、肾俞,并用单掌横擦脾俞、肾俞若干次,以有温热感为度。自下而上沿后正中线旁开 1.5～3 寸,以掌轻推 5 次,至脾俞、肾俞时,可用掌根轻揉 1 分钟。

3. 气滞　点揉膻中穴,指摩气海穴,掌根沿两肋弓下缘施擦法 2 分钟,点揉足三里、公孙、太冲各 1 分钟,以较明显酸胀感为度,沿大腿内侧由下至上施以推法 5 次。

【按语】

1. 孕后应注意妊娠期卫生,保持心情舒畅,避免精神刺激。

2. 按时作息,慎避风寒,清淡饮食,勿过食生冷,保持大便通畅。

3. 早孕时要禁房事。

4. 既病之后,应注意休息,促使疾病早期治愈。

复习思考题

1. 妊娠恶阻如何进行辨证调护?

2. 肝胃不和型妊娠恶阻的主症特点及调护指导是什么?

3. 妊娠腹痛的病因病机是什么? 如何进行辨证调护?

第十三节　产后病证调护与保健

产妇在新产后及产褥期内发生与分娩或产褥有关的疾病,称为"产后病"。

产后病与美容的关系:本病的发生主要是亡血伤津、瘀血内阻、外感六淫或饮食房劳等致病因素影响。因亡血伤津所致者,常伴有面色无华或萎黄、肌肤干燥、毛发干枯、视物模糊、面部瘀斑、皮肤皱纹增多等表现,严重影响患者美容与体美。

产后病的病因病机,可归纳为三个方面:一是亡血伤津。由于分娩用力,产时出汗和产伤出血,汗出津伤,致阴血骤虚,阳气浮越,变生他病。二是瘀血内阻。产后余血浊液易生瘀滞,或因产后元气亏虚,运血无力,或胞衣残留,或感染邪毒,均可导致瘀血内阻。三是外感六淫或饮食房劳所伤。产后元气津血俱伤,腠理疏松,即所谓"产后百节空虚",生活稍有不慎或调摄不当,均可致气血不调,营卫失和,脏腑功能失常,变生产后诸病。

产后病的辨证调护须根据产后特殊的生理变化和病理特点,参看分娩情况、产妇体质、症状、舌脉等全身表现,运用四诊八纲,综合分析判断。其调护应根据产后亡血伤津、瘀血内阻、多虚多瘀的特点,以补虚不留滞,攻邪勿伤正为原则。

常见的产后病有:产后血晕、产后腹痛、产后发热、产后身痛、恶露不绝、产后大便难、产后排尿异常、缺乳、产后乳汁自出等。

一、产后血晕

产妇分娩后,突然头晕眼花,不能起坐,或心胸满闷,恶心呕吐,或痰涌气急,甚则神昏口噤,不省人事,称为"产后血晕",又称"产后血运"。

西医学的"产后失血性休克""羊水栓塞"等可参考本部分进行调护。

【病因病机】

导致产后血晕的病机不外虚、实两端。虚者,多由阴血暴亡,心神失养而发;实者,多因瘀血停滞,气逆攻心所致。

1. 血虚气脱　产妇素体气虚血弱,复因产时或产伤失血过多,以致营阴下夺,气随血脱,心神失养,而致血晕。

2. 瘀阻气闭　产后胞脉空虚,寒邪乘虚内侵,血为寒凝,瘀滞不行,致恶露涩少,血瘀气逆,扰乱心神,而致晕厥。

本病虽有虚、实之分,但以产后失血过多,心神失养之虚证多见。

【诊断要点】

1. 临床特征　以产后数小时内,突然头晕目眩,不能起坐,或晕厥,不省人事为主要特点。同时伴见面色苍白,手撒肢冷,冷汗淋漓,或心下满闷,恶心呕吐,痰涌气急,或面色青紫,唇舌紫黯。

2. 产科检查　注意检查胎盘、胎膜是否完整;子宫收缩是否良好;有无子宫内翻及软产道损伤;观察阴道流血量的多少。

3. 辅助检查

(1)实验室检查:血常规、凝血酶原时间、纤维蛋白原定性等化验,有助于凝血功能障碍引起出血的诊断。

(2)其他检查:B超、心电图、心脏功能检测、肾功能检测、血压测量等可辅助诊断,并有助及时发现休克。

知识链接

产后血晕与产后痉证的鉴别

口噤不开为二者的相似之处,但产后痉证多有产伤或感染史,其发病时间较产后血晕缓慢,其症状以四肢抽搐,项背强直,角弓反张为主,面呈哭笑,但神志尚清。

【辨证调护】

(一)调护原则

本病应根据晕厥的特点、恶露的多少、有无胸腹胀痛等临床表现,来辨别虚、实。虚者为脱证;实者为闭证。

本病不论虚、实均属危急,都应立即抢救,必要时要中西医结合进行调护。对神昏者,首当开窍促其苏醒,然后再进行辨证调护。本病临床以虚证居多,不可妄投攻破之品。

(二) 分型调护

1. 血虚气脱

证候:产时或产后失血过多,突然晕眩,心悸、胸闷不适,甚则昏不知人,面色苍白,眼闭口开,手撒肢凉,冷汗淋漓,舌质淡,无苔,脉微欲绝或浮大而虚。

调护原则:益气固脱。

调护指导:清魂散加减(人参、荆芥、泽兰叶、川芎、甘草)。如汗出肢冷者,加制附子以回阳救逆;阴道出血不止者,加附子炭、炮姜炭以温经止血。

2. 瘀阻气闭

证候:分娩后恶露不下或量少,小腹疼痛拒按,突然头晕眼花,不能起坐,甚则心下满闷,气粗喘促,恶心呕吐,神昏口噤,不省人事,两手握拳,面色青紫,唇舌紫黯,脉涩有力。

调护原则;活血逐瘀。

调护指导:夺命散(没药、血竭)加当归、川芎。若兼有胸满呕哕者,加姜半夏、胆南星以降逆化痰;偏于寒凝血瘀,腹冷痛者,加炮姜、片姜黄以温经散寒止痛;兼有气滞,胁腹胀满者,加郁金、川楝子以疏肝理气。

二、产后发热

产妇于产褥期内,出现发热持续不退,或高热寒战,并伴有其他症状者,称为"产后发热"。西医学的产褥感染可参考本部分内容调护。

【病因病机】

引起产后发热的主要病机是感染邪毒,正邪交争;元气亏虚易感外邪;阴血骤虚,阳气浮散;瘀血内停,营卫闭阻所致。

1. 感染邪毒　产后气血骤虚,血室正开,若产时接生消毒不严,或产后外阴护理不洁,或不禁房事,致使邪毒乘虚入侵胞宫,正邪相争,因而发热。

2. 外感　产后百脉空虚,腠理不密,卫气不固,外邪乘虚而入,营卫不和,因而发热。

3. 血虚　产时、产后血去过多,阴血骤虚,阳无所附,虚阳浮越于外,而致发热。或血虚伤阴,相火偏旺,亦致发热。

4. 血瘀　产后情志不遂;或为寒邪所客,瘀阻冲任。恶露排出不畅,余血浊液滞留胞宫而为瘀,瘀血停滞,阻碍气机,营卫失调,而致发热。

【诊断要点】

1. 临床特征　产褥期内,尤以新产后出现以发热为主,表现为持续高热,或高热寒战,或恶寒发热,或寒热时作,或低热不退,常伴有恶露异常及小腹疼痛。

2. 妇科检查　感染邪毒者可发现生殖器官局部感染的体征,如外阴、阴道、宫颈红肿,子宫压痛明显,附件增厚有压痛或触及肿块,恶露臭秽等。

3. 辅助检查　感染邪毒者血常规检查见白细胞总数及中性粒细胞比例增高,同时宫腔分泌物或血培养可找到致病菌;B 超、彩色超声多普勒、CT、MRI 等检测,能对感染形成的炎性包块、脓肿及静脉血栓做出定位和定性诊断。

课堂互动

产后发热应做哪些辅助检查？有何意义？

【辨证调护】

（一）调护原则

产后发热，有虚、实之别，应根据发热的特点，结合恶露的量、色、质、气味，参照舌脉及伴随的全身症状，进行调护。

本病调护以调气血，和营卫为主。调护时应注意产后多虚多瘀的特点，不可过于发表攻里，但也不可不问证情，片面强调补虚，而忽视外感和里实之证，切勿犯虚虚实实之戒。

（二）分型调护

1. 感染邪毒

证候：产后高热寒战，热势不退，小腹疼痛拒按，恶露初时量多，继则量少，色紫黯，或如败脓，其气臭秽，烦躁口渴，小便短赤，大便燥结，舌红，苔黄，脉弦数。

调护原则：清热解毒，凉血化瘀。

调护指导：解毒活血汤（连翘、葛根、柴胡、枳壳、当归、赤芍、生地、红花、桃仁、甘草）加银花、黄芩。

2. 外感

证候：产后恶寒发热，头痛，肢体疼痛，无汗，或见咳嗽，鼻塞流涕，恶露正常，无下腹痛，舌苔薄白，脉浮紧。

调护原则：养血祛风，散寒解表。

调护指导：荆防四物汤加减（荆芥、防风、川芎、当归、白芍、地黄）。

3. 血虚

证候：产后失血过多，身有微热，自汗，恶露或多或少，色淡，质稀，小腹绵绵作痛，喜按，面色苍白，头晕眼花，心悸失眠，手足麻木，舌淡红，脉细弱。

调护原则：补益气血，和营退热。

调护指导：八珍汤（当归、川芎、熟地、白芍、人参、茯苓、白术、炙甘草）加黄芪、地骨皮。若阴虚火旺者，症见午后热甚，颧红，口渴，大便干结，小便短赤，舌质红，苔黄，脉细数，调护方法为滋阴清热，用加减一阴煎（生地、白芍、麦冬、熟地、知母、地骨皮、甘草）加白薇、青蒿、鳖甲。

4. 血瘀

证候：产后乍寒乍热，恶露续断而下，量少，色紫黯有块，小腹疼痛拒按，口干不欲饮，舌边尖紫黯或有瘀点瘀斑，脉弦或弦涩。

调护原则：活血祛瘀，和营除热。

调护指导：生化汤（当归、川芎、桃仁、黑姜、炙甘草）加丹参、三七、丹皮、益母草。

三、产后腹痛

产妇在产褥期内，发生与分娩或产褥有关的小腹疼痛，称为"产后腹痛"。其中因瘀血引起者，称"儿枕痛"。以新产后多见。

西医学的"产后宫缩痛"可参考本部分内容调护。

【病因病机】

产后腹痛的主要病机是气血运行不畅,迟滞而痛。

1. 血虚 素体虚弱,气血亏虚,复因产后失血过多,致冲任血虚,胞脉失养;或血少气弱,运血无力,血行迟滞,而致腹痛。

2. 血瘀 产后元气亏损,血室正开,若起居不慎,风寒乘虚而入,血为寒凝;或因情志不畅,肝郁气滞而血瘀;或胎盘、胎膜滞留子宫,瘀血阻滞冲任胞脉,不通则痛。

【诊断要点】

1. 临床特征 产褥期内,出现小腹部阵发性疼痛,或小腹隐隐作痛,持续多日不缓解。常伴有恶露量少,色紫黯有块,排出不通畅;或恶露量少,色淡红,质稀。

2. 产科检查 腹痛发作时,可扪及子宫变硬、压痛。

3. 辅助检查 血常规多无异常或有轻度贫血,B超检查了解宫内有无胎盘、胎衣残留。

【辨证调护】

（一）调护原则

本病调护重在调畅气血。虚则补而调之;实则通而调之。但应注意,产后多虚多瘀,用药贵在平和,勿过于滋腻,以免气血凝滞;也勿过于攻破,以免伤血耗气。

（二）分型调护

1. 血虚

证候:产后小腹隐隐作痛,数日不止,喜揉喜按,恶露量少,色淡红,质稀,头晕眼花,心悸怔忡,大便秘结,舌淡,苔薄,脉细弱。

调护原则:养血益气。

调护指导:肠宁汤加减（当归、熟地、阿胶、人参、山药、续断、麦冬、肉桂、甘草）。若便秘明显者,去肉桂,加火麻仁、生首乌、肉苁蓉以润肠通便;若血虚兼有气滞,腹痛坠胀,酌加川楝子、台乌药、荔枝核以理气止痛;若血虚兼气虚者,伴气短乏力,神疲肢倦,加黄芪、党参、白术以益气补虚。

2. 血瘀

证候:产后小腹疼痛拒按,得热稍减,恶露量少,色黯有块,或面色青白,四肢欠温,或胸胁胀痛,舌黯,苔白滑,脉沉紧或沉弦。

调护原则:活血祛瘀,温经止痛。

调护指导:生化汤（当归、川芎、桃仁、黑姜、炙甘草）加益母草。若伴肢体倦怠,气短乏力者,加黄芪、党参以益气补虚;若寒凝血瘀,小腹冷痛或绞痛,得热痛减,加吴茱萸、肉桂心、小茴香以增温经散寒之力;若气滞血瘀,小腹胀痛,胸胁胀满,加台乌药、枳壳、香附行气止痛;若瘀久化热,小腹刺痛,恶露量少色紫黯,口干,心烦,便结,加赤芍、丹皮、大黄以凉血化瘀,通腑泻热;若瘀血停滞胞宫,恶露量少夹有血块,腹部发硬,加五灵脂、生蒲黄、延胡索以增化瘀止痛之功。

四、恶露不绝

产后恶露持续 3 周以上,仍淋漓不尽者,称为"恶露不绝",又称"恶露不尽""恶露不止"。

西医学的"晚期产后出血"可参考本部分进行调护。

恶露相关知识

恶露为坏死脱落的蜕膜、血、宫腔面的渗出物,总量约500ml。产后7日以内为红色恶露,主要为血和少量胎膜、胎脂、胎毛及胎粪等。至产后第2周恶露红色变浅,表明血量减少,坏死的蜕膜及白细胞、渗出物增多,继以白色黏液,白细胞夹杂微生物为主,一般4~6周完全干净。

【病因病机】

本病的病机是冲任失固,气血运行失常。

1. 气虚　素体虚弱,产时气随血耗,其气更虚,或产后操劳过早、过度,劳倦耗伤中气。气虚则冲任不固,血失统摄而恶露不绝。

2. 血热　素体阴虚,复因产时亡血伤津,营阴更亏,虚热内生;或因产后过食辛辣温燥之品;或感受热邪;或郁怒伤肝,肝郁化热,热扰冲任,迫血下行,导致恶露不绝。

3. 血瘀　产后胞脉空虚,寒邪乘虚而入,寒凝血瘀;或胞衣残留,影响冲任,血不归经;或因七情所伤,气滞而血瘀,瘀血内阻,冲任不畅,新血难安,以致恶露淋漓不断。

【诊断要点】

1. 临床特征　产后恶露超过3周仍淋漓不断,色、质或气味异常,或伴有不同程度的腹痛。

2. 妇科检查　子宫大而软,常有轻度压痛,宫口松弛。应注意有无残留组织及软产道损伤。

3. 辅助检查　血常规可有贫血或炎性改变;盆腔B超检查可了解子宫复旧情况及宫腔内是否有残留组织;将宫内刮出物送病理检查可以明确诊断。

【辨证调护】

（一）调护原则

本病调护以调理气血,固摄冲任为原则,遵循"虚者补之,热者清之,瘀者攻之"的原则,分别采用益气、清热、化瘀之法。

（二）分型调护

1. 气虚

证候:产后恶露过期不止,量多或淋漓不断,色淡,质稀,无臭气,小腹空坠,精神不振,神疲体倦,少气懒言,面色㿠白,舌淡,苔薄白,脉缓弱。

调护原则:益气摄血,固摄冲任。

调护指导:补中益气汤(人参、黄芪、白术、当归、橘皮、甘草、柴胡、升麻)加阿胶、艾叶炭、乌贼骨。若恶露夹块,块下腹痛缓解,可加益母草、炒蒲黄、三七粉等活血化瘀止血之品;若兼腰膝酸软者,加桑寄生、续断、杜仲炭、菟丝子、鹿角胶补肝肾、固冲任。

2. 血热

证候:产后恶露过期不止,量较多,色深红,质稠黏,气臭秽,面色潮红,口燥咽干,舌红,苔少,脉虚细而数。

调护原则:养阴清热,凉血止血。

调护指导:保阴煎(生地、熟地、山药、续断、黄芩、黄柏、甘草)加煅牡蛎、炒地榆。若感受热毒之邪,症见恶露量多,气味臭秽,小腹痛,口干喜饮,大便干结,脉弦数有力者,可加败酱草、红藤、鱼腥草、土茯苓等清热解毒之品。

3. 血瘀

证候:产后恶露过期不止,淋漓量少,色黯有块,少腹疼痛拒按,块下腹痛暂缓,舌紫黯,或有瘀斑瘀点,脉沉涩。

调护原则:活血化瘀,理血归经。

调护指导:生化汤(当归、川芎、桃仁、炙甘草、炮姜)加茜草、三七粉、益母草、炒蒲黄。

五、产后身痛

妇女在产褥期内,出现肢体关节酸痛、麻木、重着者,称为“产后身痛”,亦称“产后遍身疼痛”“产后关节痛”“产后痛风”,俗称“产后风”。

西医学的“产后坐骨神经痛”“栓塞性静脉炎”“多发性肌炎”可参考本部分进行调护。

【病因病机】

本病的病机主要是产后气血虚弱,经脉失养,不荣而痛;或风寒湿邪乘虚入侵机体,气血凝滞,不通则痛。

1. 血虚　素体血虚,产时、产后失血过多,阴血愈虚,四肢百骸、筋脉关节失养,则致肢体麻木,甚或疼痛。

2. 血瘀　产后余血未尽,留滞经脉,或因难产手术,伤及气血,致血行不畅,瘀阻经脉、关节,发为疼痛。

3. 外感　产后百节空虚,营卫失调,卫表不固,若起居不慎,风寒湿邪乘虚而入,留滞经络、关节、肌肉,经络痹阻,则气血运行不畅,瘀滞作痛。

4. 肾虚　素体肾虚,因产伤动脏腑,气血俱虚,胞脉失养。女子腰肾,胞脉所系,出血过多,致胞脉虚,虚则肾气亦虚,故腰痛。膝属肾,足跟为肾经所过,肾虚则腰膝酸痛,足跟痛。

总之,产后身痛的病因各异,但血虚为其发病之根本。

【诊断要点】

1. 临床特征　产褥期内,出现肢体关节酸痛、麻木、重着,关节活动不利,甚则关节肿胀。

2. 妇科检查　无异常发现。

3. 辅助检查　关节活动度降低,或关节肿胀,病久不愈者可见肌肉萎缩,关节变形。抗链球菌溶血素O、血沉均正常。如有必要,可进一步做血常规、血钙、X线摄片等检查。

【辨证调护】

(一) 调护原则

本病调护以养血活血,通络止痛为原则。根据产后多虚多瘀的特点,养血之中,应佐理气通络之品以标本同治;祛邪之时,当配养血补虚之药以助祛邪而不伤正。

（二）分型调护

1. 血虚

证候:产褥期中,遍身关节疼痛,肢体酸楚、麻木,面色苍白或萎黄,头晕心悸,舌淡,苔少,脉细无力。

调护原则:补血益气,温经通络。

调护指导:黄芪桂枝五物汤(黄芪、芍药、桂枝、生姜、大枣)加当归、鸡血藤。若头晕眼花,心悸明显者,加枸杞、龙眼肉、制首乌、阿胶补血养心。若关节疼痛较重,兼有外邪者,酌加穿山甲、威灵仙、羌活、独活以疏风活络止痛。

2. 血瘀

证候:产后遍身疼痛,或肢体麻木、发硬、重着、肿胀、关节屈伸不利,恶露量少,色黯,小腹疼痛拒按,舌紫黯,或边有瘀斑瘀点,苔薄白,脉弦涩。

调护原则:养血活血,化瘀除湿。

调护指导:身痛逐瘀汤(当归、川芎、桃仁、红花、五灵脂、没药、秦艽、羌活、地龙、牛膝、香附、甘草)加益母草、木瓜、苍术。若痛处不温,喜热熨者,酌加桂枝、姜黄、制川乌等以温经散寒止痛。

3. 风寒

证候:产褥期中,肢体关节疼痛,屈伸不利,或痛处游走不定,或疼痛剧烈如针刺,或肢体关节肿胀,麻木重着。初起可有恶寒发热等表证。舌淡,苔白,脉浮紧或细缓。

调护原则:养血祛风,散寒除湿。

调护指导:独活寄生汤加减(独活、桑寄生、秦艽、防风、细辛、当归、川芎、白芍、干地黄、桂心、茯苓、杜仲、人参、牛膝、甘草)。风邪偏盛者,加羌活祛风止痛;寒邪偏盛者,加草乌散寒止痛;湿邪偏盛者,加生薏苡仁、苍术、木瓜以祛湿止痛;恶露量少,色黯,夹有血块,小腹疼痛者,加山楂、益母草以化瘀止痛。

4. 肾虚

证候:产后腰膝酸痛乏力,或足跟痛,舌淡红,苔薄白,脉沉细。

调护原则:补肾填精,强腰壮骨。

调护指导:养荣壮肾汤(当归、川芎、独活、肉桂、续断、杜仲、桑寄生、防风、生姜)加熟地。

六、产后大便难

产妇于产后饮食如常,大便数日不解,或艰涩难以解出者,称为"产后大便难",又称"产后大便不通""产后大便秘涩"。

西医学的"产后便秘"可参考本部分进行调护。

【病因病机】

本病的主要病机是血虚津亏,肠道失于濡润;或肺脾气虚,传导无力。

1. 血虚津亏　素体血虚,产时、产后失血过多,或产后多汗,亡血伤津,肠道失于濡润,无水舟停,致肠燥便坚,难以解出。

2. 肺脾气虚　素体气虚,因产失血耗气,其气更虚,脾气虚则升降无力,肺气虚则肃降失司,大肠传送无力,而致大便不解或难解。

【诊断要点】

1. 临床特征　新产后或产褥期,大便数日不解,或艰涩难下,或大便不坚,但努责难出。一般饮食正常,且无腹痛、呕吐等症。

2. 妇科检查　无异常发现。

3. 辅助检查　腹软无压痛及反跳痛,或可触及肠型。肛门检查正常,或有肛裂、痔疮。

【辨证调护】

（一）调护原则

本病调护原则以养血润燥为主,根据气血偏虚的程度随证变通。但应注意,本病多虚,用药不可妄投峻泻通下之品,以免伤津耗气。

（二）分型调护

1. 血虚津亏

证候:产后大便干燥,艰涩难解,或多日不解,一般腹部无胀痛,面色萎黄,皮肤不润,头晕心悸,舌淡红,苔薄,脉细。

调护原则:养血润燥。

调护指导:四物汤(白芍、熟地、当归、川芎)加肉苁蓉、柏子仁、生首乌、火麻仁。若兼见口干,胸满腹胀,舌质红,苔薄黄,脉细数,属阴虚内热,宜滋阴清热,润肠通便,用麻子仁丸加麦冬、玄参、生地。

2. 肺脾气虚

证候:产后大便数日不解,或时有便意,努责难出,但大便不坚硬,神倦乏力,气短汗多,舌淡,苔薄白,脉缓弱。

调护原则:补脾益肺,润肠通便。

调护指导:润燥汤(人参、甘草、当归、生地、枳壳、槟榔汁、火麻仁、桃仁泥)加黄芪。若大便秘结难解者,重用生白术、生首乌以益气润肠通便。

病案分析

王某某,女,26岁,已婚,2009年6月18日就诊。

产后大便秘结,艰涩难行,7日未行,头晕,面色萎黄,皮肤不润,舌淡红,苔薄,脉细。

请分析:①患者的中医诊断、证型是什么?

②本病的调护指导是什么?

七、产后排尿异常

新产后小便不通或小便频数或失禁者,统称为"产后排尿异常"。产后小便点滴而下,甚或闭塞不通,小腹胀急疼痛者,称为"产后小便不通";产后小便次数增多,甚则日夜数十次,称为"产后小便频数";产后小便淋漓,不能自止,或小便自遗,不能约束,称为"产后小便失禁"。这些病证虽表现各异,但总的病因病机及治则大体一致,故统称为"产后排尿异常"。

【病因病机】

本病的病因病机是膀胱气化失职。然而膀胱的气化功能,与肺气的通调、脾气的传输和肾气的开阖息息相关。若肺、脾、肾三脏的功能失常,波及膀胱,或因膀胱自身受伤及致病因素的影响,便可发生产后排尿异常。

1. 气虚　素体虚弱,肺脾气虚,复因产时劳力伤气;或因产程过长,耗气过多;或因产失血过多,气随血耗,肺脾之气虚,不能通调水道,膀胱气化无力,而致小便不通;气虚膀胱失约,则小便失禁。

2. 肾虚　素体肾虚,产时复伤肾气,以致肾阳不足,不能化气行水,膀胱气化失司,以致小便异常。

3. 产伤　多因滞产、难产,膀胱受压过久,或接生不慎,损伤膀胱,使膀胱失约,而致小便异常。

【诊断要点】

1. 临床特征　多发生在新产后,排尿困难,小便点滴而下,甚或闭塞不通,小腹胀急而痛,坐卧不安;或小便次数增多,甚则日数十次;或排尿不能自行控制。

2. 妇科检查　子宫、附件等无异常发现。小便不通者,下腹部膨隆,膀胱充盈,有触痛;小便失禁者,可见小便时时有漏出,或检查可见尿液自阴道漏出,用探针可探知瘘孔。

3. 辅助检查　可无异常发现。

【辨证调护】

（一）调护原则

本病主要在于观察小便情况,再结合全身症状及分娩时有无难产、手术等病史进行辨证。

调护以补气温阳为主。若小便频数或失禁者,佐以固涩;若小便不通,佐以行水通利。但产后多虚、多瘀,通利之时不宜过用苦泄滑利,补虚之时不过于滋腻壅补。若为膀胱损伤者,如损伤创口小,且为新产后,急需补气生肌固脬;如伤口较大或内治服药无效,则需进行手术修补。

（二）分型调护

1. 气虚

证候:产后小便不通,欲解不下,小腹胀急疼痛,或小便频数甚或失禁,神疲乏力,气短懒言,面色少华,舌质淡,苔薄白,脉缓弱。

调护原则:不通者宜补益通利;失禁者宜补气固摄。

调护指导:补中益气汤加减(黄芪、白术、橘皮、升麻、柴胡、人参、炙甘草、当归)。若小便不通者,重用黄芪,加桔梗、通草、茯苓升清降浊,以助益气通溺之效;若小便频数或失禁者,加益智仁、金樱子以增益气固摄,收涩小便之功。

2. 肾虚

证候:产后尿少或不通,小腹胀满而痛,或小便频数,夜尿多,甚则尿失禁,面色晦暗,畏寒肢冷,腰膝酸软,舌质淡,苔白润,脉沉迟。

调护原则:补肾温阳。

调护指导:肾气丸加减(干地黄、山药、山茱萸、泽泻、茯苓、丹皮、桂枝、附子)。若小便不通者,加牛膝、车前子以增温补通利之效;若小便频数或失禁,去泽泻,加桑螵蛸、覆盆子、补骨脂以增温肾固涩小便之功;若小腹空坠者,可加黄芪、党参、升麻以益气提升。

3. 产伤

证候:产时损伤膀胱,产后小便不能约束而自遗或排尿淋沥,初起小腹隐痛,或尿中夹有血液,继而疼痛、血丝消失,小便失禁,舌淡红,苔薄,脉缓。

调护原则:补气养血,生肌固脬。

调护指导:黄芪当归散(黄芪、当归、人参、白术、白芍、甘草、大枣、生姜、猪脬)加白及。若膀胱损伤瘘道较大,或内服药物疗效不佳者,应行手术修补。

八、产后汗证

产后汗证包括产后自汗和产后盗汗两种。于产后出现涔涔汗出,持续不止,动则益甚,称为"产后自汗";寐中汗出湿衣,醒来即止者,称为"产后盗汗"。

【病因病机】

本病的病机主要是产后耗气伤血,气虚卫阳不固;或阴虚内热迫汗外出。

1. 气虚　素体虚弱,因产耗气伤血,气虚益甚,卫阳不固,腠理不实,津液外泄,则自汗不止。

2. 阴虚　营阴素虚,因产失血伤阴,阴血益虚,阴虚内热,寐时阳入于阴,卫阳不固,热迫津外泄,以致盗汗。醒后阳气外护,腠理固密而汗自止。

【诊断要点】

1. 临床特征　以产后出汗量过多和持续时间长为特点。产后自汗者,白昼汗多,动则益甚;产后盗汗者,寐中汗出,醒后即止。

2. 妇科检查　无异常发现。

3. 辅助检查　对于盗汗者,应进行肺部 X 线检查,以排除结核病。

【辨证调护】

(一) 调护原则

本病为虚证,主要依据出汗发生的时间和兼症之不同,以区分气虚自汗和阴虚盗汗。

调护以补虚敛汗为主。用药勿忘产后,产后宜温,恶露应下,同时注意气血互生、阴阳互根的变化,相兼调护。

(二) 分型调护

1. 气虚

证候:产后汗出过多,或持续数日,不能自止,动则益甚,时有恶风,面色㿠白,气短懒言,神疲乏力,舌质淡,苔薄白,脉虚弱。

调护原则:益气固表,和营止汗。

调护指导:黄芪汤加减(黄芪、白术、防风、熟地黄、煅牡蛎、白茯苓、麦冬、甘草、大枣)。若恶风者,加桂枝以和营解表;食少便溏者,加党参、山药、薏苡仁益气健脾;身寒肢冷者,加熟附子、干姜助阳固表。

2. 阴虚

证候:产后睡中汗出,甚则湿透衣衫,醒来即止,面色潮红,头晕耳鸣,口燥咽干,或五心烦热,午后更甚,腰膝酸软,舌红,少苔,脉细数。

调护原则:益气养阴,生津敛汗。

调护指导:生脉散(人参、麦冬、五味子)加煅牡蛎、浮小麦。若口燥咽干者,加石斛、玉竹以滋阴生津止渴;若五心烦热者,加白薇、栀子以清热除烦。

九、缺乳

产妇在哺乳期内,乳汁甚少或全无,称为"缺乳",亦称"乳汁不行"或"乳汁不足"。多发生在新产后至半个月内,也可发生在整个哺乳期。

【病因病机】

乳房属胃,乳头属肝,乳汁为气血所化,赖肝气的疏泄而排出,缺乳与脾胃及肝有密切的关系。因此,本病的主要病机是气血化源不足或肝郁气滞,乳汁运行受阻。

1. 气血虚弱　素体脾胃虚弱;或因病致虚,复因产时失血耗气;或孕期产后调摄失宜,气血虚弱,无以化乳,以致产后乳汁甚少或全无。

2. 肝郁气滞　素性忧郁;或产后七情不遂,肝失条达,气机不畅,以致乳络不通,乳汁运行受阻而缺乳。

3. 痰浊阻滞　素体肥胖,痰湿内盛,或孕期产后饮食失宜,脾失健运,聚湿成痰,痰浊阻滞,乳络不畅;或肥人气虚,无力运乳,复因痰浊阻于乳络而致缺乳。

【诊断要点】

1. 临床特征　哺乳期间,乳汁量少,甚或全无,不能满足婴儿需要。

2. 妇科检查　乳房松软无胀痛,挤压乳汁点滴而出,乳汁清稀;或乳房胀硬成块,挤压乳汁疼痛难出;或乳腺发育欠佳。此外,还要注意有无乳头凹陷和皲裂。

3. 辅助检查　无特殊检查。

【辨证调护】

（一）调护原则

本病主要应根据乳房有无胀痛,乳汁的稀稠度,结合兼症及舌脉辨别虚、实。若乳房柔软、乳汁清稀,属气血虚弱证;若乳房胀硬或疼痛,乳汁浓稠,属肝郁气滞证;若形体肥胖,气短痰多者,属痰浊阻滞。调护以调理气血,通络下乳为原则。无论虚实,均须佐以通络下乳的药物,以助乳汁的分泌。

（二）分型调护

1. 气血虚弱

证候:产后乳少,甚或全无,乳汁清稀,乳房柔软无胀满感,面色少华,神倦食少,舌淡,苔少,脉细弱。

调护原则:补气养血,佐以通乳。

调护指导:通乳丹加减(人参、生黄芪、当归、麦冬、木通、桔梗、猪蹄)。如食欲不振,大便溏泄者,加茯苓、淮山药、扁豆以益气健脾;头晕心悸者,加阿胶、白芍、制首乌以补血宁心;兼肾气不足,腰膝酸软者,加紫河车、鹿角胶、熟地黄以补肾填精。

2. 肝气郁滞

证候:产后乳汁排出不畅,乳汁浓稠,乳房胀硬或疼痛,情志抑郁,胸胁胀闷,纳食减少,或身有微热,舌淡红或暗红,苔薄黄,脉弦或弦数。

调护原则:疏肝解郁,通络下乳。

调护指导:下乳涌泉散加减(当归、川芎、天花粉、白芍、生地黄、柴胡、青皮、漏芦、桔梗、通草、白芷、穿山甲、王不留行、甘草)。若有身热者,加黄芩、蒲公英以清热解毒;乳房胀硬者,加橘络、丝瓜络、路路通以增通络下乳之力。

3. 痰浊阻滞

证候:产后乳汁甚少甚或全无,乳房不胀,乳汁不稠,形体肥胖,胸闷痰多,纳呆腹胀,舌淡胖,苔白腻,脉沉细。

调护原则:健脾化痰,通络下乳。

调护指导:苍附导痰丸加减(茯苓、法半夏、陈皮、甘草、苍术、香附、胆南星、枳壳、生姜、神曲)。如气虚明显者,加党参、黄芪、白术益气健脾除湿;若口淡纳呆,脘腹胀满,大便溏薄者,加桂枝、干姜以温阳散寒。

病案分析

王某,女,27岁。

患者产后8日,乳汁稀少,不足喂养,遂来就诊。症见:产后乳汁不足,乳汁清稀,面色萎黄,精神疲乏,乳房柔软,无红肿硬结,二便正常,睡眠可。舌质淡,苔薄白,脉细弱。

请分析:①患者的中医诊断和证型是什么?

②本病的调护方法、调护指导是什么?

十、产后乳汁自出

哺乳期内,乳汁不经婴儿吸吮而不断自然流出者,称为"乳汁自出",亦称"漏乳"。

若乳母体质健壮,气血充足,乳汁充沛,乳房饱满,由满而溢;或断乳之时,乳汁一时难断而自出者,均不属病态。

【病因病机】

乳汁为血所化,赖气以行,其生化与蓄溢正常与否,受脾胃功能和肝气疏泄的影响。

1. 气虚失摄　脾胃素虚,因产失血耗气;或饮食、劳倦损伤脾胃,导致气虚不固,摄纳无权,乳汁随化随出,致乳汁自流不止。

2. 肝经郁热　素多忧郁,或产后情志不遂,肝郁化热;或因大怒伤肝,肝火亢盛,疏泄太过,热迫乳溢,故乳汁自出。

【诊断要点】

1. 临床特征　哺乳期内,乳汁未经婴儿吸吮而自然流出。

2. 妇科检查　双侧乳头或一侧乳头乳汁点滴而下,乳头无皲裂,乳房柔软或胀硬。

3. 辅助检查　血清催乳素测定可供参考。

【辨证调护】

(一) 调护原则

本病证分虚、实。主要根据乳汁量的多少、乳房的柔软或胀痛、乳汁的清稀或浓稠并结合全身兼症进行辨证。

调护以敛乳为总原则,虚者补而敛之,热者清而敛之。适当选加收涩药,不宜用辛温助阳之品。

（二）分型调护

1. 气虚失摄

证候：产后乳汁自出，量少，质清稀，乳房柔软，无胀满感，神疲乏力，面色少华，舌淡，苔薄，脉细弱。

调护原则：补气益血，佐以固摄。

调护指导：补中益气汤（人参、黄芪、炙甘草、白术、当归、橘皮、升麻、柴胡）加芡实、五味子。

2. 肝经郁热

证候：产后乳汁自出，量多，质稠，乳房胀痛，情志抑郁，烦躁易怒，口干咽干，便秘，尿赤，舌红，苔薄黄，脉弦数。

调护原则：疏肝解郁，清热敛乳。

调护指导：丹栀逍遥散（丹皮、山栀子、当归、白芍、柴胡、茯苓、白术、炙甘草、煨姜、薄荷）去煨姜、薄荷，加生牡蛎、夏枯草、生地。如心悸少寐，舌红少津者，加麦冬、五味子以养阴敛乳；乳房胀痛有块者，加瓜蒌、蒲公英、连翘以清热散结。

【其他调护】

（一）饮食调护

1. 猪肝番茄浓汤　大番茄2个、猪肝1小块。番茄洗净去蒂，放在开水中泡2分钟，去皮，切小块。猪肝在流动水下冲洗干净，放清水里浸泡半小时，然后取出切薄片，放水下冲洗至无血水，沥干，放料酒、姜丝、葱段、少量淀粉拌匀静置。起油锅，葱、姜丝爆香后捞出，倒入番茄翻炒几下，放半汤匙白糖，反复煸炒出沙起糊，倒一大碗水，煮开加盖转小火炖20~30分钟成番茄浓汤，开盖放盐调味。火开大，放入猪肝，等待大约半分钟，看到猪肝颜色发白即可关火撒葱花出锅。猪肝番茄浓汤味道鲜美，帮助产妇补肝养血，去浮肿，提高产妇免疫力。

2. 黑豆乌鸡汤　黑豆150g、乌骨鸡1只、枣（干）10个、食盐适量、姜5g。将处理好的乌鸡洗净备用，黑豆放入铁锅中干炒至豆衣裂开，再用清水洗净，晾干备用，将红枣、生姜分别洗净，红枣去核，生姜刮皮切片，备用。加清水适量于锅中，用武火烧沸，放入黑豆、乌鸡、红枣和生姜，改用中火继续煲约3小时，加入适量盐即可。食用乌鸡，可提高生理功能、延缓衰老、强筋健骨，对妇女缺铁性贫血等有明显功效。

（二）针灸调护

1. 毫针法

（1）产后血晕取穴：关元、气海、三阴交、足三里为主穴。出血加隐白、大敦；心悸怔忡加神门、郄门。

（2）恶露不绝脾虚下陷证取穴：关元、中极、足三里、三阴交。关元向下斜刺1~2寸，施提插补法，使针感传至外阴部。中极直刺，施提插补法。足三里、三阴交均直刺，施平补平泻法。诸穴均可针灸并施。

（3）产后腹痛取穴：关元、气海、膈俞、三阴交、足三里，针、灸同施，针刺行补法用于血虚证。若形寒肢冷，手足欠温者，重灸气海、关元温阳散寒。

（4）产后汗证取穴：大椎、合谷、肾俞、脾俞、足三里、复溜，针用补法加灸。若大汗淋漓不止加气海；心悸加内关。

（5）产后虚秘取穴：中脘、足三里、内关。针刺行泻法，用于食秘；膈俞、肝俞、天枢针刺行补法。

（6）产后小便不通取穴：阴陵泉、三阴交、足三里、气海、膻中。针刺行补法，并用灸法。

（7）产后乳汁自出取穴：膻中、气海、少泽、乳根、膈俞、行间。若气血两虚者，取足三里、脾俞、胃俞、肺俞、心俞补脾益气固摄止乳，针用补法加灸。若肝经郁热者，取太冲、中都、期门、肝俞、肩井、足临泣以疏肝解郁止乳，针灸并用，针用泻法。

（8）产后外感发热：取迎香、合谷、列缺、风池、曲池等穴，针用泻法，每日 1~2 次。

2. 耳针法

（1）产后恶露不绝取穴：子宫、神门、交感、皮质下、脾、肾、内分泌等，每次选用 2~3 个，中强刺激，留针 15~20 分钟。

（2）产后腹痛取穴：子宫、交感、皮质下、脾、神门，每次选 2~3 个，毫针中强度刺激，每 5 分钟捻转一次，留针 20~30 分钟。也可耳穴压丸或埋针。

（3）产后盗汗取穴：肺、交感、肾。配穴：内分泌、肾上腺、三焦。局部消毒后取王不留行籽贴压耳穴，每次按压 3 分钟，每日 5 次，3~5 日换 1 次穴位。

（4）产后自汗取穴：交感、心、肺、肾。配穴：神门、三焦、肾上腺、内分泌。每次选用 3~4 个穴，取王不留行籽贴压耳穴，每次按压 3~4 分钟，每日 5 次，3 日换 1 次穴位。

（5）产后尿失禁取穴：肾、膀胱、肺、脾、内分泌、神门、皮质下、敏感点，每次选 3~4 个，毫针中度刺激，留针 20~30 分钟。也可耳穴压丸或埋针。

（6）产后身痛取穴：枕、肾上腺、神门、皮质下，并配以相应部位的主治耳穴，如膝关节痛配膝眼、鹤顶穴。

（三）推拿调护

1. 产后血晕 按摩小腹，按揉气海、关元、肾俞。气随血脱者，加揉百会、脾俞、胃俞、足三里，直擦背部督脉，摩腹加揉中脘；痰瘀气闭者，加揉涌泉，按、掐太冲、行间、人中、十宣，斜擦两胁，拿血海、三阴交。

2. 产后恶露不绝 患者俯卧位，术者按揉腰背部膀胱经，重点按揉膈俞、脾俞、肾俞、气海俞、关元俞，按压八髎穴，横擦八髎穴，以透热至盆腔为度。按风池，拿三阴交，揉足三里、血海，掐太冲、太溪，最后擦背部膀胱经，以透热至腹为度。

3. 产后腹痛血瘀证 患者坐位，术者以双手拇指按脾俞、膈俞、膏肓俞。再嘱患者仰卧位，术者施用推脾运胃法点按中极、中脘。再嘱患者俯卧位，施以搓点强手法，双点膈俞、期门、章门。

（四）贴敷调护

1. 产后瘀血所致恶露不绝、产后腹痛 当归 60g，川芎 30g，桃仁、姜炭、甘草、红花、元胡、肉桂、五灵脂、香附各 15g。麻油适量熬药，黄丹收膏。用时取 30g 摊成 1 张膏药，贴敷下丹田处，3 日一换，连贴 3~5 日。

2. 产后腹痛血瘀证 吴茱萸 15g，栀子、桃仁、沉香各 10g。上药共为细末，用酒调匀，加热后敷于小腹。

3. 产后自汗 五倍子 1.5g。研末加醋调，敷脐部，每日 1 次，共 3 次。

4. 产后盗汗 五味子（蜜炙）、枯矾各 20g，过筛，入人乳适量成膏，贴敷神阙、气海、肾俞,每日 1 次,10~15 次为一疗程。

5. 产后气虚小便不通　党参 30g,当归 15g,川芎 10g,柴胡 10g,升麻 10g。将以上药物加水煎熬,去渣浓缩成稠厚药膏,摊于蜡纸或纱布中间,贴敷于脐孔及脐下 1.5 寸气海穴上,以胶布固定,2 日换药一次,连续贴药至小便通利即可停药。

6. 缺乳肝气郁滞证　金银花根 30g,通草 20g,当归 6g,芙蓉花叶 60g。上药捣烂,贴敷于乳房胀痛部位,每日 2 次,3 日为一个疗程。

【按语】

1. 产后正气不足,汗出较多,膝理空虚,易感外邪。因此当注意生活起居及寒温调摄。居处宜保持空气新鲜,注意空气流通,但不宜当风坐卧,避免外邪侵袭。冬日应注意保暖,亦应适时使空气对流,夏日更不可关闭门窗或衣着过厚,以免中暑。保证充足的睡眠,有利于机体的恢复。

2. 加强产前检查,做好孕期保健。对双胎、多胎、羊水过多、妊娠高血压等有可能发生产后出血的孕妇,或有产后出血史、剖宫产史者,应严格把好产前检查关,择期住院待产。

3. 提高助产技术,正确处理分娩三个产程。防止滞产,勿过早揉捏子宫或牵拉脐带,认真检查胎盘、胎膜是否完整,有无残留。如发现软产道损伤,应及时处理。

4. 鼓励产妇尽早排尿,并提倡早期哺乳。

（李华英）

复习思考题

1. 产后病的病因病机是什么?
2. 产后腹痛如何进行辨证调护?
3. 何谓产后恶露不绝?试述其病因病机。
4. 产后小便不通应如何进行辨证调护?
5. 产后大便难的常规调护方法是什么?
6. 缺乳的特殊调护方法有哪些?
7. 产后乳汁自出应如何进行辨证调护?

扫一扫
测一测

第六章

其他病证调护

【学习要点】

　　肥胖、消瘦、戒断综合征、慢性疲劳综合征、竞技紧张综合征、癌病、骨质疏松的基本概念、诊断要点与辨证调护方法。

第一节　肥　　胖

　　肥胖是由于先天禀赋、过食肥甘厚味或身体摄入能量过多,以及久卧久坐、少劳等因素引起的体内脂肪蓄积过度,形体肥胖,体重超过标准体重 20% 以上的疾病。目前还有以体重指数作为反映肥胖的指标,即体重指数 $\geq 28\mathrm{kg/m^2}$,称为肥胖症。肥胖有两种,一种是单纯性肥胖,与遗传密切相关;另一种是继发性肥胖,继发于中枢神经系统或内分泌系统疾病,或某些药物引起,又称为"病理性肥胖"。

　　肥胖与美容的关系:肥胖使体态变得臃肿,不但影响美观,活动也很不方便,弯腰困难,身体极易疲劳;在衣着服饰的选择和色彩的搭配等方面,肥胖者也受到很大限制,以致丧失自信心,影响择业、就业和婚姻。轻身减肥可以使人保持苗条的体形和矫健的身姿,使已经变化了的体态回到原来协调、挺拔、健美的状态,增加自信心。

　　西医学认为单纯性肥胖的发生主要与遗传、饮食、环境、运动等因素有关,往往成为高血压、糖尿病、高脂血症、脂肪肝等的重要危险因素,进而引起心、脑血管疾病和代谢紊乱,肥胖还易引起胰岛素抵抗等内分泌紊乱、免疫功能低下、微循环和血液流变学异常、呼吸道通气低下及胆石症、胆囊炎、胰腺炎等疾病。

【病因病机】

　　1. 饮食失节　长期食欲亢进,或偏食膏粱厚味、甘甜之品,脾气受损,健运失常,助湿生痰,湿热内生,流注肌肤而成肥胖。

　　2. 劳逸失宜　过度坐卧,安逸少劳,"久卧伤气,久坐伤肉"。伤气则虚,伤肉则脾不足,气虚脾损则运化失司,代谢失常,痰从中生,膏脂痰浊内聚发为肥胖。

　　3. 脾虚湿阻　素体脾虚或过食伤脾,脾胃呆滞,运化失司,水谷精微及水湿失于输布,痰湿脂浊留滞周身而肥胖。

　　4. 情志不和　情志不遂,气郁化火,炼津成痰,或肝脾不和,脾失健运,胆汁排泄不畅,痰浊内生,脂肪沉积,形成肥胖,痰湿内停日久,阻滞气血运行,可致气滞或血瘀。

5. 脾肾两虚　肾为先天,脾为后天,饮食过量,嗜食肥甘,脾虚失运,加之人到中老年,或妇女产后、更年期,肾气不足,脾肾功能失调,湿聚脂积,气血瘀阻,瘀脂留滞肌肤脏腑形成肥胖。

肥胖与体质因素、过食醇酒厚味、煎炸烧烤、情志抑郁、久卧少动等有关。本病病机总属阳气虚衰,痰湿偏盛,多属本虚标实之候,临床表现有虚、有实或以虚实相兼、本虚标实为特点。主要病位在脾,与肝、肾、心、肺的功能失调有关,由于这些脏腑功能失调,导致水湿、痰浊、瘀血、脂质等病理产物的形成。

【诊断要点】

1. 病史　患者多有饮食量超常,平素喜吃肥肉、甜食、零食、油炸食物的习惯。多有不爱运动或伏案工作、很少活动的情况。

2. 临床特征　主要表现为体重增加,多饮多食,困倦易乏,嗜睡打鼾,动则喘促,胸闷心慌,畏热多汗,腹胀便秘等。中重度肥胖可引起腰腿酸痛,关节疼痛,下肢浮肿,男子性欲减退,阳痿不举,女子月经减少,经闭不孕,皮肤皱褶处易发生浸渍而长癣,瘙痒难忍,以及心、肺、脑、肾等疾病。

3. 测定肥胖的方法

(1)体重指数(BMI)测定:$BMI(kg/m^2)=$体重$(kg)÷$身高$^2(m^2)$

(2)肥胖度测定:肥胖度=(实测体重−标准体重)÷标准体重×100%

成人标准体重计算公式:标准体重$(kg)=[$身高$(cm)−100]×0.9$

儿童标准体重计算公式:

婴儿(1~6个月):标准体重$(g)=$出生时体重$(g)+$月龄×600

幼儿(7~12个月):标准体重$(g)=$出生时体重$(g)+$月龄×500

1岁以上儿童:标准体重$(kg)=$年龄×2+8

肥胖度<10%者属正常范围;在10%~20%者为超重;在20%~30%者为轻度肥胖;在30%~50%者为中度肥胖;>50%者为重度肥胖。

(3)皮下脂肪厚度测定:拇指、示指相距3cm,捏起皮褶,其厚度大约为皮脂厚度。依照此法测量出肩胛骨下角处和上臂外侧三角肌腹部的皮褶厚度,两者相加。或测出脐部右侧1cm处皮褶厚度,再查表6-1进行判断。

表 6-1　皮下脂肪厚度测定表

消瘦程度	男(mm)	女(mm)
异常消瘦	10(4)	14(8)
消瘦	12(5)	21(12)
一般	23(10)	37(20)
肥胖	34(13)	47(25)
过度肥胖	45(18)	59(30)
异常肥胖	60(28)	73(40)

注:括号内的数值为脐部右侧1cm处的皮褶厚度。

课堂互动

根据以上各种标准算出自己身高的标准体重范围。

【辨证调护】

(一) 调护原则

肥胖的病机主要是脾虚痰湿偏盛,故其调护当遵照虚则补之、实则泻之的原则,临床常用的补法是健脾益气,以祛水湿,截痰源,助消导,祛瘀滞调护肥胖。若肥胖日久,脾病及肾,又当以益气补肾,温化水湿为法,常用的泻法有化湿、利水、祛痰、通腑、消导法,以祛除体内停聚的湿浊、痰热及多余的膏脂,从而减轻体重。

(二) 分型调护

1. 胃肠实热

证候:身体健壮,消谷善饥,丰食多餐,面色红润,口臭咽干,心烦头昏,胃脘灼痛,嘈杂,得食则缓,脘腹胀满,小便黄,大便秘结,舌红,苔黄腻,脉弦滑而数。

调护原则:清胃泻火,佐以消导。

调护指导:小承气汤合保和丸加减(大黄、黄连、枳实、厚朴、山楂、神曲、茯苓、半夏、连翘、陈皮、莱菔子)。若食积化热,形成湿热,内阻肠胃而致脘腹胀满,大便秘结或泄泻,小便短赤,苔黄腻,脉沉有力,用枳实导滞丸或木香槟榔丸;若肝胃郁热,症见胸胁苦满,烦躁易怒,口苦舌燥,腹胀纳呆,月经不调,加柴胡、黄芩、栀子疏肝清热;若肝火致便秘,加更衣丸;若湿热郁于肝胆,用龙胆泻肝汤;若风火积滞壅积肠胃,用防风通圣散。

2. 脾虚不运

证候:身体臃肿,神疲乏力,头昏胸闷,身体困重,脘腹胀满,四肢轻度浮肿,晨轻暮重,劳累后明显,饮食如常或偏少,既往多有暴饮暴食史,小便不利,便溏或便秘,舌淡胖边有齿痕,苔薄白或白腻,脉濡细。

调护原则:健脾益气,渗利水湿。

调护指导:参苓白术散合防己黄芪汤加减(人参、茯苓、白术、黄芪、桔梗、山药、扁豆、薏苡仁、莲子肉、陈皮、砂仁、防己、猪苓、泽泻、车前子、大枣、甘草)。若脾虚水停,肢体肿胀明显,加大腹皮、桑白皮;若腹胀便溏者,加厚朴、陈皮、木香以理气消胀;若中阳不振,脘腹喜温喜按,加肉桂、干姜等以温中散寒。

3. 痰湿内停

证候:形盛体胖,平素喜食肥甘厚味,或过饮奶浆酒酪,胸膈痞满,痰涎壅盛,身体重着,肢体困倦,神疲乏力,头晕目眩,口干而不欲饮,舌胖大有齿痕,苔白腻或白滑,脉滑。

调护原则:健脾燥湿化痰。

调护指导:二陈汤加减(陈皮、半夏、茯苓、白术、薏苡仁、泽泻、山楂、荷叶)。若脾虚明显,加黄芪、党参以增强健脾益气之功;若胸闷痰多,加藿香、白蔻仁、杏仁以芳香化浊,开胸顺气;若痰湿化热,症见心烦少寐,纳少便秘,酌加竹茹、浙贝母、黄芩、黄连、瓜蒌仁等清化痰热之品;若大便溏泄,加车前子、芡实以利水止泻;若水肿小便不利,加猪苓、桂枝以利水渗湿、温阳化气。

4. 脾肾阳虚

证候:身体肥胖日久,颜面虚浮,困倦乏力,神疲嗜睡,动则气短,腰膝酸软,畏寒肢冷,下肢浮肿,夜尿频多,性欲减退,舌淡胖,苔薄白,脉沉细无力或迟缓。

调护原则:温补脾肾,利水化饮。

调护指导:真武汤合苓桂术甘汤加减(附子、桂枝、茯苓、白术、白芍、生姜、甘草)。若气虚明显,自汗气短者,加人参、黄芪;若水湿内停明显,症见尿少浮肿,加五苓散或泽泻、猪苓、大腹皮以利水渗湿;若阳虚而见畏寒肢冷,加补骨脂、仙茅、淫羊藿、益智仁,并重用肉桂、附子以温肾壮阳;若夜尿频多,加覆盆子、桑螵蛸以温肾缩尿;若肾阴不足,加枸杞子、菟丝子滋阴益肾。

5. 气滞血瘀

证候:形体肥胖丰满,面色暗红,伴胸闷气短,动则喘乏,脘腹胀满,嗜睡打鼾,皮肤可出现瘀点或瘀斑,经行不畅或痛经,舌质紫黯,舌下静脉曲张,苔薄或滑腻,脉沉细涩。

调护原则:活血祛瘀,行气散结。

调护指导:血府逐瘀汤合失笑散加减(桃仁、红花、赤芍、川芎、当归、生地黄、柴胡、枳壳、甘草、桔梗、牛膝、五灵脂、蒲黄)。若气滞较甚,脘腹胀满,胸胁疼痛,加郁金、厚朴;若瘀热夹痰,纳呆脘痞,舌红苔黄腻者,加虎杖、夏枯草;若瘀热内结,心烦易怒,口干便秘者,加栀子、大黄、黄芩等。

【其他调护】

(一)饮食调护

1. 茶饮 茶有醒脑提神、消食、祛风解表、利水通便、去肥腻等作用。多种茶叶具有减肥作用,如乌龙茶、绿茶等。茶叶也可与多种中药配伍制成减肥茶,如荷叶、生山楂、苦丁茶等配伍制成的药茶;乌龙茶、黄芪、白术、茯苓等配伍制成的药茶等。茶叶还可与芳香化湿药或泻下药配伍制成药茶,但以泻下药为主要成分的减肥茶要注意服用时间不能太长,否则易引起水电解质紊乱或肠道菌群失调。

2. 山楂饮 山楂30g、荷叶20g、陈皮6g、白茅根20g,装入热水瓶内,沸水冲泡,代茶饮(《中国民间百草良方》)。

3. 赤豆野苋粥 长于健脾利水,清解除湿。选用赤小豆50g、鲜野苋菜50g、粳米100g、食盐少许。将赤小豆冷水泡2小时后,与粳米一起置锅内,加水适量,武火煮沸,文火熬10分钟,加入鲜野苋菜,烧沸,用文火熬煮成粥。服时在粥内放食盐,调匀即成(《峨眉神效验方》)。

4. 冬瓜粥 长于利尿消肿,清热止渴。选用新鲜冬瓜80~100g、粳米100g。将冬瓜刮皮洗净后煮粥,常食之(《中华临床药膳食疗学》)。

5. 荷叶肉 选用猪肉500g、米粉100g、姜末10g、酱油20g、料酒20g、荷叶8张、甜酱30g、糖20g、蒜末18g、白汤86g。将猪肉洗净切成小方块,酱油、料酒、姜米、甜酱、糖、蒜米捣烂,放入猪肉调匀,荷叶切成小片,将肉包起来,逐一放入碗中,入笼武火蒸

1~2 小时。熟后随意调味食用,能够消暑、化热、宽中、解郁,最宜于老年肥胖者夏季食用(《养颜与减肥自然疗法》)。

（二）针灸调护

1. 毫针法　取中脘、气海、天枢、水道、水分、足三里、丰隆,以调气行水,健脾化痰。胃肠实热,加大横、曲池、支沟、梁丘、内庭、上下巨虚、腹结;肝郁气滞,加血海、太冲、地机;脾虚痰浊,加脾俞、阴陵泉、三阴交;脾肾阳虚,加脾俞、肾俞、关元、太溪。针刺为主,平补平泻,留针 20 分钟,每日或隔日 1 次,15 次为一个疗程。

2. 耳针法　取口、食道、脾、胃、耳中、三焦、神门。若内分泌失调,加内分泌、缘中;若易困嗜睡,倦怠乏力,加皮质下、额;若三焦水道通调不畅,肾化气行水不利,大肠传导失司,加肾、三焦、肺、大肠;若多食善饥,加丘脑。每次选用 3~5 穴,两耳交替应用,将掀针、药粒或磁珠贴压穴位上,饭前按压 5 分钟,以局部微痛为止。

3. 电针法　在辨证选穴的基础上配好穴位,接好电针正负极,选用连续波或疏密波,刺激强度以患者可耐受为度,通电 30 分钟。每日或隔日 1 次,15 次为一个疗程。

4. 拔罐法　取中脘、三阴交、天枢、巨阙、大横、腹结,每次选用 3~5 穴,根据患者肥胖程度选用大号或中号火罐,留罐 5~15 分钟。每日 1 次,15 次为一个疗程。

5. 灸法　取脾俞、胃俞、中脘、建里、气海、足三里、三阴交、丰隆为主穴,并根据辨证选用辅助穴。每次选 3~5 穴,点燃后施灸,每穴 5~9 壮,也可用清艾条施以温和灸,以局部皮肤潮红为度。每日 1 次,15 次为一个疗程。

（三）推拿调护

常用的推拿减肥法有局部推拿法、经穴推拿法、循经推拿法等。

1. 局部推拿法　①患者平卧,术者立其侧,单掌或叠掌置脐上,做逆时针方向按揉,揉按 3 分钟;②术者双手掌平贴于患者腹部两侧,两手同时以顺时针方向推摩腹部 5 圈;③术者双手交叉按在患者两侧肋骨下缘,用力将手推向对侧腹股沟处,双手交替各做 15 次。以上各法,每日或隔日 1 次,每次 45~60 分钟,10 次为一个疗程。

2. 经穴推拿法　按揉背俞穴分布区域,重点按揉脾俞、大肠俞、肾俞等穴以潮红为度;横擦背部、肩胛骨之间,透热为度;点按三阴交 1~2 分钟;在足少阴肾经的足内侧自上而下推擦 5 次;分别以神阙、中脘、关元为中心,先自下而上,顺时针快速摩擦 2~3 分钟,再用较重的拿揉、擦振法在脂肪较多处反复操作,最后以小鱼际将胃向上托提,并停留 1 分钟,使患者产生饱胀感,以腹部环形摩法结束。

3. 循经推拿法　患者仰卧位,术者循脾、胃、肺、肾经走行部位进行推拿,点中府、云门、腹结、中脘、气海、关元等穴,然后患者改为俯卧位,术者循膀胱经进行踩跷,点脾俞、胃俞、肾俞等穴。每次 30 分钟,每日或隔日 1 次,12 次为一个疗程。

（四）运动调护

运动调护是减肥的基本方法,需长期坚持,且多与饮食调护密切配合。运动的种类包括极轻度、轻度、中度、重度运动。极轻度运动有散步、做家务、购物等;轻度运动有快速行走、打太极拳、洗澡、下楼梯、做广播体操、平地骑自行车等;中度运动有慢跑、上楼梯、骑车爬坡、跳健身舞、滑冰、登山、打排球等;重度运动有马拉松、跳绳、打篮球、游泳等。目前较为一致的观点认为,运动调护应遵循强度低、不中断的特点,长期坚持,以最易接受的散步作为运动的主要方式。

病案举例

王某,女,36岁,2010年5月25日就诊。主诉肥胖2年余。

患者2年前由于家庭问题与丈夫分居,导致长时间心情不畅,造成饮食习惯改变,常暴饮暴食,并伴有胸胁胀满,腹胀不适,大便秘结,月经量少,经前乳房胀痛。舌苔薄黄,脉弦细。患者身高160cm,体重70kg。中医诊断为肥胖肝郁气滞证,治以疏肝理气,清热降火。

处方:柴胡10g,郁金10g,白术10g,大黄10g,枳实10g,砂仁3g,丹皮12g,莱菔子10g。服药21付,配合的耳针、饮食调护和运动调护,体重减至64kg。

【按语】

1. 随着现代生活方式的改变,肥胖的发病率有明显上升趋势,是一种营养过剩病证。它直接影响人体健康,甚至危及生命,因此日益受到人们的普遍关注。

2. 肥胖的调护必须持之以恒、综合治疗。减肥速度要循序渐进,合理的饮食结构和良好的饮食习惯,适当的锻炼强度与时间,调摄精神,保持平和心态,乐观积极面对,均是非常重要的。另外还需戒酒,不饮或少饮咖啡、浓茶,以减少胃酸分泌,降低摄入量,限制饮用含糖饮料。

复习思考题

1. 什么是肥胖?肥胖与美容有何关系?
2. 测定肥胖的方法有哪些?
3. 对肥胖患者如何进行辨证调护?
4. 针对肥胖患者应该进行哪些特殊调护?

第二节　消　瘦

消瘦,又称"大肉消脱""羸瘦",是由于先天禀赋不足、后天失养、劳役过度等引起的皮下脂肪过少(男性脂肪少于体重的5%,女性少于8%),形体消瘦,体重低于标准体重的15%以上。主要表现为外观肌肉萎缩、皮肤粗糙而缺乏弹性,骨骼显露。

消瘦与美容的关系:消瘦患者的体形瘦弱,肌肉萎缩,肤色暗黄,皮肤缺乏弹性,不但影响美观,并且影响身体健康,出现一系列虚损性疾病,如贫血、闭经、不孕、体温下降等。

西医学认为消瘦主要与疾病、饮食、遗传、情绪等因素有关,某些慢性疾病易导致消瘦,如消化道溃疡、寄生虫病、癌症、肺结核、甲状腺功能亢进、糖尿病、肝病等。多思忧虑、饮食习惯不良也会影响消化功能,引起消瘦。另外,为减肥盲目节食,造成胃肠功能失调,发生神经性厌食,导致摄入严重不足,造成减肥者骨瘦如柴。

【病因病机】

1. 先天不足　先天之精不足,肾精亏虚,父母体弱,遗传后代,影响机体生长发育,故而形体消瘦。

2. 脾胃虚弱　长期饮食失调,劳役过度,情志不畅,久病失调,均可损伤脾胃,导致脾失健运,不能运化水谷精微,五脏六腑、肌肉皮肤失去濡养,渐至消瘦。

3. 肝肾阴虚　劳欲过度,阴精亏损;或五志化火,伤及阴液,而致肝肾不足,阴精亏损,精不化血,气血亏虚,不能濡养肌肤,渐为消瘦。

4. 脾肾阳虚　过食生冷,感受寒湿,可致脾阳虚损;久病初愈,损伤阳气,导致脾肾阳虚,气化失常,饮食不能化生气血,形体官窍失养,导致消瘦。

知识链接

消瘦的病因

　　引起消瘦的原因很多,根据来源可将其分成两大类,即非病理性消瘦和病理性消瘦。非病理性消瘦主要由于遗传因素、作息不当和饮食不当引起;病理性消瘦指某些慢性消耗性疾病或器质性疾病所致的消瘦。

【诊断要点】

1. 临床特征　主要表现为形体消瘦,体重减轻,少气懒言,倦怠乏力,食欲不振,大便溏薄或秘结,还会导致贫血、闭经、不孕等疾病。

2. 测定消瘦的方法

(1)消瘦度测定:消瘦度 = (标准体重 − 实测体重)÷标准体重×100%。消瘦度>15%为消瘦。

(2)体重指数(BMI)测定:BMI<18.5kg/m^2 为消瘦。

(3)皮下脂肪厚度测定:见本章第一节。

【辨证调护】

(一) 调护原则

消瘦的调护原则为虚则补之,临床常用的补法是健脾益气,滋补肝肾,温补肾阳。

(二) 分型调护

1. 脾胃虚弱

证候:全身消瘦,面色萎黄,倦怠乏力,少气懒言,食欲不振,食后腹胀,大便溏薄,舌质淡,苔薄白,舌边有齿痕,脉沉细。

调护原则:健脾益气,养胃长肌。

调护指导:参苓白术散加减(人参、茯苓、白术、山药、白扁豆、莲子、薏苡仁、砂仁、桔梗、甘草)。若胃脘胀满,加陈皮以和胃理气。

2. 脾肾阳虚

证候:形体消瘦,面色苍白,神倦乏力,不思饮食,形寒肢冷,大便溏泄或五更泄泻,舌质淡胖有齿痕,脉弱或沉迟。

调护原则:温补肾阳,健脾增肥。

调护指导:右归饮加减(熟地、山药、山茱萸、枸杞、杜仲、肉桂、制附子、黄芪、党参、白术、炙甘草)。若腹泻较甚,加肉豆蔻、补骨脂、薏苡仁以温补脾肾,涩肠止泻。

3. 肝肾阴虚

证候:全身消瘦,食欲不振,五心烦热,急躁易怒,面色潮红,盗汗,口干,目干,咽痛,便秘,腰膝酸软,舌红少苔,脉细数。

调护原则:双补肝肾,滋阴肥健。

调护指导:滋补肝肾汤加减(北沙参、麦冬、当归、熟地、五味子、制首乌、女贞子、陈皮、川断、旱莲草、浮小麦、白芍)。若面色潮红,口干咽痛,加知母、黄柏、地骨皮以滋阴泻火;若急躁易怒,便秘,加丹皮、栀子以清肝泻火。

【其他调护】

(一)饮食调护

1. 羊肉索饼　白面150g,鸡蛋2个,羊肉150g,生姜汁适量。将鸡蛋清、生姜汁和面作饼,煮熟入羊肉调和。具有温补气血的作用,适用于脾胃虚弱者(《圣济总录》)。

2. 参芪焖青豆　太子参12g,炙黄芪12g,青豆角500g,熟猪油40g,鲜菜心150g,盐适量。将太子参、黄芪洗净去杂质,烘干研成粉末;青豆角洗净备用。用猪油炒青豆角至变绿,加菜心、太子参、黄芪末,改用小火焖至青豆熟,加盐即可。具有益气健脾,补虚增肥的作用,适用于消瘦面黄、食少气短者。

3. 大豆肥健方　大豆2500g,熟猪油适量。将黄豆炒熟,榨作酱滓,取黄捣末,与熟猪油搅拌均匀,和丸如梧桐子大。每次服50~100丸,温酒送服,或嚼食。具有长肌益髓,强体益色的作用,适用于脾胃虚弱,食少消瘦者(《延年秘录》)。

4. 人参煮羊肉　人参40g,枸杞白皮120g,肉苁蓉2g,羊肉350g,羊肚1具,葱白、淡豆豉适量。将前三味药碾碎,用1800ml水浸药,经2宿再煎,去渣取汁600ml,葱白切细与羊肉、淡豆豉一起,放于药汁中和匀,放入羊肚内,再放入锅内煮熟即可。适用于脾肾阳虚者(《圣济总录》)。

(二)针灸调护

1. 毫针法　取脾俞、胃俞、肝俞、足三里。脾胃虚弱加公孙、气海;肝肾阴虚加太冲、太溪;情志不畅加太冲、支沟。太冲、支沟用平补平泻法,余穴用补法,留针30~60分钟,每日1次,20次为一个疗程。

2. 温针灸法　取脾俞、足三里、中脘、天枢。肝郁加肝俞、期门、章门;肾虚加肾俞、关元、照海。期门、章门用平补平泻法,余穴用补法,留针20~30分钟,留针中用艾条悬灸,每穴10分钟,隔日1次,20次为一个疗程。

3. 耳穴疗法　取脾、肾上腺、小肠、内分泌。脾胃虚弱加胃、胆、胰;脾肾阳虚加肾、交感;肝肾阴虚加肝、肾;心神不宁加神门;慢性腹泻加大肠、肺。用王不留行籽贴压,每次只贴压一侧耳穴,每隔3~4日更换1次,两耳交替贴压。嘱患者每日饭后按压耳穴,每穴按压15下,10次为一个疗程。

4. 灸法　选穴:①脾俞、肾俞、百会、大椎、神道;②关元、气海、足三里、中脘、三阴交;③身柱、至阳、膏肓、胃俞、命门。每次选1组穴位,用艾条悬灸,每穴10分钟,以局部出现红晕为度,或隔姜灸、隔附子饼灸,每穴3~7壮。此法只适合脾胃虚弱和脾肾阳虚者,不适合肝肾阴虚者。

5. 穴位埋线法　取脾俞、胃俞、中脘、气海、关元、足三里、三阴交。胃火亢盛加内庭点刺,以清胃火;脾肾阳虚可加肾俞埋线,以培肾固本。先用龙胆紫在穴位处做埋线点的标记,常规碘伏消毒,然后用埋线针将长约1cm的医用羊肠线埋入脂肪层。每隔15日埋线1次,6次为一个疗程。

（三）推拿调护

1. 经脉穴位按摩　首先沿小腿至足部的足阳明胃经，由上而下按摩 10 遍，并按揉足三里、上巨虚、下巨虚、丰隆等穴各 1 分钟。继而摩腹，以中脘、关元二穴为中心，分别以顺时针方向缓慢按摩约 15 分钟，再行捏脊，从长强穴至大椎穴，循经上行 5~7 遍，并对肾俞、胃俞、脾俞、肝俞、心俞、肺俞等穴分别用力按揉 30 次，每日 1~2 次。

2. 穴位按摩　患者先取坐位，术者点按印堂、百会、风池、内关、足三里、上巨虚、三阴交和解溪穴，右手拇指点按在穴位上，按压约 36 秒，然后不松劲，按顺时针方向揉 9 次，逆时针方向揉 9 次，再重复一遍。接着患者取仰卧位，术者点按上脘、中脘、下脘、气海，方法同上。

3. 循经按摩

（1）足阳明胃经：在腹部从不容穴至气冲穴，从髀关穴至梁丘穴，在小腿足部沿胫骨前嵴外 1 寸至足次趾，分别自上而下循经推按 10 次。

（2）足太阳脾经：在足部小腿沿足内侧和小腿内侧胫骨后缘，在腹部从府舍穴至腹哀穴，分别自下而上循经推按 10 次。

（四）运动调护

可以通过适当的运动来增加体重，选择的运动项目以增加"肌肉力量训练"为主。一些运动强度大、时间短、需快速爆发力类的运动都能起到增重作用，如使用哑铃、杠铃、单杠、双杠等训练器材的运动，可以达到增强身体各部位肌肉力量、增加体重的目的。

在进行运动调护时，应注意：①根据自身体质状况选择健身项目：最好少参加耐力性运动项目，如长跑、踢足球、打篮球等；②合理安排运动量，运动量要随时调整，循序渐进地增加；③锻炼时要注意安全，使用杠铃等重器械时，最好在专业教练的指导下进行。

【按语】

1. 人们存在一种误解，认为瘦就是苗条、健美的代名词。体型过瘦的人抵抗力差，免疫力差。

2. 消瘦的中年人易患骨质疏松症，消瘦的青年人常伴有胃肠道疾病，消瘦的女性易出现月经紊乱和闭经。

复习思考题

1. 什么是消瘦？消瘦与美容有何关系？
2. 对消瘦患者如何进行辨证调护？
3. 针对消瘦患者应该进行哪些特殊调护？

第三节　戒断综合征

戒断综合征是指长期吸烟、饮酒、使用镇静安眠药或吸毒之人，在成瘾、产生依赖性后，突然中断而出现的烦躁不安、呵欠连作、流泪流涎、全身疲乏、感觉迟钝、失眠健忘、昏昏欲睡、注意力不集中等一系列戒断瘾癖症候群。长期吸烟、饮酒、吸毒,外源性成瘾物质大量进入体内,与中枢内阿片类受体相结合,致使体内内源性阿片类物质的分泌受到抑制。一旦外源性成瘾物质停止供应,内源性阿片类物质的分泌不能满足人体需要,就会诱发一系列难以忍受的戒断症状。

戒断综合征与美容的关系:人的精神状态与皮肤健美有密切联系,良好的精神状态有助于促进健康、护肤养颜。长期吸烟、饮酒或吸毒,可使皮肤失去弹性和光泽,吸烟、饮酒或吸毒突然中断后,患者精神紧张焦虑,萎靡不振,面色晦暗,皮肤粗糙,甚至出现黑眼圈、黑斑、黄褐斑等。

一、戒烟综合征

常吸烟的人突然戒烟会出现烦躁不安、头昏头痛、失眠忧虑、咳嗽多汗、心率下降、食欲或体重增加等一系列的不适感。这在医学上称尼古丁戒断综合征,俗称戒烟综合征。戒烟综合征的发生是由于戒烟期间,摄入的尼古丁迅速减少,达不到大脑要求的水平而出现的。戒烟过程中,不管是否服用药物,都可能出现戒烟综合征,而且烟龄越长,戒烟时戒断综合征的表现越明显。

【病因病机】

本病的主要病因是长期吸烟,有较长吸烟史,日吸烟 20 支以上。肺主气,通调水道,烟自口鼻而入,首先犯肺,肺气不宣,痰湿阻肺;肺主治节,调节全身气机,肺气郁闭,心脉瘀阻;脾胃气虚,津液转输不利,聚湿成痰;久之病及肝肾,肝肾阴虚,风动肝摇。

【诊断要点】

1. 病史 患者有较长时间吸烟史,日吸烟 20 支以上。

2. 临床特征 对烟草有强烈的渴求感,表现为坐立不安、烦躁、心神不宁,继而出现头痛、心慌、乏力、恶心、腹泻、精神萎靡、注意力不集中、困倦、失眠等症状。

【辨证调护】

(一)调护原则

本病的调护原则是补虚泻实,调整脏腑功能。肺失宣降,痰湿阻肺者,应宣肺化痰,疏通经脉;心肺气虚者,应益气养阴,宁心安神;脾胃虚弱,脑失所养者,应健脾调胃,培补中气;肝肾不足,眩晕耳鸣者,应补益肝肾,滋阴潜阳。

(二)调护方法

证候:有较长时间吸烟史,日吸烟 20 支以上。中断吸烟后出现强烈的吸烟欲望,神疲乏力,精神萎靡,坐立不安,心神不宁,咳吐痰涎,不思饮食,甚至心慌、头痛、恶心、腹泻等,苔白腻或黄腻,脉细滑。

调护原则:宣肺化痰,宁心安神。

调护指导:本病中医以针灸调护为主,取丰隆、尺泽、合谷、神门、甜美穴(位于列缺与阳溪连线的中点,是戒烟的经验效穴),以针刺为主,平补平泻。尺泽、丰隆、合谷宣肺化痰,疏通经脉,调和气血;神门宁心安神除烦;甜美穴能改变吸烟时的欣快感而使患者产生咽干、口苦、恶心等不适感,导致厌恶吸烟而戒烟。若兼咳嗽短气、咳声低弱、胸闷胸痛、咽喉肿痛等心肺气虚或兼气滞之证,加膻中、中府、内关、三阴交、尺泽、肺俞、心俞等;若兼眩晕耳鸣、腰膝酸软、少寐多梦、健忘遗精等肝肾不足之证,加章门、行间、太溪、肾俞、肝俞等；若兼脘腹隐痛、食少纳呆、大便稀溏、神疲乏力等脾胃虚弱之证，加中脘、足三里、内关、脾俞、胃俞等；咽部不适，加天突、列缺；烦躁不安，加神门、内关。

【其他调护】

（一）针灸调护

1. 耳针法　取肺、交感、神门、口、内鼻、皮质下。毫针强刺激，留针 15~30 分钟，每日 1 次。也可埋针或用王不留行籽贴压，每日 3~5 次，尤应在戒烟综合征发作时按压。

2. 电针法　取甜美穴、尺泽、合谷、神门，接通电针仪，以疏密波强刺激 15~20 分钟，每日 1 次。

3. 拔罐法　取甜美穴及手太阴肺经、足太阴脾经、足阳明胃经穴 3~5 个，用单罐或药罐拔罐，并在足三里、脾俞、胃俞等穴位重点留罐 10~15 分钟，每日 1 次。

4. 穴位敷贴法　取丁香、肉桂、干姜等份研末制膏，膏面 25mm×25mm，贴于甜美穴或足三里穴，每日 1 贴，连续 5 日为一个疗程。

（二）中药调护

有很多人尝试过以中药调护戒断综合征，目前虽缺乏可缓解或消除戒烟综合征的制剂，但诸如戒烟片、戒烟茶等制剂已被人们采用。这些药物中多含有鱼腥草、薄荷等，鱼腥草具有鱼腥味，服用后产生恶心的感觉，从而形成恶性刺激，使患者厌恶吸烟。

知识链接

世界无烟日

自 20 世纪 50 年代以来，全球范围内已有大量流行病学研究证实，吸烟是导致肺癌、心脑血管疾病的重要诱因。为了引起国际社会对烟草危害人类健康的重视，1987 年 11 月，世界卫生组织建议将每年的 4 月 7 日定为"世界无烟日"，并于 1988 年开始执行。自 1989 年起，世界无烟日改为每年的 5 月 31 日。开展无烟日活动是为了提醒世人吸烟有害健康，呼吁全世界吸烟者主动放弃吸烟，号召所有烟草生产者、销售者和整个国际社会一起投身到反吸烟运动中去，为人类创造一个无烟草的环境。

【按语】

1. 耳压加针灸临床戒烟效果较好，对自愿接受戒烟调护者，大多可以达到预期的效果。对于烟龄较长、平时每日吸烟量较大或职业及环境造成吸烟习惯者，效果较差。戒烟的远期疗效较近期疗效差。

2. 运用耳压或耳穴埋针戒烟时，要嘱戒烟者在饭后或脑力工作等烟瘾最大时，自己按压贴好的耳穴以加强刺激，使烟瘾消失。根据患者戒断后产生的各种不适症状，分别选穴处理。

3. 应用针灸戒烟时，一定要根据患者戒断后产生的各种不适症状，分别选穴处理，只有这些症状消失，戒烟的疗效才能巩固。

二、戒酒综合征

慢性酒精中毒（酒精依赖症）是长期过量饮酒引起的中枢神经系统严重中毒，表现为对酒的渴求和经常需要饮酒的强迫性体验,停止饮酒后常感心中难受、坐立不安,或出现肢体震颤、恶心、呕吐、出汗等戒断症状,恢复饮酒则这类症状迅速消失。

由于长期饮酒,多数患者合并躯体损害,以心、肝、神经系统最为明显,最常见的是肝硬化、周围神经病变和癫痫性发作,有的则形成酒精中毒性精神障碍及酒精中毒性脑病。

【病因病机】

长期大量饮酒,损伤脾胃,脾失健运,痰湿中阻,气血生化乏源,以致心肾两虚。

酒精为亲神经物质,长期饮用可产生慢性中毒,造成神经系统难以逆转的损害,大脑皮质接通功能减弱,灵活性减低,是慢性酒精中毒的主要发病机制。其病理改变是神经细胞的炎性改变及变性改变,严重者出现脑萎缩。除中枢神经外,周围神经同样受累,并可导致其他脏器的病理改变,而产生临床症状。

【诊断要点】

1. 病史　有长期大量饮酒史。

2. 临床特征　有强烈的饮酒欲望,中断饮酒后出现全身疲乏,纳差,腹痛,恶心呕吐,失眠健忘,精神不振或烦躁不安,发冷,出汗,心慌,甚至出现震颤、幻听、幻视、意识障碍、癫痫样发作等。

【辨证调护】

（一）调护原则

本病的调护原则是补虚泻实,调和气血。虚证则补其不足,如补气健脾、养血宁心、补益肝肾等;实证则泻其有余,如行气活血、理气化痰等。

（二）调护方法

证候:有长期大量饮酒史。中断饮酒后出现强烈的饮酒欲望,轻者出现乏力、纳差、腹痛、恶心、呕吐、失眠、焦虑、抑郁、发冷、出汗、心慌、震颤等,重者可出现癫痫样发作、幻觉、妄想等神经精神症状。

调护原则:健脾除湿,宁心安神。

调护指导:本病中医治疗以针灸调护为主,取百会、神门、足三里、三阴交、脾俞、胃俞,针刺为主,平补平泻。精神抑郁或烦躁不安,加心俞、内关以宁心安神;头昏、腰膝酸软加关元、气海、肝俞、肾俞以补益肝肾;恶心呕吐加中脘、内关以降逆止呕;腹痛、腹泻加天枢、上巨虚以升清降浊,通降止痛。

【其他调护】

针灸调护

1. 耳针法　取肺、口、内鼻、皮质下、交感、神门。毫针强刺激,留针 15~20 分钟,每日 1 次,两耳交替使用。也可埋针或用王不留行籽贴压,每日按压 3~5 次,在有吸烟要求时应及时按压,能抑制吸烟的欲望。3 日更换 1 次,两耳同时使用。

2. 电针法　取脾俞、胃俞、足三里、三阴交,接通电针仪,以连续波强刺激 40~60 分钟。每日 1 次,10 次为一个疗程。

【按语】

1. 针刺戒酒是目前临床上最为常用、效果最为明显的调护方法,对自愿接受戒酒调护者,大多可以达到预期效果。对于酒龄较长、饮酒量较大或因职业及环境造成饮酒习惯者,效果较差。

2. 应用耳压或耳穴埋针戒酒时,要求患者在酒瘾发作时自行按压已贴好的耳穴以加强刺激,使酒瘾消失。并根据戒断后产生的各种不适症状,分别选穴处理,以巩固戒酒的疗效。

3. 可配合采用药物疗法、行为心理疗法等。

三、戒毒综合征

戒毒综合征是因吸毒者长期吸毒成瘾,戒断时出现使用毒品的渴求、恶心或呕吐、肌肉疼痛、流泪流涕、瞳孔扩大、毛发竖立或出汗、腹泻、呵欠、发热、失眠等。

【病因病机】

吸食或注射毒品虽可暂时精神焕发,但用久会损伤正气,影响脏腑的功能。患者吸食或注射毒品成瘾后,停用 4~16 小时后,则出现一系列戒断症状。

【诊断要点】

1. 病史　患者吸食或注射毒品 2~3 次以上,或长期使用镇静安眠药。

2. 临床特征　停用 4~16 小时后,精神萎靡,烦躁不安,哈欠,打喷嚏,寒战,失眠,流泪,流涕,全身疼痛,肌肉痉挛,食少纳呆,心悸,腹痛,腹泻,烦躁不安或精神抑郁,心率加快,血压升高,易激惹,攻击性增加,甚至出现形象丰富的幻视、兴奋、冲动等。

【辨证调护】

(一) 调护原则

吸食或注射毒品后,正气亏虚,肝风扰动,脾虚湿困,心肾不交。调护时本着扶正与祛邪相结合的原则,发病初期以祛邪为主,康复期以扶正为主。

(二) 分型调护

患者在 2~3 次以上吸食或注射毒品后,停用 4~16 小时后通常发生戒断症状,36~72 个小时内达到高峰。开始表现为呵欠、流泪、流涕、出汗等类似感冒的卡他症状,随后各种戒断症状陆续出现,包括打喷嚏,寒战,起鸡皮疙瘩,厌食,恶心呕吐,腹痛腹泻,全身肌肉抽动,软弱无力,失眠或夜寐易醒,心率加快,血压升高,情绪恶劣易激惹,烦躁不安或精神抑郁,甚至出现攻击性行为。同时伴有强烈的心理渴求,大部分症状在 7~10 日内消失。本病主要表现为肝风扰动、脾虚湿困、心肾不交三种证候。

证候:最初表现为呵欠、寒战、流泪、流涕、出汗等类似感冒的症状;继之出现烦躁不安或精神忧郁,甚至出现全身肌肉抽动、惊厥或攻击性行为。或伴恶心呕吐、腹痛、腹泻等;或伴彻夜不眠、消瘦纳少、大便干结、心率加快、血压升高、烦躁等。

调护原则:健脾除湿,滋阴息风。

调护指导:本病主要以针灸调护为主,取水沟、合谷、内关、风池、劳宫、丰隆。若肝风扰动者,以息风除痰为主,只针不灸,用泻法,加太冲、行间、侠溪;若脾虚湿阻者,以补气健脾为主,加脾俞、肾俞、三阴交,针灸并用,用补法或平补平泻;若心肾不交者,以交通心肾为主,加心俞、肾俞,针灸并用,用补法或平补平泻;腹泻加天枢、上巨虚;烦躁惊厥加中冲、涌泉。

【其他调护】

(一) 饮食调护

1. 苡枣粳米粥　薏苡仁、粳米各 30g,大枣 10 枚,酸枣仁 30g。共煮为粥食用,每日 1 次。具有益气安神之功效,适用于戒毒后心烦失眠者。

2. 莲枣粳米粥　莲子肉、粳米各 50g,炒枣仁、麦冬各 30g。共同煮粥食用,每日 1 次。具有安神除烦的作用,适用于戒毒后失眠、心烦者。

3. 参芪山药粥　党参、黄芪、山药各 50g,红枣 10 枚,粳米 60g。先将中药 4 味加水煎煮 2 次,每次 20 分钟,合并滤液 1000ml,与粳米共同煮粥食用,每日 1 次。具有益气健脾的作用,适用于戒毒后心悸气短、神疲乏力者。

4. 山楂粳米粥　炒山楂 15g,薏苡仁、粳米各 50g。将炒山楂加水煎 2 次,每次 20 分钟,合并药汁 1000ml,与薏苡仁、粳米共同煮粥食用服,每日 1 次。具有健脾开胃的作用,适用于戒毒后纳食不香、消化不良者。

5. 芝麻二仁粥　黑芝麻、核桃仁、松子仁各 30g,粳米 50g,蜂蜜适量。先将黑芝麻、核桃仁、松子仁捣成泥状,与粳米共同煮粥,待粥熟时,加入蜂蜜即可,每日 1 次。具有滋阴润燥的作用,适用于肠燥便秘者。

(二) 针灸调护

1. 刺血拔罐法　循经叩刺为主,沿督脉、夹脊穴及膀胱经背俞穴,以皮肤潮红为度,然后加拔火罐并行推罐法。

2. 耳针法　取肺、内分泌、肾上腺、神门,用短毫针浅刺,或用王不留行籽贴压。

3. 电针法　取内关、合谷、劳宫、丰隆,接通电针治疗仪,用疏密波施以强刺激 40~60 分钟。

(三) 推拿调护

在戒断综合征出现时,可按照如下步骤给予推拿调护。①背部推拿:在脊柱中线及脊柱旁寻找压痛点,以较重手法叩压痛点 3 遍;②胸腹部推拿:以中指按天突、华盖、膻中、中府、中脘、神阙、关元、天枢等,每穴 2~5 秒;③足部推拿:点按足部心、肺、肾、输尿管、膀胱、气管、胃、胰、腹腔神经丛、脑垂体、前额、眼、内耳迷路、甲状腺等反射区,再以轻手法推拿全足 10 分钟;④根据患者具体情况辨证施治,循经取穴,每次取 3~5 穴,以指代针,每穴 1~3 分钟不等。

【按语】

1. 针灸是戒毒较好的调护方法。只要患者有决心戒断,一般均可获得成功。

2. 在进行戒毒调护前要详细了解患者吸毒的原因和方式,因人而异,有的放矢地进行宣传教育和心理治疗。对于因病(如肿瘤、呼吸系统及各类神经痛)而吸毒者,要调护相应的原发病,或在医生的指导下用吸毒量渐减法进行处理,以免出现意外伤亡事故。

3. 家庭及社会的配合是巩固疗效、断绝吸毒的必不可少的因素,应高度重视,以巩固疗效、断绝复吸。对出现惊厥、虚脱等病情较重者,应及时采取静脉输液、支持疗法等综合治疗措施。

4. 疗效巩固、身体康复及心理治疗很重要,是避免吸毒者禁不起社会上其他"毒友"的诱惑,复发毒瘾,重踏吸毒路的重要措施。

5. 必要时配合西医对症处理、静脉输液等支持疗法以及中药辨证治疗。常用的方药如下:戒毒初期肝胆火盛,风痰窒阻者可用龙胆泻肝汤合温胆汤加减;疗效巩固期,可用天王补心丹与陈夏六君丸加减;身体康复及心理调护期,可用天王补心丹、六味地黄丸及陈夏六君丸,交替服用。

1. 什么是戒断综合征？与美容有何关系？
2. 戒烟综合征的诊断要点是什么？
3. 对戒酒综合征患者如何进行辨证调护？
4. 针对戒毒综合征患者应该进行哪些特殊调护？

第四节　慢性疲劳综合征

慢性疲劳综合征是一组以长期不明原因的持续疲劳为突出表现，伴有低热、头痛、咽痛、肌肉酸痛、关节疼痛、失眠、情绪不稳定等非特异性表现的综合征。各项辅助检查一般无明显器质性病变，又叫"亚健康"。其症状表现常见于中医学"头痛""失眠""心悸""郁病""眩晕""虚劳"等病证之中。

知识链接

亚健康状态

全世界真正健康的人仅占 5%，经医生检查诊断患病的人也仅占 20%，75% 的人处于健康和疾病病之间的过渡状态，世界卫生组织称其为第三状态，即亚健康状态。慢性疲劳综合征是亚健康状态的一种特殊表现。

慢性疲劳综合征与美容的关系：良好的精神状态可以使人心情愉悦、皮肤细腻、光滑润泽，五脏正气充盈则面色红润、肌肤饱满、毛发亮泽。如果疲劳则会出现皮肤粗糙、弹性降低、面色晦暗；长期疲劳、失眠、头身疼痛还会导致肝气郁滞、脾肾亏虚，而见色素沉着、脱发、毛发枯槁、肌肉松弛、口唇无华等。

慢性疲劳综合征的病因目前尚不十分清楚。初步研究认为与 EB 病毒感染有关，专家们的研究仍在深入之中。1988 年美国疾病控制中心正式命名了此病，并拟定了相应的诊断标准。本病以原因不明的持续或反复发作的严重疲劳，并且持续至少 6 个月，充分休息后疲劳不能缓解，活动水平较健康时下降 50% 以上为主要表现。常伴有记忆力下降或注意力难以集中，咽喉炎，颈部或腋窝淋巴结触痛，肌肉痛，多发性非关节炎性关节痛，新出现的头痛，睡眠障碍，劳累后持续不适，以上症状同时具备 4 条或 4 条以上，持续存在至少 6 个月，排除器质性疾病所致的疲劳，即可诊断为慢性疲劳综合征。

【病因病机】

本病病因在于劳役过度、情志内伤或复感外邪，与心、肝、脾、肾功能失调有关。心主神明，若思虑过度，心血暗耗，则神失所养；肝主疏泄，脾主运化，若肝气郁结，横逆犯脾，脾失健运，则气血生化不足；肾藏精生髓，若肾气亏虚，肾阴不足，则水火不能既济，均产生疲劳症状。

【诊断要点】

1. 病史　有持续半年以上的疲劳、低热或自觉发热、咽痛、头痛、身痛、失眠、情绪不稳定等一系列慢性、反复发作性极度疲劳病程。

2. **临床特征**　患者表现出的症状大多是无法客观量化的主观感觉,如疲劳、低热或自感发热、咽痛、头痛、身痛、头目眩晕、失眠、健忘、烦躁等神经系统疲劳、心血管系统疲劳、骨骼肌系统疲劳症状(排除肿瘤、自身免疫性疾病、局部感染、慢性精神疾病、神经肌肉疾病、内分泌疾病等)。卧床休息不缓解,影响正常工作和生活。

【辨证调护】

(一)调护原则

本病以正气亏虚为本,因虚致实,虚实夹杂。若阴血不足,肝失所养,则肝脾不和;若肾气亏虚,肾水无以上济心火,则心神失养。调护时应以补益正气为主,如补益肝肾,滋阴养血,养心安神,辅以泻实之法,如理气疏肝。

(二)分型调护

1. **肝气郁结**

证候:持续或反复发作的严重疲劳,动则尤甚,胸胁或少腹胀满疼痛,胸闷善太息,情志抑郁易怒,咽部如有异物阻塞,女性可见月经不调或痛经,舌淡,苔薄白,脉弦。

调护原则:疏肝解郁,安神定志。

调护指导:逍遥散加减(柴胡、白芍、白术、茯苓、当归、薄荷、郁金、远志、生麦芽、生甘草)。

2. **心脾两虚**

证候:持续或反复发作的严重疲劳,气短懒言,神疲乏力,失眠多梦,健忘,食少纳呆,腹胀,面色萎黄,舌淡,脉细无力。

调护原则:补气养血,益心健脾。

调护指导:归脾汤加减(党参、白术、茯苓、当归、远志、酸枣仁、木香、龙眼肉、炙甘草)。

3. **肝肾阴虚**

证候:持续或反复发作的严重疲劳,健忘多寐,视物昏花,头晕耳鸣,烦热盗汗,腰膝酸软,尿黄便干,舌红少苔,脉细数。

调护原则:补肾养肝。

调护指导:六味地黄丸合一贯煎加减(当归、生地、山萸肉、沙参、麦冬、茯苓、丹皮、淮山药、枸杞、川楝子)。

【其他调护】

(一)饮食调护

1. **参芪鸡汤**　党参30g、黄芪50g、鸡汤1000g。将鸡汤去表面浮油,煮沸,纳入参、芪再煮10~20分钟,去渣取汁。每次100ml,每日数次饮服,适用于气血亏虚证。

2. **参归芪术鸡**　人参10g,当归、黄芪、白术各15g,母鸡1只,调味品适量。将诸药择净,布包;母鸡去毛杂,洗净,纳诸药于鸡腹中,放入锅中,加清水适量,文火炖至鸡肉烂熟后,去药包,加调味品,再煮一二沸服食。每周2~3次,适用于气血亏虚证。

3. **参灵鸡**　人参、灵芝各10g,当归、白术各15g,甘草5g,母鸡1只,调味品适量。将诸药择净,布包;母鸡去毛杂,洗净,纳诸药于鸡腹中,放入锅中,加清水适量,文火炖至鸡肉熟后,去药包,加调味品,再煮一二沸服食。每周2~3次,适用于气血亏虚证。

4. **洋参大枣瘦肉粥**　洋参10g、大枣10枚、大米60g、瘦猪肉50g。将猪肉洗净、切碎,大米淘净,大枣去核,洋参切片,先取大米煮粥,待沸后,下洋参、大枣、猪肉,文火煮至粥熟,略加食盐调味服食。每日晨起服食,适用于气阴两虚证。

5. 西洋参炖乳鸽　西洋参10g,乳鸽2只,火腿50g,生姜、米酒及调味品适量。将洋参择净,切片;乳鸽入砂锅内煮沸去浮沫,而后纳入洋参、火腿及调味品,文火炖约1小时即成。每周2~3次,适用于气阴两虚证。

6. 银耳太子参　银耳15g,太子参25g,冰糖适量。将银耳用清水泡发,洗净;太子参择净,研细,与银耳、冰糖同放锅中,加清水适量炖至耳熟汤稠,食耳饮汤。每日1次,适用于气阴两虚证。

7. 枣仁猪肝汤　酸枣仁10g,党参、当归各5g,猪肝100g,调料适量。将猪肝洗净,切片,加葱、姜、食盐、淀粉、料酒适量调匀备用。先将诸药择净,水煎去渣,再取汁煮沸,纳入猪肝,煮至肝片熟后,加食盐等调味服食。每日1次,适用于肝郁气滞证。

8. 参枣山药杞兔汤　党参、大枣、山药、枸杞子各10g,净兔肉100g,调味品适量。将诸药择净;兔肉洗净,切块,与诸药同入锅中,加清汤适量。煮兔肉熟后,下调味品,再煮一二沸即成,饮汤食肉。每周2~3次,适用于肝郁气滞证。

9. 参柴陈皮瘦肉汤　党参15g,柴胡、陈皮各6g,瘦肉100g,调料少许。将瘦肉洗净,切丝,勾芡;诸药择净,水煎取汁,纳入瘦肉丝,煮至猪肉熟后,加食盐等调味服食。适用于肝郁气滞证。

(二) 针灸调护

1. 毫针法　取百会、神庭、印堂、神门、太冲、太溪、三阴交、足三里穴,太冲用泻法,头面部穴位平补平泻,其他穴位用补法。若失眠、多梦,加安眠、内关以养心安神;若心悸、焦虑,加内关、心俞以宁心定志;若胸胁胀痛、腹胀纳呆,加膻中、期门、中脘;若腰膝酸软,加气海、关元、肾俞;若头晕、注意力不集中,加四神聪、悬钟。

2. 皮肤针法　循经叩刺,轻叩督脉、夹脊穴和膀胱经第一、第二侧线,以皮肤潮红为度。

3. 灸法　对体质虚弱、无明显热象的患者,可施以艾灸。以神阙为主穴,辨证配穴。心神失养者配心俞、内关、三阴交;肝气犯脾者配肝俞、中脘、足三里;肾气不足者配肾俞、关元、太溪。躯干穴位用温灸器灸,每穴灸30分钟;肢体穴用艾条温和灸,每穴灸5分钟。每日或隔日1次,10次为一个疗程。

4. 拔罐法　对颈、肩、背、腰酸痛明显的慢性疲劳综合征患者,可用拔罐调护。患者俯卧,后背涂以走罐介质,用闪火法将罐拔在大椎穴,慢慢向下沿督脉推至长强穴,如此反复操作3~5遍;再以同样方法沿足太阳膀胱经自大杼至白环俞走罐3~5遍。最后将罐拔在配穴上,留罐15分钟。每日或隔日1次,10次为一个疗程。

5. 耳针法　取神门、交感、内分泌、皮质下。心神失养者配心、耳中、小肠;肝气犯脾者配肝、脾、胃;肾气不足者配肾、脾、心。每次选3~5穴,将药粒或磁珠贴压在穴位上,用胶布固定,两耳交替应用,2~3日换1次。

6. 电针法　取百会、印堂、神门、太溪、太冲,接通电针治疗仪,疏密波弱刺激。

(三) 推拿调护

1. 部位及取穴　头面部、胸腹部、胁肋部、肩背部、腰骶部、四肢部、手足三阴三阳、背部膀胱经及督脉;桥弓、囟门、大椎、八髎、膻中、神门、内关、心俞、肺俞、中脘、天枢、关元、气海、足三里、脾俞、胃俞、章门、期门、阳陵泉、丰隆。

2. 手法　推法、拿法、击法、拍法、搓法、抖法、摇法、扫散法、按揉法、摩法、一指禅推法。

3. 操作

（1）头面及项部操作：用五指拿法从前发际头顶部拿至枕部3~6遍；用拇指平推法自上而下平推一侧桥弓，15~20次，后推另一侧桥弓；用分推法自额部向两侧分推至下颌（即分前额、分印堂、分迎香、分人中、分承浆），反复2~5遍；用扫散法在一侧头部胆经循行区域（即角孙至枕后）由前向后下操作十余遍，然后做另一侧。

（2）躯干部操作：用掌平推法沿锁骨下缘做左右直线往返平推，由上而下边推边慢移至第12肋，再向上移动，反复3~5遍；用掌平推法沿两肩井、大椎做左右直线平推，慢慢由上向下移动，平推到腰骶部，反复3~5遍；用掌平推法由腋后向前平推，自上而下慢慢移动，反复2~5遍。

【按语】

1. 由于本病原因不明，目前一般治疗仅局限于减轻症状，针灸调护主要是根据中医理论辨证施治，无论近期还是远期都有一定的效果，但患者必须坚持足够的时间，且要配合治疗。

2. 调护过程中，患者应保持良好的心态，避免躯体及心理的紧张状态，戒除不良嗜好，摆脱不良情绪，远离不良环境，生活规律化，保证合理的休息，不过度劳累。

3. 调护前应做必要的检查以排除可能发生的其他疾病，在诊断明确的前提下进行调护，以免误诊误调。

复习思考题

1. 什么是慢性疲劳综合征？与美容有何关系？
2. 慢性疲劳综合征的诊断要点是什么？
3. 对慢性疲劳综合征如何进行辨证调护？
4. 针对慢性疲劳综合征应该进行哪些特殊调护？

第五节　竞技紧张综合征

竞技紧张综合征包括比赛紧张综合征和考场紧张综合征，是在竞技前或竞技过程中由于精神紧张出现的神经、消化、心血管等系统的一系列症状，常见于运动员和学生。其机制主要是个人心理压力和社会环境影响等多因素的刺激，使心理失衡，情绪变化，并通过自主神经、内分泌系统的作用而引起人体一系列的生理异常变化。

竞技紧张综合征与美容的关系：身体健康必须五脏功能健全，五脏功能正常，才能保持形体、皮肤、容颜的健美。体魄健壮、容光焕发、皮肤柔嫩是内脏功能充盛、气血充沛的外在表现。精神过度紧张或思虑过度，导致心、肝、脾、肾亏虚或肝气郁滞，生化乏源，津血亏虚，可导致皮肤干枯，面色萎黄，精神疲惫，四肢乏力，肌肉松弛，口唇无华等损美现象。

【病因病机】

本病病因是喜怒忧思太过，七情内伤，引起脏腑功能失调。思虑过度可以伤及心脾，耗伤心脾气血，心神失养，脾气郁结，运化失健；郁伤肝，肝失疏泄，条达失畅；疾病日久，损及肝肾，出现肝肾不足。本病隶属于中医学"心悸""不寐""晕厥"的范畴。

【诊断要点】

1. 临床特征 运动员在竞技前或竞技过程中,出现心悸,失眠,头痛,头晕,嗜睡,倦怠,纳差,腹痛,泄泻,出冷汗,气急,烦躁,手抖,肌肉震颤,倦怠乏力,注意力不集中,甚则在比赛中出现血压升高、晕厥;学生在考前或考试中出现记忆力下降,书写困难,视物模糊,尿频尿急,晕厥等。

2. 辅助检查 各系统检查未见器质性病变。

【辨证调护】

（一）调护原则

本病的调护原则是祛除病因,补益正气,祛除实邪,调整脏腑功能。对心脾两虚者,宜补气养血,健脾宁心;对肝气郁滞者,宜疏肝理气,镇静安神;兼肾阴不足者,宜补益肝肾,滋阴养血。

（二）调护方法

证候:心悸,失眠,头痛,头晕,嗜睡,倦怠,纳差,腹痛,泄泻,出冷汗,气急,烦躁,手抖,肌肉震颤,倦怠乏力,注意力不集中。甚则运动员在比赛中出现血压升高、晕厥;学生在考前或考试中出现记忆力下降,书写困难,视物模糊,尿频尿急,晕厥等。

调护原则:补益心脾,疏肝理气,镇静安神,醒脑增智。

调护指导:本病调护以针刺疗法为主,取百会、四神聪、神门、内关、三阴交,平补平泻。头痛、头晕者,加刺印堂、太阳;烦躁、手抖者,加刺水沟、合谷;肌肉震颤者,加刺太冲、阳陵泉;书写困难、视物模糊者,加刺风池,或灸百会;血压升高者,加刺大椎、人迎;晕厥者,加刺素髎、水沟。操作时,百会朝四神聪方向以苍龟探穴术沿皮刺,或四神聪从前、后、左、右四个方向向百会沿皮刺;内关进针后略行捻转即可,针感切勿太强;水沟强刺激不留针;人迎避开颈动脉直刺,稍作提插,不留针;风池穴朝鼻尖方向刺入 1 寸左右;百会、足三里针刺后加用灸法。

【其他调护】

（一）饮食调护

根据相关资料和营养专家的建设,竞技紧张综合征患者的饮食可以按以下方式安排:

早餐:多吃一些体积小、热量高的食物,如面包、花卷、鸡蛋、火腿等,牛奶、豆浆内可加些糖。

中餐:饮食的原则是不要过饱,多吃些鱼肉类、蔬菜。

晚餐:要吃些易消化的食物,如汤面、馄饨等。此外,睡觉前也可喝杯饮品以补充营养。

（二）针灸调护

1. 皮肤针法 叩刺百会、四神聪、风池。每穴 2~3 分钟,每日 1 次。

2. 耳针法 取神门、皮质下、交感、心、脑、脾、肝等穴。每次选 3~5 穴,以毫针刺激或加用电针,或用王不留行籽贴压,胶布固定。两耳交替应用,2~3 日换 1 次。

3. 电针法 在毫针刺法基础上,接通电针治疗仪,用疏密波中度刺激 15~20 分钟,每日 1 次。

4. 头针法 选额中线、额旁 2 线、颞后线。常规针刺,留针 30 分钟,每隔 5 分钟以快速捻转法行针 1 次;或接电针治疗仪,通电 30 分钟。

5. 穴位埋线法 取心俞、肝俞、厥阴俞。每次选 1~2 穴,取"0"号可吸收羊肠线约 1cm 置于腰穿针前端,植于穴内,以无菌纱布外敷。每月 2~3 次。

（三）推拿调护

指推督脉、膀胱经、胆经各 9 次;拿五经 4~5 次,揉按百会穴 100 次;再点按百会、四神聪、神庭、神门、三阴交,每穴 1 分钟;指搓法、干洗头、扫散少阳法 3~5 分钟。

课堂互动

请问你有竞技紧张综合征吗? 平时是通过哪些方式来缓解紧张的呢?

【按语】

1. 针灸治疗竞技紧张综合征疗效确切,副作用小,不影响运动员药检结果。

2. 竞技前施行耳穴药粒按压治疗,比赛或考试过程中如出现紧张症状,可自行按压耳穴,以增强刺激,加强镇静效果。

3. 竞技紧张综合征由精神紧张引起,在调护过程中,应配合心理疏导。

复习思考题

1. 什么是竞技紧张综合征? 与美容有何关系?

2. 竞技紧张综合征的诊断要点是什么?

3. 对竞技紧张综合征如何进行辨证调护?

4. 针对竞技紧张综合征应该进行哪些特殊调护?

第六节　癌　病

癌病是多种恶性肿瘤的总称,属中医学"癥瘕""积聚""噎膈""瘿瘤""石瘿""肝积"等病证范畴。临床表现为脏腑组织发生异常增生,肿块逐渐增大,表面高低不平,坚如岩石,时有疼痛,并常伴有发热、纳差、乏力、日渐消瘦等全身症状。

癌病与美容的关系:癌细胞无限制地增生,大量消耗患者体内营养物质,耗伤人体的气、血、阴、阳,并释放多种毒素,导致患者形体消瘦、面色晦暗、食欲不振、贫血、乏力,在化疗过程中还会有脱发等表现。晚期患者甚至会出现极度消瘦,皮肤呈污秽黄色,完全卧床,生活不能自理,极度痛苦,全身衰竭等恶病质表现。

【病因病机】

1. 六淫外侵　六淫邪毒,或其他外感因素,如工业废气、化学毒气、致病菌及电离辐射等入侵,若正气虚,不能抗邪,则致邪气久留,脏腑气血阴阳失调,而致气滞、血瘀、痰浊、热毒等病变,久则形成结块。

2. 情志内伤　情志不畅,气机郁结,久则气滞血瘀,或气不布津,久则津凝为痰,血瘀、痰浊互结,渐而成块。

3. 饮食失调　过食膏粱厚味、辛辣熏烤,嗜好烟酒,损伤脾胃,脾失健运,不能运化水湿,湿蕴于内,积久不散,痰湿内生,痰积而为肿物。如《济生方》:"过餐五味,鱼腥乳酪,强食生冷果菜,停蓄胃脘……久则积结为癥瘕。"

4. 久病伤正　久病体衰,正气不足,气虚血瘀,血行瘀滞,结而成块。如《医宗必读·积聚》所说:"积之成者,正气不足,而后邪气踞之。"正气愈虚则湿、痰、瘀、毒更盛,如此循环往复,直至正气衰竭,阴阳离决。

癌病的形成虽有上述多种因素,但其主要病机为正气内虚,气滞、血瘀、痰结、湿聚、热毒等相互蕴结,日久积滞而成肿块,多属本虚标实之候。因虚而得病,因虚而致实,是一种全身属虚,局部属实的疾病。

【诊断要点】

1. 临床特征　出现不明原因的进行性消瘦或体重下降,伴有纳差、乏力、发热,并在身体的某些部位可触及高低不平的肿块,质地坚硬,推之不移,可有表面与皮肤粘连。

2. 辅助检查　依据癌肿所在部位的不同,可选择 B 超、CT 扫描、MRI、胸部 X 线检查、支气管碘油造影、直肠指诊、全结肠镜检查、钡灌肠 X 线检查、直肠内超声扫描、血清学检查等以明确诊断。

【辨证调护】

(一)调护原则

癌病主要病机是正气不足,脏腑阴阳气血失调,其调护应以扶正祛邪为基本治则,包括益气、温阳、滋阴、养血,辅以软坚散结、活血化瘀、清热解毒、化痰利湿等法,标本兼固,重视脾胃功能,提高患者生存质量。

(二)分型调护

1. 气血两虚

证候:面色苍白或萎黄,形瘦乏力,头晕目眩,心慌气短,食欲不振,毛发干枯,肌肤干燥,失眠健忘,舌质淡,脉细弱。

调护原则:补益气血。

调护指导:八珍汤加减(当归、川芎、白芍药、熟地黄、人参、白术、茯苓、炙甘草)。若气虚症状明显,加黄芪益气固表;若心悸失眠,加酸枣仁、柏子仁、五味子养心安神。

2. 气滞血瘀

证候:肿块坚硬拒按,固定性刺痛或钝痛,面色暗黄,皮肤甲错,或胸胁胀痛,腹胀嗳气,腹窜痛,食欲不振,女性月经不调,舌质紫黯,有瘀点瘀斑,脉弦涩。

调护原则:行气活血,化瘀消积。

调护指导:复元活血汤加减(桃仁、红花、当归、柴胡、三棱、莪术、延胡索、郁金、大黄、水蛭、穿山甲、甘草)。可配用鳖甲煎丸,以消癥化积;若腹胀大,皮色苍黄,脉络暴露,加甘遂、芫花、大戟攻逐水饮。

3. 痰浊凝结

证候:局部肿块,无明显红肿热痛,或见瘰疬痰核,瘿瘤,乳房包块,或喘咳痰鸣,或痰涎呕恶,或情志不舒,喜叹息,舌质黯,苔白滑,脉弦滑。

调护原则:化痰散结。

调护指导:海藻玉壶汤加减(海藻、昆布、青皮、陈皮、半夏、胆南星、浙贝母、连翘、当归、赤芍、川芎、丹参、甘草)。若胸闷不舒,加郁金、香附、枳壳理气解郁;若肿块较硬,加三棱、莪术、穿山甲破血消癥。

4. 湿热聚毒

证候:身热不扬,或发热缠绵,肢体困重,食少厌油,脘腹胀满,或身黄目黄,口干口苦,便干尿黄,舌质红,苔黄腻,脉滑数。

调护原则:清热利湿,泻火解毒。

调护指导:茵陈蒿汤加减(茵陈、栀子、大黄、白花蛇舌草、黄芩、蒲公英)。

5. 脾胃虚弱

证候:癌症放、化疗过程中易出现消化系统毒副作用,出现食欲不振、恶心呕吐、脘腹胀闷、大便溏泄,舌苔白滑,脉虚弦。

调护原则:健脾益气,和胃止呕。

调护指导:香砂六君子汤加减(党参、茯苓、白术、半夏、陈皮、木香、砂仁、甘草)。若呕吐清水较多,肢凉脘冷,加附子、肉桂、吴茱萸以温中降逆。

6. 肝肾阴虚

证候:癌症晚期及放、化疗后出现肝肾亏虚,津液耗损表现,症见腰膝酸软,头晕耳鸣,五心烦热,盗汗,遗精,月经不调,口干,口渴,便秘,消瘦纳差,脱发,舌红少苔,脉细数。

调护原则:滋补肝肾,清泻虚火。

调护指导:知柏地黄丸加减(熟地、山茱萸、山药、泽泻、丹皮、茯苓、知母、黄柏)。若便秘,加郁李仁、火麻仁润肠通便;若遗精,加金樱子、芡实益肾固精;若月经不调,加当归、香附理气活血。

【其他调护】

(一) 饮食调护

1. 西洋参红枣苡仁羹　西洋参 2g,红枣 5 枚,薏苡仁 20g。将红枣去核,用温水浸泡,再将西洋参与薏苡仁同煮至半成熟,加入红枣同煮至熟烂,加少量生粉勾芡。具有益气生津,健脾利湿的作用。

2. 陈皮瘦肉末粥　陈皮 5g,猪瘦肉 25g,粳米 50g。先将陈皮与粳米煮粥至熟,挑出陈皮,加入瘦肉末,再煮至熟烂。具有行气健脾、降逆止呕的作用,适用于脘腹胀痛,嗳气呕吐。但气虚及阴虚燥咳者不宜食用。

3. 虫草乌骨鸡　冬虫夏草 3g,乌骨鸡 100g。将虫草和乌骨鸡煮烂,然后打成匀浆,加适量淀粉或米汤,使之成薄糊状,煮沸,每日多次服。具有补益肝肾,养阴退热的作用。

4. 冬菇豆腐汤　冬菇 28g,水豆腐 450g,葱花 8g,油、盐各少量。将冬菇洗净,温水泡发,去蒂,切丝,保留冬菇水。豆腐切丁,葱切碎。取冬菇、豆腐一起放入锅中煮汤,汤沸后加入调味料、葱花。有清热解毒,健脾益气,补虚抗癌的作用,适用于各种癌症患者术后或放疗、化疗期间的辅助食疗。

5. 红枣黑木耳汤　黑木耳 150g,红枣 15 个。将黑木耳、红枣以温水泡发后洗净,放入小碗中,加水和冰糖适量,放置蒸锅中蒸煮 1 小时,每日服用 2 次。有健脾和胃,补益气血的作用。

(二) 针灸调护

1. 癌症顽固性呃逆　取天突、内关、足三里。针刺天突、内关,留针 30 分钟;足三里采用针灸并用方法,进针得气后在针柄上套上艾条,连灸 3 壮。每日针灸 1 次,3 次为一个疗程。

2. 癌性疼痛　主取合谷、内关、支沟。胸痛配丰隆、少府;胁痛配太冲、丘墟;腹痛配足三里、三阴交;并配相应背俞穴。留针 30~90 分钟。每日 3 次,10 日为一个疗程。

3. 放、化疗后白细胞减少症　温针灸三阴交、足三里,配内关、阴陵泉等穴,每日 1 次;隔姜灸大椎、膈俞、脾俞、肾俞,每穴 3 壮,每日 1 次。

(三) 推拿调护

1. 推揉㨰拨理筋法　单手或双手推、揉督脉及足太阳膀胱经,掌指关节㨰脊柱两侧,拇指拨理两侧竖脊肌数遍。按揉肺俞、肝俞、胃俞、肾俞、大肠俞各半分钟,以舒筋通络。

2. 推揉擦按下肢法 单手或双手推、揉、擦、拿下肢数遍,按揉环跳、委中、足三里、承山,可使肌肉放松。

3. 癌因性疲乏

(1)头面部推拿:患者取仰卧位,闭目,覆盖治疗巾于头额部。术者位于患者头侧,以一指禅偏峰法推百会穴,四指摩印堂穴,推揉百会穴、太阳穴,约5分钟;以一指禅偏峰法推上睛明及上下眼眶,分抹头部、前额、面部,约5分钟。

(2)腰背部推拿:患者取俯卧位,覆治疗巾于腰背部。术者站于一侧,用擦法沿足太阳膀胱经上下往返治疗,并重点按揉肺俞、心俞、脾俞、肝俞、肾俞、命门等约5分钟。术者站于患者左侧,用右手示指、中指指腹自大椎穴至长强穴轻抹3遍,然后沿督脉及背部膀胱经行捏脊法,反复提捏多次至皮肤微微发红,约5分钟。

(3)四肢部推拿:患者分别取仰卧位和俯卧位,覆治疗巾于上、下肢部。术者站于一侧,沿手阳明大肠经、足阳明胃经和足太阳膀胱经行擦法于肌肉丰厚处,约10分钟;配合按揉合谷、曲池、神门、血海、伏兔、足三里、太溪等,约10分钟。

每次治疗40分钟,每日1次。

【按语】

1. 正气内虚,脏腑阴阳气血失调,是癌病的主要病理基础。中医扶正法是通过调节人体的气血阴阳,使人体达到动态平衡的重要治病方法,在恶性肿瘤的治疗中得到了广泛的应用。

2. 多数癌症患者在确诊时已属中晚期,已失去手术治疗机会。因此,近年来对癌症晚期患者的治疗与调护显得越来越重要,癌症的综合治疗也被越来越多的患者及医务工作者所重视。

3. 目前我国每年死于癌症的人数超过150万,其中有40%是心理焦虑所致。保持良好的心态,是治疗癌症的关键。因此,肿瘤患者的心理调护在调护过程中占有极为重要的地位。

拓展阅读

复习思考题

1. 什么是癌病?癌病与美容有何关系?
2. 对癌病患者如何进行辨证调护?
3. 针对癌病患者应该进行哪些特殊调护?

第七节 骨质疏松症

骨质疏松症是以单位体积的骨量减少,骨的微观结构退化为特征的全身性疾病,可导致骨的脆性增加并易发生骨折,多见于老年人,尤其是绝经后女性。属中医学"虚劳""骨痿"等病证范畴。

骨质疏松症与美容的关系:骨质疏松时,椎体内部骨小梁破坏、数量减少,使得椎体变形。经过数年,会使脊柱缩短,导致身高变矮。椎体向前方压缩可导致脊柱前屈,形成驼背,有的患者还出现脊柱后侧凸、鸡胸等胸廓畸形。严重影响人的形体美。

【病因病机】

1. 肾精亏虚 女子七七,男子七八,天癸自竭,则肾精必亏。肾主藏精,其充在骨,肾精亏虚,骨失所养,则骨骼疼痛,腰膝酸软,甚则畸形、骨折。

2. 脾肾气虚 饮食不节,损伤脾胃;又因患者年老体弱,四肢少动,致脾气耗损,气血不能化生,精失所养,则精枯骨痿,发为本病。

【诊断要点】

1. 病史 多见于中老年人。脆性骨折患者多有外伤史。

2. 临床特征 患者有腰背或全身骨骼疼痛,常因轻度外伤或生活中的轻微外力而发生脆性骨折,严重者由于多次椎体压缩性骨折,可使身高变矮或驼背。也有部分患者以抽筋为主要表现,可见小腿肌肉、双下肢、双手抽搐。

3. 辅助检查 X线、骨密度测定、骨组织形态计量学检查有助于明确诊断。

【辨证调护】

(一)调护原则

本病为本虚之证,病位在肾与脾,调护以调补脾肾为主,选用补肾壮骨、健脾益气、活血通络等方法。骨质疏松症病程长,需长期坚持治疗。

(二)分型调护

1. 肾精亏虚

证候:腰背酸痛,腰膝酸软无力,头晕耳鸣,失眠健忘,咽干口燥,舌红少苔,脉沉。

调护原则:补益肾精,强筋壮骨。

调护指导:左归丸加减(熟地、山药、枸杞、山茱萸、川牛膝、菟丝子、鹿角胶、龟板胶)。阴虚火旺者,与知柏地黄丸合用;肾阳虚者,加杜仲、淫羊藿、狗脊。

2. 脾肾气虚

证候:腰背酸痛痿软,全身倦怠喜卧,伸举无力,甚或肌肉萎缩,骨骼畸形,面色萎黄无华,纳呆不食,便溏,口唇色淡,舌淡,苔薄白,脉弱。

调护原则:健脾益肾。

调护指导:参苓白术散合右归丸加减(白术、茯苓、莲子、人参、山药、熟地黄、附子、肉桂、山茱萸、菟丝子、鹿角胶、枸杞子、当归、杜仲)。饮食不佳,加焦三仙。

【其他调护】

(一)饮食调护

1. 人参粥 人参 3g,粳米 50g。先将粳米加水煮粥,再将人参磨成细粉加入粥里。适用于脾胃虚弱之证。

2. 山楂粉 山楂 50g,粳米 50g。先将山楂去核、切片,再加粳米煮粥。可用于脾胃虚弱而见消化不良者。

3. 龟鳖膏 活乌龟 500g,活鳖 500g,猪脊髓 250g。将龟、鳖活杀,去内脏洗净,与猪脊髓同煮,煮烂后除去龟甲、鳖甲,收成膏状,温开水烊化服之。用于肾精髓亏者。

(二)针灸调护

取大杼、肝俞、肾俞、足三里、阳陵泉、悬钟、三阴交、关元。大杼、肾俞、足三里、悬钟四穴针刺得气后施以温针灸,每穴灸 1cm 艾条 2 壮;肝俞、三阴交、阳陵泉仅用针刺治疗,以补法为主,每次留针 30 分钟;关元只灸不针,每次予艾条温和灸 30 分钟。隔日 1 次,连续治疗 3 个月。

（三）推拿调护

1. 掌揉法 用掌根或大、小鱼际按揉腰背部或疼痛部位,每次 3~5 分钟。

2. 揉按穴位法 用拇指指腹按揉肾俞、志室、大肠俞、环跳、委中等穴位,每穴揉按 1 分钟。

3. 理筋解痉法 疼痛严重者,腰肌或韧带多呈痉挛状态,可触及条索状物或感觉腰肌硬紧,压胀痛明显,可用一手拇指指腹置于受损部位的腰肌或韧带上,先左右弹拨分筋,继而顺筋推按理筋,如此反复 5~10 分钟。

（四）运动疗法

1. 有氧运动

（1）步行训练:每日步行 5000~10 000 步,用于防治下肢及脊柱的骨质疏松症。

（2）游泳:游泳是一项全身运动,可以通过全身的肌肉活动和水的压力产生对骨骼压力,从而刺激骨的形成,是预防老年性骨质疏松症、降低骨折率的一项简便、可行的运动。

（3）跑步:主要针对爆发力和耐力的训练,爆发力运动以短跑为主,每日 50~100 米,适合于中青年人;耐力运动以长跑、慢跑为主,每日 2000~3000 米,适合于老年人。

2. 肌力训练

（1）握力训练:每日训练 30 分钟以上,可防治桡骨远端、肱骨近端的骨质疏松症。适用于中老年患者。

（2）俯卧撑:每日 1 次,尽量多做,每次所做次数不得少于前次。可防治桡骨远端、肱骨近端、股骨近端的骨质疏松症。适用于中青年患者。

3. 传统功法 可选择太极拳、易筋经、五禽戏、八段锦等传统功法。

【按语】

1. 中医学中并无"骨质疏松症"的病名,究其病证、体征,多有腰膝部关节疼痛症状,类似于"痹病";究其病因病机,与骨痿、骨枯、骨痹证相类似,目前比较认可的病名当属"骨痿"。

2. 研究表明,骨质疏松症的发病有明显的性别差异、种族差异、年龄差异。男女比例为 1:7,女性明显高于男性;白人明显高于黑人;老年人显著高于青年人。我国目前已经进入老龄社会,骨质疏松症患病率呈逐年上升趋势。

3. 近年来,根据中医"肾主骨"的理论和骨质疏松症多虚多瘀的特点,研制了一批以补肾为主的方药,一般无毒或低毒,副作用少,适宜长期服用,充分显示出中医药治疗骨质疏松症的优势。

（张　娴）

复习思考题

1. 什么是骨质疏松症? 骨质疏松症与美容有何关系?

2. 对骨质疏松症患者如何进行辨证调护?

3. 针对骨质疏松症患者应该进行哪些特殊调护?

扫一扫
测一测

主要参考书目

1. 肖振辉. 中医内科学[M]. 北京：人民卫生出版社，2005.
2. 傅淑清. 中医妇科学[M]. 北京：人民卫生出版社，2005.
3. 刘宝林. 针灸治疗学[M]. 北京：人民卫生出版社，2005.
4. 王启才. 针灸治疗学[M]. 北京：中国中医药出版社，2003.
5. 汪安宁. 针灸学[M]. 北京：人民卫生出版社，2005.
6. 周力. 推拿治疗学[M]. 北京：人民卫生出版社，2005.
7. 邵湘宁. 推拿学[M]. 北京：人民卫生出版社，2005.
8. 王洪峰. 医针百论[M]. 北京：科学技术文艺出版社，2007.
9. 赵永耀. 中医美容学[M]. 北京：人民卫生出版社，2002.
10. 郑修霞. 妇产科护理学[M]. 北京：人民卫生出版社，1988.
11. 胡秀荣. 中医妇科护理学[M]. 北京：学苑出版社，2001.
12. 刘敏如，谭万信. 中医妇产科学[M]. 北京：人民卫生出版社，2001.
13. 欧阳惠卿. 中医妇科学[M]. 北京：人民卫生出版社，2002.
14. 周仲瑛. 中医内科学[M]. 北京：中国中医药出版社，2007.
15. 黄菲莉. 中医美容学[M]. 北京：人民卫生出版社，2003.
16. 刘宜群. 中医美容学[M]. 北京：中国中医药出版社，2006.
17. 李荐中. 慢性疲劳综合征[M]. 北京：人民卫生出版社，2009.
18. 郑修霞，李京枝. 妇产科护理学习题集[M]. 北京：中国中医药出版社，2009.
19. 郑祖峰，孙健，史广云，等. 妇科及男性病的中西医诊疗与护理[M]. 北京：中医古籍出版社，2008.
20. 沈元良. 名老中医话妇科疾病[M]. 北京：金盾出版社，2011.

复习思考题答案要点与模拟试卷

《美容辨证调护技术》教学大纲